中医专病专科临床实用技术丛书

总主编 唐旭东 黄尧洲 史大卓
协 编 张 昱

神经系统疾病验方妙用

主 编 毛丽军 宁 侠 鲁 喦

科学技术文献出版社

Scientific and Technical Documents Publishing House

北 京

(京)新登字 130 号

内 容 简 介

本书为"验方妙用"的神经系统分册，着重收集治疗神经系统疾病的效方、验方、偏方。全书共收集方剂 357 首。按治疗疾病分类，分别为治疗脑梗死 95 首、短暂脑缺血发作 5 首、脑出血 18 首、蛛网膜下腔出血 5 首、老年期痴呆 13 首、帕金森病 8 首、多发性硬化 1 首、重症肌无力 7 首、癫痫 27 首、进行性肌营养不良 1 首、面神经炎 18 首、面肌痉挛 2 首、三叉神经痛 13 首、坐骨神经痛 10 首、多发性神经炎 2 首、头痛 84 首、眩晕 25 首、神经症 18 首、睡眠障碍 5 首。每种疾病均按疾病概述、辨证论治、验方妙用三方面论述。每首验方均详细写明药物组成、剂量、疗效观察、验方来源、临证阐释，并有病案举例。本书编纂尽可能做到选方可靠，条理清晰，查阅方便，文字简明，语言流畅。注重从临床实际出发，中西医结合，具有较高的实用价值，便于广大临床工作者学习、运用，希望能为临床医师提高疗效提供帮助。

科学技术文献出版社是国家科学技术部系统惟一一家中央级综合性科技出版机构，我们所有的努力都是为了使您增长知识和才干。

前言

祖国传统中医药学的发展，上下数千年，历经历代诸家的不断探索，形成了独特的理论体系。在中医理论的指导下，通过临床实践总结出许多的经方、验方、偏方。经过后世医家的反复临床验证，不断地发展、完善，沿用至今。成为中医学发展至今，长盛不衰的基石。至当代，医界名流辈出，百家争鸣，方药得到了更大的发展。更为可贵的是，当代的医师，在继承传统医学瑰宝的同时，不拘泥于古训，能与时俱进，吸收现代医学知识，中西医结合，将传统中医药学引用到现代医学的治疗中，如在应用中医药治疗神经系统常见病、疑难病等方面，积极探索，产生了许多验方、良方。这些验方、良方为中医学的发展做出了巨大的贡献，系各医家临床心血的结晶。然而，这些方剂多散见于浩如烟海的文献资料、报刊文集中，查找困难，不便于广大临床工作者查阅、学习。故作者广泛查阅了当代治疗神经系统疾病的各类文献、医籍，收集整理各医家的效方、验方、偏方，编辑成册，以方便临床医师查阅学习，亦为中医药的发展尽微薄之力。

由于水平有限，在编写过程中存在不足之处，敬请读者指正。

编　者

目录

- 1→ 第一章 脑梗死
- 59→ 第二章 短暂性脑缺血发作
- 67→ 第三章 脑出血
- 86→ 第四章 蛛网膜下腔出血
- 93→ 第五章 老年期痴呆
- 106→ 第六章 帕金森病
- 116→ 第七章 多发性硬化
- 120→ 第八章 重症肌无力
- 132→ 第九章 癫痫
- 155→ 第十章 进行性肌营养不良
- 160→ 第十一章 面神经炎
- 173→ 第十二章 面肌痉挛
- 176→ 第十三章 三叉神经痛
- 186→ 第十四章 坐骨神经痛
- 196→ 第十五章 多发性神经炎
- 201→ 第十六章 头痛
- 262→ 第十七章 眩晕
- 280→ 第十八章 神经症
- 298→ 第十九章 睡眠障碍

第一章 脑梗死

脑梗死(CI)又称缺血性脑卒中(CIS),是指局部脑组织因血液循环障碍,缺血、缺氧而发生的软化坏死。主要是由于供应脑部血液的动脉出现粥样硬化和血栓形成,使管腔狭窄甚至闭塞,导致局灶性急性脑供血不足而发病;也有因异常物体(固体、液体、气体)沿血液循环进入脑动脉或供应脑血液循环的颈部动脉,造成血流阻断或血流量骤减而产生相应支配区域脑组织软化坏死者。前者称为动脉硬化性血栓形成性脑梗死(ABI),占本病的40%~60%,后者称为脑栓塞(CE),占本病的15%~20%。此外,尚有一种腔隙性脑梗死,系高血压小动脉硬化引起的脑部动脉深穿支闭塞形成的微梗死,也有人认为少数病例可由动脉粥样硬化斑块脱落崩解导致的微栓塞引起,由于CT和MRI的普及应用,有人统计其发病率相当高,约占脑梗死的20%~30%。脑梗死是脑血管病中最常见者,约占75%,病死率平均10%~15%,致残率极高,且极易复发,复发性中风的死亡率大幅度增加。

从病因来说:

1. 动脉粥样硬化性血栓性脑梗死

最常见的病因是动脉硬化,其次是高血压、糖尿病、高尿酸血症、高黏血症、真性红细胞增多症、高凝状态、高脂血症,以及血管壁病变,如结核性、化脓性、梅毒性病变及钩端螺旋体感染、结缔组织病、变态反应性动脉炎等。由于动脉粥样硬化好发于大血管的分叉处及弯曲处,故脑梗死多发于大脑中动脉和大脑前动脉的主要分支以及颈内动脉的虹吸部与起始部、椎动脉及基底动脉中下段等。

2. 分水岭脑梗死

常见的病因与动脉硬化性血栓性脑梗死相似，病变部位位于相邻血管供血区之间的分水岭区或边缘带。一般认为分水岭梗死多由于血流动力学障碍所致，典型者发生于颈内动脉严重狭窄或闭塞伴全身血压降低时，也可由心源性或动脉源性栓塞引起。

3. 腔隙性脑梗死

腔隙性梗死的病因与以上的相同，但病变血管多为直径 100～400pm 的深穿支动脉，故病灶多位于壳核、尾状核、内囊、丘脑、桥脑基底部及辐射冠等，病灶直径一般为 0.2～15mm，由于软化坏死组织被吞噬而残留小空囊腔，多个囊腔存在即腔隙状态。发病率相当高，约占脑梗死的 20%～30%。

4. 脑栓塞

引起脑栓塞的原因很多，按栓子的来源可分为 3 类：

(1) 心源性：是脑栓塞中最常见者。风湿性心脏病左房室瓣狭窄合并心房颤动时，左心房扩大，血流缓慢瘀滞，易发生附壁血栓，血流不规则易使血栓脱落形成栓子，造成栓塞；亚急性细菌性心内膜炎瓣膜上的炎性赘生物质地较脆易于脱落，导致栓塞；心肌梗死或心肌病时心内膜病变形成的附壁血栓脱落均可形成栓子。此外，心脏外科手术亦可导致栓子形成脑栓塞。其他尚有心脏黏液瘤、左房室瓣脱垂等少见病因。

(2) 非心源性：主动脉弓及其发出的大血管动脉粥样硬化斑块和附着物脱落（血栓栓塞）也是脑栓塞的重要原因，常发生微栓塞引起短暂缺血发作。少见的有肺部感染、败血症等引起的感染性脓栓，长骨骨折引起的脂肪栓塞、癌细胞栓塞、寄生虫卵栓塞、减压病等原因的空气栓塞，以及异物栓塞等。

(3) 来源不明：少数病例虽经检查仍未明确栓子来源者。

本病祖国医学称之为"中风"，由于发病后一般意识清楚，因此多属于中风-中经络。

辨证论治

中医医学认为本病由于情志所伤，生活起居失宜，使人体阴阳平衡失调，以致气血亏损，气滞血瘀，血阻经络，发为本病；或由于饮食不节，

第一章　脑梗死

劳倦内伤,脾失健运,湿聚生痰,痰郁化热,肝风挟痰上扰,流窜经络而突然发病;特别是肾阴不足,肝失所养,肝阴不足,则肝阳上亢,血菀于上,发为此病。总之,风(肝风)、火(肝火、心火)、痰(湿痰、风痰)、气(气虚、气厥)、血(血虚、血瘀)互相影响,在一定条件下(包括情绪激动),突然发病,是本病发生的常见因素。

由于颈内动脉系统及椎-基底动脉系统梗死的临床表现不同,所以中医辨证治疗亦有区别,下面分别进行叙述。

1. 颈内动脉系统动脉硬化性脑梗死

(1)脉络空虚,经脉瘀阻:症见突然半身不遂,口眼歪斜,口角流涎,可有半侧肢体肌肤不仁(偏身感觉障碍),手足麻木,肢体拘急(肌张力高),或有言语謇涩(构音障碍、失语),舌质正常或黯,苔薄黄,脉弦或弦细。治以养血活血,祛风通络。常用大秦艽汤(《素问·病机气宜保命集》)加减治疗,由秦艽、甘草、川芎、当归、白芍、细辛、羌活、防风、黄芩、石膏、白芷、白术、生地、熟地、白茯苓、独活组成。

(2)风痰上扰,瘀热腑实:症见头晕头痛,痰多,突然或逐渐出现半身不遂,肢体麻木,口眼歪斜,言语謇涩(构音不清、失语),纳呆,可突然昏倒不省人事,牙关紧闭,或有呆痴、抽搐、失明(病侧单眼失明),大便秘结,舌质黯红,舌体胖,舌苔黄腻,脉弦滑或弦数。治以平肝熄风,豁痰开窍。常用羚角钩藤汤(《通俗伤寒论》)加减。由羚羊角、钩藤、桑叶、川贝母、竹茹、生地黄、菊花、白芍、茯神木、甘草组成。

(3)肝肾阴虚,肝阳上亢:症见头晕头痛,口干耳鸣,少寐多梦,半身不遂,肢体麻木,舌强言謇(构音障碍或失语),口眼歪斜,大便秘结,舌红少苔,脉弦或弦细数。治以滋阴平肝,熄风通络。常用天麻钩藤饮(《杂病证治新义》)加减。由天麻、钩藤、石决明、山栀子、黄芩、川牛膝、杜仲、益母草、桑寄生、夜交藤、茯苓组成。

(4)气虚血瘀:症见倦怠乏力,心慌气短,半身不遂,肢软无力,偏身麻木,口眼歪斜,口角流涎,言语謇涩,手足肿胀,大便溏稀或秘结,舌质淡或紫黯,舌苔薄白或白腻,脉细或涩。治以益气活血,通经活络。常用补阳还五汤(《医林改错》)加减。由黄芪、当归、赤芍、地龙、川芎、桃仁、红花组成。

(5)风痰瘀血,闭阻经络:症见半身不遂,口眼歪斜,可有肢体麻木,

言语謇涩,胸脘满闷,有痰或无痰,舌质紫黯或黯红,苔黄厚或厚腻,脉弦滑。治以化痰熄风,活血通络。常用牵正散(《杨氏家藏方》)、温胆汤(《千金方》)合四物汤(《和剂局方》)加减。牵正散由白僵蚕、白附子、全蝎组成。温胆汤由制半夏、陈皮、茯苓、炙甘草、竹茹、枳实、生姜、大枣组成。四物汤由熟地、当归、芍药、川芎组成。

2. 椎-基底动脉系统动脉硬化性脑梗死

(1)肝肾阴虚,风痰上扰:症见平时头晕,耳鸣目眩,少寐多梦,手足心热,腰酸腿软,烦躁易怒,突然眩晕发作,视物成双或视物不清,声音嘶哑,吞咽困难,呃逆呕吐,走路不稳,口眼歪斜,可有半身不遂或四肢瘫痪,还可出现昏睡或神志不清,舌质红或黯红,苔黄或黄腻,脉弦滑或弦细。治以滋阴潜降,镇肝熄风。常用镇肝熄风汤(《医学衷中参西录》)加减。由淮牛膝、代赭石、生龙骨、生龟板、生白芍、玄参、天门冬、生牡蛎、川楝子、生麦芽、青蒿、甘草组成。

(2)脾虚痰湿,痰浊上扰:症见平素头痛头晕,胸满痞闷,时欲呕吐,倦怠乏力,少食多寐,突然眩晕,恶心呕吐,视物模糊或视物成双,舌强言謇,枕部疼痛,走路不稳,肢体麻木,或有半身不遂,饮食发呛,舌体胖,质黯,苔白腻或黄腻,脉弦滑或滑数。治以燥湿豁痰,熄风开窍。常用半夏白术天麻汤(《医学心悟》)加减。由制半夏、天麻、茯苓、橘红、白术、甘草组成。

验方妙用

1. 参芪芎术汤

药物组成 白参10g,炙黄芪30g,酒川芎10g,蓬莪术15g。

加减运用 血虚加全当归10g,熟地20g;阴虚加生地20g,玄参15g;阳亢风扰加明天麻10g,珍珠母30g;痰湿阻络加法半夏、石菖蒲各10g;痰热腑实加生大黄粉5g(冲服);肾虚精亏加盐枸杞子20g,蒸山茱萸15g。

用药方法 水煎服,每日1剂,分2次口服,10剂为1个疗程,一般服1～3个疗程,血压超过22.5/13kPa时服复方降压片,治疗期间配合针灸、功能锻炼外,不采用其他治疗手段。

适用病证 缺血性中风(气虚血瘀型)。半身不遂,肢软无力,伴有患

第一章　脑梗死

侧手足浮肿,言语謇涩,口眼㖞斜,面色萎黄,苔薄白,舌淡紫,脉细涩无力。

病案举例　(疗效观察)用参芪芎术汤治疗缺血性中风132例,男76例,女56例,40～50岁24例,50～60岁32例,60～70岁36例,70～80岁40例,舌强言謇76例,口舌㖞斜84例;肢体麻木108例,发病中属气虚血瘀型78例,占59%。发病即入院者64例,基本痊愈40例,显效20例,总有效率93%。发病1个月以上、3个月以内入院者44例,基本痊愈24例,显效16例,总显效率91%。发病3个月或半年以上入院者24例,基本痊愈4例,显效4例,总显效率33%。无效病例均属半年以上后遗症患者。132例患者中基本痊愈者68例,显效40例,有效16例,无效2例,总有效率93%。

验方来源　辽宁中医杂志,1995,(9)

临证阐释　本方证属正气素虚,气虚而血行迟缓,瘀血凝滞,阻滞经络所致。方中人参、黄芪益气固本;川芎、蓬莪术行气活血祛瘀。现代药理证实:人参具有适应原样作用,抗疲劳,促进肾上腺、性腺功能,增强免疫功能,临床中观察到人参对消除中风患者气短乏力、精神萎靡、肢膝酸软有良效,对增加患者体力下床活动很有帮助;黄芪为补气要药;川芎可增加脑血流量,改善微循环,对动脉内皮细胞有保护作用;蓬莪术有良好抗血栓形成作用。四药合用,可使气旺血行,瘀祛新生,血活络通。

2. 益气活血通络汤

药物组成　生黄芪250g,地龙15g,丹参15g,川牛膝15g,山楂15g,当归尾10g,赤芍10g,川芎6g,桃仁6g,红花6g,桂枝6g,甘草6g。

加减运用　肝肾阳虚明显者,加女贞子、山茱萸、制黄精;下肢软瘫甚者,加桑寄生、鹿筋等补肾壮筋之品;兼见语言不利者,加郁金、石菖蒲、远志以祛痰利窍。

用药方法　水煎服,每日1剂,3次分服,不做加减。

适用病证　脑血栓形成(气虚血瘀型)。起病缓慢,肢体活动不灵,逐渐加重,伴肢体麻木不仁,言语不利,口眼㖞斜,苔薄白,舌质紫黯,脉沉细而涩。

病案举例　李某,男,48岁,1991年1月7日初诊。6天前凌晨

2时突然感觉有半身从头到脚麻木不仁,不能自转侧,血压20/12kPa,诊断为"脑血栓形成",治疗3天,症状未减,又出现言语不利。望其面色㿠白,神志清楚,言语不利,不能自转侧,右半身知觉迟钝,右侧肢体活动不利,握手很弱,右膝腱反射亢进,巴氏征(+),舌质黯紫,苔薄白,脉沉细而涩。诊断:脑血栓形成,属气虚血瘀型。治宜益气活血通络,方用自拟益气活血通络汤。服用6剂后,右半身麻木不仁减轻,肢体可活动,语言清晰。守方20剂后,诸症消失,生活自理,肢体功能恢复,腱反射及巴氏征均正常,血压18/10kPa,病告痊愈。半年后复查未复发。

验方来源 四川中医.1996,(4)

临证阐释 本方证乃正气素虚,气虚不能运血,气不能行,血不能荣,气血瘀滞,脉络痹阻而致肢体废不能用。方中重用生黄芪为主,剂量达250g,能大补元气,使气旺血行;辅以归尾、川芎、赤芍、桃仁、红花、地龙、丹参、川牛膝、桂枝以活血祛瘀通络,甘草调和诸药,诸药合用,使气旺血行,瘀祛络通,诸证自除。

3. 通腑醒神汤

药物组成 生大黄10g,胆南星12g,玄参15g,何首乌30g,沉香10g,生牡蛎30g,盐黄柏10g,石菖蒲12g,天麻10g。

加减运用 高热神昏或痰热内闭心窍者加用安宫牛黄丸水化鼻饲;神昏抽搐加钩藤30g入煎剂,羚羊角粉3g对入煎鼻饲;痰盛者,鲜竹沥水20~40ml鼻饲。入院1周神清后主要表现肢体偏瘫者,加补阳还五汤合煎;同现舌淡、脉弱者去大黄,配补阳还五汤加水蛭10g,蜈蚣2条以益气活血通脉,有利于偏瘫肢体的恢复。

用药方法 每日1剂,水煎2次,取汁300~400ml,分2次口服,每次150~200ml,神昏者予以鼻饲。

适用病证 中风急性期(痰热腑实型)。神昏,肢体偏瘫,口舌歪斜、失语或言语謇涩,常兼有大便秘结,少则四五天,多则10余日不下,舌苔黄厚腻,脉弦滑。

病案举例 (疗效观察)观察病例均为发病48小时内入院。用通腑醒神汤治疗50例中风急性期患者,男34例,女26例;年龄46~85岁,平均年龄62.6岁;发病后治疗时间1.5~72小时,平均26.5小时;临床诊断出血性中风19例,缺血性中风33例,48例存活患者中,住院

时间最短8天,最长64天,平均34.8天,2例死亡者最短时间9小时,最长5天。痊愈28例,占56%;显效11例,显效效率78%。无效和死亡病例5例,占10%。

验方来源 山东中医杂志,1996,(1)

临证阐释 本方证乃中风急性期痰火互结,腑气不通,影响升清降浊所致诸症。方宜以通为主,以通为顺,泻下不伤阴为原则。方中生大黄为君,苦寒沉降,通腑泻热,祛瘀利水;玄参、何首乌、生牡蛎滋阴润肠,助大黄通下利血脉;天麻、胆南星、石菖蒲熄风化痰,醒神健脑;沉香通调气机。现代药理研究认为,大黄能排出体内毒素,降低体温,抑制脂质过氧化,减轻自由基引起的组织细胞损伤,降低脑血管的损害。由于大黄有很强的排泄作用,能加快体内代谢,加快血液循环,故有很强的活血化瘀作用。玄参、何首乌、生牡蛎药理研究3药皆有降脂抗凝,降低血液黏稠度作用。通过临床应用观察,全方共奏通腑利血脉、祛痰醒神、降脂抗凝之功效。

4. 加味温胆汤

药物组成 陈皮6g,法半夏12g,枳壳12g,胆南星12g,竹茹18g,天竺黄30g,石菖蒲30g,茯苓20g。

加减运用 肝阳偏亢加天麻、钩藤各15g;大便干结加生大黄10g(后下),火麻仁、草决明各30g;舌面有瘀斑加水蛭15g,红花10g,川芎10g;神疲乏力,舌质淡胖有齿痕者,加北芪30~90g,白术15~30g;阴虚明显者加麦冬20g,五味子10g,枸杞子15g;神昏者用安宫牛黄丸化水点舌;缺血性中风用川芎嗪静点;颅内压高而头痛、呕吐者用甘露醇或速尿适当脱水,血压高者适当降压。恢复期可配合针灸、电疗等康复治疗。

用药方法 每日1剂,水煎,分2次服。

适用病证 中风急性期(肝风痰热和气虚痰瘀型)。半身不遂,喉中痰鸣,口眼㖞斜,口角流涎,形体略胖,舌淡胖有齿痕,苔白厚腻,脉弦滑。

病案举例 谭某,男,64岁,于1995年4月25日就诊,当天凌晨5时,患者神志不清呼之不应,喉中痰鸣,口眼㖞斜,左侧肢体偏瘫,即送来抢救,当日下午体温37.3℃,血压18/11kPa,呼吸22次/min,心

率90次/min。神清,偏胖体型,右侧额纹及鼻唇沟变浅,伸舌左偏,口角流涎,舌淡胖有齿痕,苔白厚腻,双肺呼吸音粗可闻及少量痰鸣音,左上肢肌力0级,左下肢肌力Ⅰ级,右侧肢体正常。双侧巴氏征弱阳性。脉弦滑。第二天CT提示:右侧基底节脑梗死。诊断为中风(中经络),辨证为风痰阻滞经络,脾气不足。用温胆汤加味以化痰熄风通络。处方:陈皮10g,法半夏12g,枳壳12g,胆南星12g,竹茹30g,天竺黄30g,石菖蒲30g,黄芩10g,田七10g,甘草10g。水煎服,每日1剂,分2次服。另配川芎嗪200ml静点,每日1次,7天后患者精神转佳,语音流畅,口眼歪斜明显好转。停用川芎嗪后方中加入麦冬15g,以防止化痰药过于温燥而伤阴。再用7天,病情好转,额纹及鼻唇沟基本对称,左上肢肌力Ⅰ级,左下肢肌力Ⅲ级,大便干燥,2日1次,舌淡胖有齿痕,苔白微腻,脉沉细。上方去胆南星、天竺黄,加北芪60g、白术、火麻仁各30g。每日1剂。如此加减变化,始终以化痰法为主,共治疗35天,患者口眼歪斜消失,左上肢肌力Ⅲ级,左下肢肌力Ⅳ~Ⅴ级。精神、饮食、睡眠俱佳。基本痊愈,步行出院。

验方来源 四川中医,1996,(8)

临证阐释 本方证属肝风内动,引动痰浊或痰瘀互结,阻于血管,气血不通所致或形盛气弱,中气亏虚,脾失健运,聚湿生痰,痰郁化热阻滞经络,蒙蔽清窍。治以化痰熄风通络。方中陈皮、半夏、茯苓、竹茹燥湿化痰;石菖蒲、胆南星、天竺黄开窍豁痰清热,枳壳降气以利风痰下行。

5. 天龙熄风汤

药物组成 天麻15g,钩藤30g,牛膝30g,地龙20g,白芍15g,丹参30g,生石决明30g,甘草3g。

加减运用 肝经有热加山栀、黄芩以清热泻火;失眠多梦加夜交藤、茯神以安神;肝肾阳虚加桑寄生、杜仲以滋肝肾。

用药方法 每日1剂,水煎2次,分2次服。

适用病证 肝阳化风型急性脑梗死。半身不遂,肢麻,语言謇涩,口舌歪斜,眩晕欲倒,头痛,面红耳赤,烦躁易怒,口苦而渴,脉弦。

病案举例 (疗效观察)用天龙熄风汤治疗40例急性脑梗死,其中有20例配合西药治疗,全部病例查头颅CT提示:急性脑梗死。其中

男性27例,女性13例,平均年龄61.3岁,病程4.9天,头部CT扫描单发33例,多发7例。基本痊愈:生活自理,偏瘫基本恢复,肌力达Ⅳ～Ⅴ级,头部CT提示病灶消失或显著缩小,17例;偏瘫肌力达Ⅲ级,比治前增加Ⅱ级,头部CT提示部分消失或缩小,19例;偏瘫肌力比治疗前增加Ⅱ级,4例;有效率100%。

验方来源 湖南中医杂志.1992,(1)

临证阐释 本方证乃肝肾阴虚,水不涵木,阳亢化风所致突然半身不遂。治宜平肝潜阳,祛风通络。方中天麻、钩藤为君药,平熄肝阳上扰之风;白芍、牡蛎、地龙、生石决明为臣,平肝潜阳,祛风通络,协助君药以制阳亢,使肝阳化风得以平熄;丹参、川牛膝为佐药,活血化瘀,养血安神,起着"治风先治血,血行风自灭"的作用;甘草为使药,调和诸药。

6. 加减大秦艽汤

药物组成 秦艽12g,羌活12g,黄芩12g,当归12g,赤芍12g,党参12g,川芎15g,川牛膝15g,生地30g,生石膏30g,桑枝30g。

加减运用 失语者加九节菖蒲、广郁金、天竺黄各9g,以化痰开窍;舌尖红、口苦者加黄连3～6g,以清心火;便秘者加生大黄6～9g,或番泻叶6g泡水代茶饮,以通腑。患肢肿胀者加萆薢15g或茯苓30g,以利湿。痰多者加竹沥水20ml对服。

用药方法 每日1剂,每剂水煎2次,共400ml,分早、晚2次服下。治疗期间停用其他药物治疗。

适用病证 治疗急性缺血性中风(风热瘀阻)。症见半身不遂,口舌歪斜,言语謇涩或不语,偏身麻木,头晕,舌质黯或黯红或有瘀斑,苔薄黄或黄,脉弦或弦细。

病案举例 大秦艽汤治疗急性缺血性中风38例,其中男性24例,女性14例;年龄30～83岁,其中30～39岁1例,40～49岁8例,50～59岁11例,60～69岁9例,70岁以上9例,入院时38例均意识清楚。16例痊愈,8例显效,10例有效,无效4例,总有效率达89.4%。

验方来源 中医研究.1995,(3)

临证阐释 本方证乃正气不足,脉络空虚,卫外不固,风邪得以乘虚入中经络,痹阻气血所致。治宜养血活血,清热祛风。方中秦艽、羌活祛风清热;川牛膝、桑枝通络;生石膏、黄芩清热泻火;生地、当归、白芍、川芎养血活血,取其"治风先治血,血行风自灭"之意;党参益气通络。全方共奏祛风清热、养血活血通络之效。

7. 加味黄连解毒汤

药物组成 黄连10~15g,黄柏10~15g,黄芩10g,栀子10g。

加减运用 属痰瘀阻络者加川芎、丹参、地龙、胆南星、石菖蒲、郁金,痰热腑实者加大黄、胆南星、瓜蒌;气虚血瘀者加黄芪、赤芍、当归、丹参、桃仁、红花;阴虚阳亢风动者加白芍、天冬、龟板、天麻、钩藤。

用药方法 水煎,每日1剂,早、晚分服,吞咽困难者予以鼻饲。

适用病证 脑梗死(痰热阻络型)。症见言语不利,肢体麻木,半身不遂,心烦烘热,舌红脉数。

病案举例 张某,女,51岁。因右上肢活动不利1个月,阵发性言语不利8天,失语3小时入院。体温37.3℃,心率86次/min,呼吸18次/min,血压18/11kPa。一般情况良好,右上肢肌力Ⅲ级,右拇指不能活动,病理反射未引出。舌质红,苔黄腻,脉象滑数。CT提示:左侧额叶及基底节、放射冠区多发脑梗死。中医诊断:中风,痰热阻络型;西医诊断:多发性脑梗死。治宜清热化痰,活血通络;方以黄连解毒汤加味:黄连15g,黄柏10g,黄芩10g,栀子10g,石菖蒲15g,郁金10g,胆南星10g,地龙10g,水煎服,每日1剂,早、晚分服。住院2周,言语、右上肢肌力恢复正常,右拇指活动好,握力稍差。基本治愈。

验方来源 中医杂志,1994,(10)

临证阐释 本方证乃热盛于三焦,邪火妄行而成阳毒之证,然热毒虽盛,阴津未伤,故应通泻三焦之邪火。方宜用大苦大寒之品,抑阳而扶阴,大泻其亢盛之火。方中黄连大苦大寒清泻心火,兼泻中焦之火,黄芩清上焦之火,黄柏泻下焦之火,栀子通泻三焦,导热下行,使火热从下而去。

8. 葛根汤

药物组成 葛根20~40g,麻黄3~6g,桂枝5~10g,白芍10~20g,当归10~20g,甘草6g,生姜3片,大枣5枚,丹参20~30g,红花6~10g,川芎10~15g。

加减运用 上肢活动不便为主者加桑枝、鸡血藤;下肢活动不便者

加川断、桑寄生、牛膝；口眼歪斜、言语不利明显者加全蝎、白附子、僵蚕；痰浊较重者加陈皮、半夏、天麻；血压较高者加磁石、夏枯草。

用药方法 水煎服，每日1剂。

适用病证 脑梗死（寒凝经络）。症见半身不遂，或肌肤不仁，言语不利，口眼歪斜，兼见恶寒，发热无汗，小便短少，舌苔薄白，脉浮或浮紧。

病案举例 （疗效观察）用葛根汤治疗脑梗死58例，意识清楚，血压平稳，肢体及言语功能恢复较好，能生活自理，可遗有轻度神经损害体征者43例；意识清，肢体及言语功能有不同程度的改善者14例，治疗后症状体征无改善，或患者自动放弃治疗1例；总有效率98.28%。

验方来源 浙江中医杂志，1993，（9）

临证阐释 本方证乃见风寒外袭，寒凝经脉，气血瘀阻经脉所致。治宜散风寒，养阴津，温通经脉。方中葛根辛甘凉，入胃经，解肌发表，生津除热；麻黄、桂枝发汗散寒以解表邪；白芍、甘草敛阴和营，防疏散太过而伤阴；当归养血活血；丹参、红花、川芎活血化瘀；生姜、大枣补脾和胃，调和营卫。

9. 益脑活血汤

药物组成 黄芪30g，川芎10g，红花10g，胆南星10g，枸杞15g。

加减运用 肝肾阴虚明显者，加白芍、玄参、天冬滋阴柔肝熄风；痰热较重者，加胆南星、竹沥、川贝母以清化痰热；心中烦热者，加栀子、黄芩以清热触烦；头痛较重者，加羚羊角、石决明、夏枯草以清熄风阳；失眠多梦者，加珍珠母、龙齿、夜交藤、茯神以镇静安神。

用药方法 每日1剂，分2次服。

适用病证 腔隙性脑梗死（肾虚型）。症见半身不遂，伴有头昏、耳鸣、少寐、腰膝酸软、记忆力减退、舌红少苔、脉细。

病案举例 （疗效观察）病例选择发病后5～20天头颅CT检查阳性，明确诊断为急性或亚急性腔隙性脑梗死的患者。并排除心肾功能不全及其他对疗效有影响的病例。用益脑活血汤治疗48例，病残程度为0级的25例，占52.08%；功能缺损评分减少21分以上，病残程度为1～3级18例，占37.5%；功能缺损评分减少8～20分者5例，占10.42%，功能缺损评分减少或增多不足8分者无。总有效率100%。

验方来源 湖北中医杂志.1993,(5)

临证阐释 本方证乃年过五旬,肝肾阴虚,肾阳不足,心肾不交;风阳内动夹痰走窜经络脉络不畅所致。方中黄芪补气血;川芎、红花活血化瘀;枸杞滋肾补髓,养肝壮阳;胆南星豁痰开窍。全方共奏滋肝益肾、活血化瘀之效。

10. 益气活血方

药物组成 黄芪50g,丹参50g,红花25g,焦山楂25g,川芎25g,赤芍25g。

加减运用 小便失禁者,可加桑螵蛸、山茱萸、肉桂、益智仁、五味子等补肾收涩之品;上肢偏废者,加桂枝以通络;语言不利者,加郁金、石菖蒲、远志以祛痰利窍;口眼歪斜者,加白附子、全蝎、僵蚕等以祛风通络;大便秘结者,加火麻仁、郁李仁、肉苁蓉等润肠通便。

用药方法 上药研为细末,每次服10g,每日3次,4周为1个疗程。

适用病证 腔隙性脑梗死(气虚血瘀型)。症见半身不遂日久不复,肢软酸麻疼痛,气短自汗,言语謇涩,舌质黯红,有瘀斑,苔薄白,脉细或涩。

病案举例 用益气活血方治疗腔隙性脑梗死100例,男性56例,女性44例。年龄以中老年多见,其中41～50岁60例,51～60岁32例,61岁以上8例,总有效率80%。

验方来源 中国医学报,1994,(6)

临证阐释 本方证乃气虚不能运血,气不能行,血不能荣,气血瘀滞,脉络痹阻所致半身不遂。治宜补气活血,通经活络。方中黄芪重用补气,丹参破滞化瘀,红花、川芎、焦山楂、赤芍均活血化瘀通络。全方共对腔梗经络瘀阻起到益气活血、疏通的作用。

11. 通脉汤

药物组成 当归、地龙、玉竹、麦门冬、玄参各15g,川芎、益母草、鸡血藤、生地黄各20g,丹参30g,黄芪50g,赤芍12g,红花、水蛭、三七、全蝎各10g。

加减运用 失语者加郁金12g,石菖蒲、远志、桑寄生各15g;痰多者加鲜竹沥口服液,每次20ml,每日3次;高血压者加生石决明、钩藤、

珍珠母各 15g;便秘者加生大黄、李仁各 10g。

用药方法 每日 1 剂,水煎 2 次,分早、晚 2 次服,30 剂为 1 个疗程。

适用病证 活血化瘀,通气活络,主治缺血性脑梗死。

疗效观察 运用本方治疗 56 例脑梗死,结果显效(神经系统症状体征基本消失,生活完全自理,患肢肌力达Ⅴ级)38 例,有效(神经系统症状、体征部分消失,生活部分自理,患肢肌力提高 2 级)14 例,无效(经 1~5 个疗程治疗,神经系统症状体征无明显改善)4 例。总有效率 92.86%。

验方来源 季学爽,等.通脉汤治疗缺血性脑梗死 56 例临床观察.河北中医,1998,(1):13

临证阐释 通脉汤以活血化瘀,疏通脉络为治疗大法。方中当归、川芎、丹参、赤芍、红花、水蛭、益母草、鸡血藤、三七活血化瘀,通经活络;当归、鸡血藤为养血圣品,祛瘀而不伤正,黄芪补气行气,生地黄、玉竹、麦冬、玄参滋阴增液,以降低血黏度,改善血液循环,促进物质代谢,加速疾病痊愈。全方具有改善血流流变学,改善血液浓、黏、凝等状态,具有扩管降压,增加血流量,改善微循环的作用,使缺血性脑梗死患者得以康复。

12. 舒络汤

药物组成 黄芪 50g,丹参、当归各 20g,川芎 15g。

用药方法 水煎服,每日 1 剂,分 2 次口服,15 天为 1 个疗程。

适用病证 活血化瘀。主治脑梗死。

疗效观察 本组 37 例脑梗死患者均由颅脑 CT 检查确诊。结果:治愈 16 例,显效 12 例,好转 6 例,无效 3 例。3 例无效病例分别为出血性梗死、大块梗死和脑室穿通畸形患者。

验方来源 李尚英,等.舒络汤治疗脑梗死 37 例.安徽中医临床杂志,1996,8(6):255

临证阐释 舒络汤是在王清任补阳还五汤基础上加味而成。方中重用黄芪为主药,具有补气健脾,益肺通阳之功;辅以丹参、当归、川芎活血祛瘀,兼以养血。诸药合用,相得益彰,共达益气养血、舒经通络、排瘀荡滞、祛瘀生新之功。

13. 血栓解

药物组成 水蛭、郁金、川芎。

用药方法 将上药按 1.5∶2∶3 的比例粉碎,混合制成片剂,每片重 0.3g。每次服 6 片,每日 3 次,7 天为 1 个疗程,停药 2 天,再行下 1 个疗程,8 个疗程为治疗期限。在服用血栓解期间,不用其他药物;对伴有高血压、冠心病患者,在应用该药时,停用或延用原来药物;对神志欠清,服片剂困难者,需将药研碎,用温水冲缓缓送服。

适用病证 化瘀通络。主治脑血栓形成。

疗效观察 共收治脑血栓形成 243 例,所有病例均按第二届全国神经病学术会议制定的标准,根据临床表现及部分患者的脑脊液检查而确诊的。本组病例中合并有高血压者 38 人,合并冠心病者 79 人,同时合并高血压、冠心病者 18 人。患者病后左侧肢体完全性瘫痪者 18 例,右侧完全性瘫痪者 12 例,左侧不完全性瘫痪者 108 例,右侧不完全性瘫痪者 105 例。经过 8 个疗程的治疗,基本痊愈 99 例(其症状体征基本消失,患肢功能、语言功能、精神意识均基本恢复正常。患肢肌力恢复至Ⅴ级以上,生活可自理),治愈率为 41%,显效 73 例(症状及体征明显好转,患肢肌力提高 2 级以上,稍加协助可以行走,能基本自理生活);进步 35 例(症状及体征有改善,患肢肌力提高 1 级,但不能单独行走及自理生活);无效 36 例,总有效率为 85%。

验方来源 周里."血栓解"治疗脑血栓形成 243 例临床总结.北京中医杂志,1987,(6)24

临证阐释 脑血栓形成常因血脉不畅、阻塞经络而致肌肤不仁、半身不遂。治疗以破血化瘀;疏通经脉为法则。方中用水蛭破血化瘀,消症瘕,通血脉;辅郁金行气活血,醒神开窍;川芎辅佐其上,辛温走窜,能上行头巅,下达血海,外彻皮毛,旁通四肢。药理及动物实验证实,3 药均能调节全身或局部血液循环,改善血液的理化性状,具有抗凝、抗血栓的作用。诸药配伍,从治陈旧性瘀血立法,以峻猛破瘀之水蛭为君,是本方的特点。经过实验运用,血栓解具有化瘀通络的功效,对脑血栓形成确有一定疗效,即使是血瘀兼气虚、痰阻的脑血栓患者,也能取得较好疗效。

14. 通栓汤

药物组成 黄芪45g,丹参15g,地龙干、赤芍各10g,水蛭、三七各3g(研末冲服)。

加减运用 喉间痰多加制南星、川贝母各10g;大便秘结加川军10g。

用药方法 上方水煎服,每日1剂。

适用病证 化瘀通络。主治脑血栓形成。

疗效观察 上方共治疗脑血栓形成68例,并用西药潘生丁、维脑路通治疗68例作为对照。以上两组病例均为急性起病,表现为半身不遂,言语謇涩等;年龄均在50岁以上,经腰穿或脑CT检查证实为脑血栓形成。其合并症有高血压、冠心病或脑动脉硬化。经用通栓汤治疗后19例治愈,使患者意识清楚,瘫痪肢体肌力恢复达Ⅴ级,生活自理,无病残;达到显效者,瘫痪肢体肌力恢复达Ⅱ级以上,生活基本自理,有33例;13例有效,3例无效。总有效率为95.56%,明显高于西药对照组79.34%;两组比较有显著性差异,P值<0.05。

验方来源 伍世林,等.通栓汤治疗脑血栓形成68例.北京中医杂志,1995,(5):42

临证阐释 本方重用黄芪补气,意在"行血先行气"、"气行则血行";配以丹参、赤芍、三七、水蛭活血破血,可以通络溶栓;加地龙祛风以通络。诸药合用,达到气行、活血、脉络通畅,病情得以康复。

15. 新续命汤

药物组成 麻黄3g,生石膏30g,生赭石18g,防风、川芎、白蒺藜、滑石各10g,当归、赤芍、黄芩各15g,全蝎、威灵仙各6g。

加减运用 血压高者去麻黄,加牛膝、地龙、珍珠母;痰湿壅盛者加竹茹、旋覆花;肝旺心烦者加胆星、黄连;神志不清者加菖蒲、郁金;大便干结者加大黄。

用药方法 水煎,每日1剂,分3次服,10~15天为1个疗程。

适用病证 疏风清热、熄风通络。主治急性缺血性脑血管病。

疗效观察 用本方治疗60例,结果:总有效率为97%,而对照组为76%;由治疗前的高黏滞状态基本恢复到正常范围;血脂及心电图,治疗前后二者均有改善,尤其对ST段压低者明显。

验方来源 邢鲁光,等.新续命汤治疗急性缺血性脑血管病的临床观察.中国中医急症,1997,(1):16

临证阐释 本病急性期的治疗,当以迅折风火上腾之势为要。方中麻黄、防风、白蒺藜祛风;全蝎熄风,生石膏、黄芩清热,当归、川芎、芍药养血和血以灭风;代赭石、滑石则取石药剽悍滑疾,以平旋动之威。诸药合用,故取得较好疗效。

16. 溶栓通腑饮

药物组成 水蛭6g,土鳖8g(2药研末装胶囊吞服),桃仁、红花各12g,丹参30g,川芎、地龙各15g,鸡血藤20g,生大黄6g(后下)。

加减运用 肝阳暴亢,风火上扰型加天麻12g,钩藤(后下)、石决明(先煎)各30g,羚羊粉0.6g(冲服);风痰瘀阻,痹阻络脉型加天麻、半夏、白附子各10g,全虫4g;气虚血瘀型加黄芪50g;痰热腑实,风痰上扰型加芒硝(冲服)、竹茹、胆南星各10g;阴虚风动型加玄参30g,生地15g。

用药方法 水煎,每日1剂,分2次服用。

适用病证 通腑降气,活血化瘀。主治脑梗死。

疗效观察 用本方治疗脑梗死64例,结果:基本痊愈24例,显效28例,有效10例,无效2例,总有效率96.8%。

验方来源 臧修明.中西医结合治疗脑梗死64例.湖南中医杂志,1998,(3):44

临证阐释 脑梗死根本病机为瘀血内停于脑,故方中以水蛭、土鳖破血行经;桃仁、红花活血散瘀;丹参、鸡血藤活血养血;川芎行血行气;地龙行经通络;大黄攻下通腑,共达活血祛瘀通络之目的,故收效较佳。

17. 通络溶栓汤

药物组成 黄芪60~120g,当归、川芎、桃仁、红花各10~15g,䗪虫4~6g,桂枝6~12g,丹参20~30g,赤芍、地龙、葛根各15~20g,炮穿山甲6~10g,甘草6g。

加减运用 阴虚者去桂枝加生地、玄参各15g;失语者加菖蒲、郁金各12g;口眼歪斜者加白附子10g,全蝎4g;肢体麻木者加鸡血藤30g;痰多有内热者去桂枝加胆南星10g,鲜竹沥(兑服)30g;气虚痰湿瘀阻者加苍术、茯苓各12g,陈皮6g;高血压加石决明40g;血压低者

加太子参 20g;血脂高者加何首乌 25g,山楂 50g。

用药方法 每日 1 剂,水煎,早、晚分服。10 日为 1 个疗程,2 个疗程间休息 1～3 日。一般用 2～3 个疗程。

适用病证 活血化瘀,温通血脉。主治脑血栓形成。

疗效观察 本组 86 例,均经 CT 检查确诊为脑血栓形成经 2～3 个疗程服药治疗,结果:治愈(症状与体征消失,语言恢复,独立行走,生活能自理)60 例,显效(症状与体征基本消失,患侧肢体肌力提高 2 级以上,能独立行走)23 例,好转(患侧肢体肌力提高 1 级以上,失语明显好转)2 例,无效(治疗后症状与体征无改善,或加重死亡者)1 例。有效率为 99%。

验方来源 李学文,等.通络溶栓汤治疗脑血栓 86 例.安徽中医学院学报,1993,(2):22

临证阐释 在本方中重用黄芪补气、当归补血活血;川芎、红花、丹参、赤芍、葛根、桃仁活血化瘀,桂枝、䗪虫、地龙、炮山甲温通血脉。全方具有补气、活血、通络、溶栓之作用,可使气旺血行,瘀除脉通。临床观察证明,本方为治疗脑血栓形成的有效方剂,对于病程在 3 个月以内及轻、中度脑血栓形成者,疗效较好。

18. 地龙活血汤

药物组成 黄芪 30g,川芎、牛膝、赤芍各 15g,地龙、红花、桂枝、党参各 10g,当归、桃仁各 12g。

加减运用 肝阳上亢而头晕者加灵磁石、夏枯草;心悸者加黄精、远志;便秘者加川楝子、肉苁蓉;四肢麻木者加威灵仙、鸡血藤。

用药方法 每日 1 剂,水煎,分早、晚 2 次服,4 周为 1 个疗程。

适用病证 益气活血、祛瘀通络。主治脑梗死。

疗效观察 本组 50 例,男 36 例,女 14 例,于起病后 2 小时至 1 周就医。经治疗后,结果:显效(头痛、头晕、肢体麻木消失,语言清晰、瘫痪侧肌力提高 3 级以上)18 例,有效(头痛、头晕消失,言语清楚,肢体麻木减轻,肌力提高 2 级,生活基本自理)28 例,无效 4 例。总有效率为 92%。

验方来源 王馥.地龙活血汤治疗脑梗死 50 例.陕西中医,1998,(1):14

临证阐释 动脉硬化性脑梗死视多因气虚痰浊、血瘀痹阻,故予益气活血、祛瘀通络方剂,以通利血脉。方中黄芪、党参、桂枝补气升阳;当归、川芎、桃仁、红花、赤芍活血化瘀;可延长小鼠细胞在体外寿命,使细胞的生理代谢作用增强。赤芍、桃仁、牛膝、地龙等亦有扩张血管、改善微循环、降低血黏度等作用。因此,本方对动脉硬化性脑梗死有明显疗效。

19. 平肝活血汤

药物组成 天麻、牛膝、川芎、当归、桃仁、益母草各10g,钩藤15g,赤芍、丹参各20g,红花3g。

加减运用 肝阳上亢加石决明20g,鹿含草15g;肝肾不足加女贞子、旱莲草各15g;气虚血瘀加黄芪30g,地龙10g;痰瘀互结加法夏、胆南星各10g;痰热腑实加大黄、栀子各20g。

用药方法 水煎,每日1剂,分2次服,连服1个月。

适用病证 平肝潜阳,活血通络。主治急性脑梗死。

验方来源 夏苏英.平肝活血汤治疗急性脑梗死31例.湖南中医杂志,1998,(1):29

疗效观察 用本方治疗急性脑梗死31例,结果:痊愈(神志清醒,半身不遂、言语謇涩基本消除)10例,好转(神志清醒,语言转清,尚能扶杖行走)21例,总有效率100%。

临证阐释 方中天麻、钩藤平肝潜阳;川芎、赤芍、桃仁、红花、丹参活血化瘀;当归活血养血,牛膝引血下行;益母草活血利水。共奏平肝潜阳、活血通络之功,故取得较满意疗效。

20. 黄丹红花汤

药物组成 黄芪、丹参各30g,鸡血藤、何首乌各20g,红花10g,水蛭6g。

加减运用 言语謇涩者加石菖蒲、远志、僵蚕;肢体麻木者加络石藤、威灵仙;上肢活动不利者加桂枝、桑枝;下肢活动不利者加牛膝、木瓜;痛久者加穿山甲;便秘者加大黄、郁李仁;肢体肿胀者加益母草、泽兰。

用药方法 水煎法,每日1剂,分2次服,20天为1个疗程。

适用病证 益气活血,化瘀通络。主治脑梗死。

疗效观察 本组共102例,男75例,女27例,病程3天至半年。

经过1~2个疗程治疗后,基本痊愈38例,显效45例,有效10例,无效9例,总有效率为91.17%。

验方来源 韩潮.益气活血法治疗脑梗死102例.陕西中医,1998,(1):13

临证阐释 脑梗死的主要病因为气虚,当气虚发展影响了血液的运行,气虚血瘀则发病。方中重用黄芪大补元气,以针对其气虚的主要病因,丹参活血祛瘀,配以祛瘀之功甚佳之红花及"破瘀血而不伤新血"之水蛭,行血补血。同时考虑到老年患者多伴有肾虚精亏,故再配以何首乌滋肾柔肝养血。诸药合用益气活血而治脑梗死,但在临床治疗上应据伴随症状辅以通腑、滋阴、化痰等法治疗。

21. 地龙通络饮

药物组成 地龙30g,蝉蜕20g,半夏、僵蚕、桃仁各10g,陈皮、胆南星各6g,蝎尾3~5g,石菖蒲9~15g,泽兰15g。

加减运用 伴阳明腑实者加大黄6~15g,川连5~10g,瓜蒌15~30g;伴肝阳上亢者加天麻10g,钩藤30g,怀牛膝15g;伴有阴虚者加龟板、女贞子各15g;伴有神志错蒙,中脏腑者,加用清开灵注射液20ml静脉滴注。

用药方法 水煎服,每日服1剂。同时配合使用复方丹参注射液20ml加入5%葡萄糖液或生理盐水500ml内静脉滴注,每日1次,4周为1个疗程。

适用病证 化痰通络。主治脑血栓形成(急性期)。

疗效观察 本组56例患者均经腰穿检查,部分病例经CT证实为脑血栓形成,用地龙通络饮加复方丹参注射液治疗。另设对照组30例(胞二磷胆碱500mg加入5%葡萄糖液或生理盐水500ml内静脉滴注,每日1次;阿司匹林50mg,口服,每日3次,4周为1个疗程)。两组病例均治疗1个疗程后统计疗效,结果:治疗组总有效率为92.8%,对照组总有效率76.7%。两组比较有显著差异($P<0.05$)。

验方来源 夏建华.自拟地龙通络饮配丹参注射液治疗急性缺血性中风56例.南京中医学院学报,1995,(1):49

临证阐释 方中地龙化痰通络,为主药,能熄风通络,走窜经络;蝉蜕疏散风热,熄风定痉;泽兰化瘀利水;半夏、胆星、陈皮燥湿化痰;菖蒲化痰开窍。诸药合用共达化痰通络之功。经临床上与西药胞二磷胆碱、阿司匹林对照观察,表明本方治疗脑血栓形成(急性期)有较显著的疗效。

22. 芪黄蛭通汤

药物组成 生黄芪60g,水蛭9g,大黄、三七各6g,当归12g,路路通15g,何首乌30g。

加减运用 腹胀便秘者大黄后下,并加枳实、厚朴各10g;神昏不清者加石菖蒲12g,远志9g,郁金15g;痰多者加贝母10g,胆南星12g,瓜蒌20g;舌红少苔者加天冬15g,熟地24g。

用药方法 治疗组服上方每日1剂,水煎分2次温服。对照组使用706代血浆、川芎嗪静脉滴注,西比灵5mg每晚1次口服,脑复康0.8g,每日3次口服,肠溶阿司匹林25mg,维生素E 100mg,每日1次口服。

适用病证 益气填精,活血通络。主治脑梗死。

疗效观察 本组共90例,均符合脑血管疾病诊断标准且经CT扫描确诊。治疗组60例,基本治愈14例(23.3%),显效23例(38.3%),有效20例(33.3%),总有效率95%。对照组30例,基本痊愈4例(13.3%),显效6例(20%),有效16例,总有效率86.7%。治疗组明显优于对照组($P<0.01$)。

验方来源 刘洪明,等.芪黄蛭通汤治疗脑梗死60例.吉林中医药,1997,(2):7

临证阐释 本方由补阳还五汤化裁而来,方用黄芪、当归补气养血行血;何首乌平补肝肾以固下元;水蛭、三七活血祛瘀;路路通主通经脉以畅气血;中风急性期气血逆乱,胃肠气机郁滞,易成胃肠实热证,故加大黄通腑泻热,釜底抽薪以畅气机。上药合用,不但能益气养血,填精补肾以治其本,对治疗脑梗死亦有较好疗效。

23. 加减葛根汤

药物组成 葛根20~40g,麻黄3~6g,桂枝5~10g,白芍、当归各10~20g,甘草6g,生姜3片,大枣5枚,丹参20~30g,红花6~10g,川芎10~15g。

加减运用 上肢活动不便为主者加桑枝、鸡血藤;下肢活动不变为

主者加川断、桑寄生、牛膝;口眼㖞斜、言语不利明显者加全蝎、白附子、白僵蚕;痰浊较重者加陈皮、半夏、天麻;血压较高者加磁石、夏枯草等。

用药方法 每日1剂,水煎服。

适用病证 温通经脉,活血化瘀。主治缺血性脑梗死。

疗效观察 本组58例均经CT或(和)脑脊液检查诊断为缺血性脑梗死。发病当天服药者21例,1周以内服药者13例。治疗后痊愈(意识清楚,血压平稳,肢体及言语功能恢复较好,能自理生活,可遗有轻度神经损害体征)43例,好转(意识清楚,肢体及言语功能有不同程度的改善)14例,无效(治疗后症状体征无改善,或患者自动放弃治疗)1例。总有效率98.28%。

验方来源 王平,等.葛根汤为主治缺血性脑梗死58例.浙江中医杂志,1993,(9):390

临证阐释 临床证实,缺血性脑梗死患者中,辨证为寒凝经脉,气血瘀阻者,投以本方,并相应调整药物及药量,能获良效。需要指出的是用药过程中,注意调整葛根、麻黄、桂枝的用量,以无明显汗出为宜,且一般从小量开始用药。若合并风热表症,内蕴痰热及肝阳上亢时,则不宜使用本方。

24. 化瘀通脑方

药物组成 制大黄30g,桃仁、胆南星、水蛭各10g。

用药运用 每日2剂,服药后大便控制在每日3~5次,若便次超过5次者,改服1剂,神昏者鼻饲给药,并予安宫牛黄丸1颗,每日2次。同时可予支持治疗,调节水电解质平衡,并发感染时予抗感染治疗;如有明显颅内压增高,危及生命时,临时予甘露醇或速尿脱水。

适用病证 活血通络,熄风定痉。主治缺血性中风。

疗效观察 用本方治疗缺血性中风40例,结果:基本痊愈9例,显效2例,有效16例,无效2例,恶化1例,总有效率为92.5%;单纯西药对照组40例,基本痊愈7例,显效9例,有效13例,无效6例,恶化5例,总有效率72.5%。经统计学处理两组存在显著性差异($P<0.05$)。

验方来源 朱益敏.化瘀通脑方治疗缺血性中风40例.实用中西医结合杂志,1997,(21):211

临证阐释 方中制大黄为君药,不仅有活血化瘀、泻下攻积之功,

而且有泻火止血之能;配伍桃仁加强制大黄的活血化瘀及润下通便之功,用为臣药;水蛭直入血络,破血逐瘀为佐;中风与风阳痰火诸因素密切相关,而胆南星入心、肝经,功能熄风定痉、清热化痰,故为使药。本方具有溶栓、扩张脑血管、促进瘀血吸收、降低颅内压、减轻脑水肿等综合作用,治疗缺血性中风具有显著的临床疗效。

25. 涤痰化瘀汤

药物组成 半夏、陈皮各10g,胆南星、竹茹、石菖蒲、红花、全蝎各12g,茯苓、桃仁各15g,钩藤18g,水蛭3g(研末冲服)。

加减运用 痰蒙清窍,嗜睡者加天竹黄、鲜竹沥;阳热亢盛,腑气不通者加大黄、芒硝。

用药方法 水煎,每日1剂,分2次服,30～40天为1个疗程。

适用病证 化瘀涤痰。主治缺血性脑血管意外。

疗效观察 用本方治疗缺血性脑血管意外84例,结果:基本痊愈(病残程度为0级)44例;显效(功能缺损评分减少21分以上,且病残程度在1～3级)20例;有效(功能缺损评分减少8～20分)15例;无效4例;恶化1例。

验方来源 牛喜伟,等.涤痰化瘀汤治疗缺血性脑血管意外疗效观察.河南中医,1995,(5):298

临证阐释 本方功可涤痰开窍而健脾,使脾气健运,痰浊自祛。方中桃仁、红花、水蛭活血化瘀,瘀祛则络通;钩藤、全虫通络熄风。全方共奏活血化瘀、涤痰开窍、通络熄风之功,药中病机,故收良效。

26. 黄芪地龙汤

药物组成 黄芪30～120g,当归、赤芍、地龙各15g,川芎、红花、桃仁各6～15g。

加减运用 口眼歪斜者加牵正散;失语或言语謇涩者加石菖蒲、远志;痰瘀甚者加二陈汤、鲜竹沥、胆南星;气虚甚者加人参、西洋参或重用党参;血瘀甚者加丹参、鸡血藤、毛冬青;肢体麻木者加豨莶草、海桐皮、威灵仙、木瓜、络石藤等;肝肾亏虚者加熟地、首乌、杜仲、川断、桑寄生等;心烦不寐者加枣仁、柏子仁、浮小麦、麦冬;大便秘结者酌加生大黄、泻叶、胖大海等。

用药方法 上方水煎服,每日1剂。同时结合血液流变学检测,对

高浓稠型配合低分子右旋糖酐 500ml 加复方丹参注射液 8~16ml 或维脑路通 8ml 静滴,每日 1 次;高黏聚型用腹蛇抗栓酶 0.5~0.75U 加入 5%~10%葡萄糖 250ml 或 0.9%氯化钠 250ml 内静滴,每日 1 次;以上药物连用 10~15 天。

适用病证 益气活血,通经活络。主治缺血性中风。

疗效观察 用本方治疗 51 例。结果:临床痊愈(神志清醒,半身不遂及言语謇涩消失,行动自如)28 例,显效(神志清醒,言语转清,偏瘫肢体恢复比原来增加 2 级以上,扶杖步行,生活自理)19 例,好转(肌力增强,深浅感觉好转,症状体征部分改善,但生活尚不能自理)3 例,无效(症状体征无明显改善)1 例。血液流变学各项指标改善明显。

验方来源 刘剑华. 活血化瘀为主治缺血性中风 51 例临床观察. 新中医,1992,(1):29

临证阐释 气虚血瘀是缺血性中风病理机转的中心环节。在治疗上应始终抓住益气活血、通经活络为主,结合兼证加味用药。同时,还参考血液流变学检测结果辨证分型,中西结合用药,改善血液高凝状态,迅速降黏解聚,疏通微循环,尽快解除因缺氧缺血对脑细胞的损害,而共奏活血祛瘀、益气通络、抗栓改善微循环之效。

27. 消栓振痿汤

药物组成 川芎、桂枝、鸡血藤各 30g,葛根、羌活、当归各 15g,黄芪 60~120g,地龙、炒三棱、炒莪术、石菖蒲、乌梢蛇各 10g,甘草 6g。

加减运用 头晕肢麻、血压高者加天麻、石决明;上肢偏瘫严重者加桑枝、姜黄;下肢瘫痪严重者加川牛膝、杜仲;口眼歪斜严重者加白附子、僵蚕;言语謇涩流涎严重者加胆南星、远志;舌红少苔者加白芍、知母。

用药方法 上方水煎内服,每日 1 剂。

适用病证 益气破血、温经通脉、祛风活络、豁痰开窍。主治脑血栓形成。

疗效观察 用上方共治疗脑血栓形成患者 35 例。治前病程最长者 3 个月,最短者 7 天。均为用过脉通、维脑路通等治疗 1 周以上,病情稳定而症状无明显改善者。凡用西药 1 周疗效甚佳,肢体功能恢复较快者不在观察之列。治疗结果:痊愈(言语流畅、患肢恢复到活动自如,步履稳健,能参加一般体力劳动者)14例,显效(语言基本流畅清晰、下肢步履稳健,行走自如,上肢活动不甚灵活,功能基本正常,能参加一般体力劳动)13例,好转(语言謇涩好转能够听懂,患肢功能有所恢复,生活基本自理,留有明显的后遗症者)7例,无效1例。服药时间最长者100天,最短者20天。

验方来源 杨承岐. 消栓振废汤治脑血栓形成35例疗效观察. 新中医,1991,(1):32

临证阐释 脑血栓形成之基本病机可概况为气虚推动无力,血瘀气滞,痰湿停留,经隧不通,神明失养。故而,从益气破血,温经通脉,豁痰开窍的角度来探讨本病的治则具有一定的临床意义。本方经过几年的临床验证,确有消栓振废之功,与其传统方剂比较,具有速效、价廉、药源广泛等特点,只要确诊为本病,不管临床症状多复杂,服后疗效满意,不必畏本方破气耗血而顾虑重重。

28. 通络愈瘫胶囊

药物组成 黄芪2份,当归、川芎、丹参、水蛭、红花、郁金、赤芍各1份。

用药方法 水煎煮浓缩烘干压粉制成胶囊,每粒装药粉0.5g,相当于生药3g。每次4粒,每日3次。配合胞二磷胆碱静滴治疗。可配合使用抗生素、脱水剂,不用其他抗凝溶栓剂。

适用病证 益气活血化瘀。主治急性缺血性中风。

疗效观察 运用本方治疗急性缺血性中风66例,3天为1个疗程。结果:基本痊愈21例,占31.82%;显效21例,占31.82%;好转13例,占19.7%;无效11例,占16.67%,有效率83.33%。明显优于单用胞二磷胆碱组(此组有效率63.46%)。

验方来源 冯福海,等. 通络愈瘫胶囊治疗急性缺血性中风的临床研究. 河南中医,1998,(2):32

临证阐释 方以倍量黄芪益气以行血,当归、赤芍、丹参活血补血,川芎、水蛭、红花、郁金理气活血化瘀,使气血旺盛畅通,对中医气虚血瘀型中风中经络者尤为适宜。

29. 山甲益气通络汤

药物组成 滇三七3g,黄芪30g,当归、赤芍、丹参、鸡血藤各15g,

桃仁、红花、泽兰、地龙、甘草各10g,炮山甲、川芎各6g。

加减运用 头痛头胀、目眩者,加天麻10g,白蒺藜15g;神识呆滞、言语謇涩不利者,加石菖蒲、郁金、远志各10g;口眼歪斜者,加白附子、天南星各10g;肢体偏废无力者,加桂枝、续断、牛膝各10g;失眠多梦、心烦者,加栀仁10g,珍珠母、酸枣仁各30g;患肢冷而肿者,加附片、茯苓各15g,薏苡仁30g。

用药方法 水煎,分2次服,每日1剂。15天为1个疗程。

适用病证 益气活血,化瘀通络,主治急性脑梗死。

疗效观察 本组30例,均在病后3天内就诊。头部CT扫描:基底节区腔隙性脑梗死13例;左颞叶脑梗死5例;额叶脑梗死3例;左顶叶深部脑梗死4例,左内囊脑梗死2例;多发性脑梗死3例。经治疗后,痊愈9例(意识清楚,血压平稳,肢体及言语各功能恢复正常,生活完全自理),好转9例(意识清楚,肢体及言语功能明显改善,生活基本自理),无效2例(治疗1个疗程后,症状无改善甚或加重者)。治愈率63.3%,总有效率93.3%。治疗时间最短27天,最长109天。

验方来源 吴富成.益气活血通络法治疗急性脑梗死30例.浙江中医杂志,1994,(5):203

临证阐释 本方重用黄芪益气,气足则血行,营养周身,使瘫痪肢体气血畅达,以利功能的恢复。研究证明,黄芪还有抗凝集、扩张血管和改善微循环的作用。当归、赤芍、桃仁、红花、丹参、滇三七、川芎活血化瘀以行血滞;穿山甲化瘀,为通经络、达病所之要药;鸡血藤、地龙养血通络;妙在用泽兰1味,既活血,又利尿,从而消除脑水肿,改善血瘀循环,有利于脑细胞功能的恢复。甘草调和诸药,并能益气,通利血脉。以上诸药相配,共奏益气活血,化瘀通络之效,故疗效满意。

30. 益气祛瘀通脉汤

药物组成 生黄芪30~120g,当归、川芎、赤芍、桃仁、红花各12~15g,地龙15~20g,丹参、牛膝、鸡血藤各15~30g,水蛭、大黄、全蝎各6~10g,甘草3~6g。

加减运用 若肝阳上亢者加天麻、钩藤、石决明、生赭石;肝火盛者加黄芩、栀子、龙胆草、夏枯草;肝肾阴虚者加桑寄生、枸杞子、杜仲、熟地;痰盛者加半夏、陈皮、天竹黄、竹沥;舌强语涩者加郁金、菖蒲、胆南星、川贝母;肢体麻木者加丝瓜络、威灵仙、蜈蚣、白花蛇;患肢疼痛较甚者加乳香、没药;心烦失眠者加酸枣仁、柏子仁、远志、珍珠母;二便失禁者加附片、益智仁、肉桂、桑螵蛸;痰浊蒙蔽清窍者加安宫牛黄丸。

用药方法 水煎服,每日1剂。急性期颅内压高者加20%甘露醇250ml,每日1~3次,静脉注射;血压偏高者适当给予降压药物;合并感染者加用抗生素;对伴有心功能不全或心绞痛发作者,分别给予强心药和血管扩张药物以对症处理。

适用病证 益气活血,祛瘀通脉。主治脑梗死。

疗效观察 本组127例,均经CT检查证实,显示低密度梗死灶和排除脑出血。发病部位在基底节区54例,内囊29例,顶叶10例,颞叶8例,枕叶8例,岛叶2例。经治疗,结果:56例临床痊愈(症状和体征基本消失,功能基本恢复,肌力达Ⅳ~Ⅴ级,能自由活动),47例显效(症状和体征显著好转,肌力达Ⅲ级以上,能扶杖行走,生活基本自理),17例好转(症状和体征均有减轻,功能有改善,肌力提高1~2级,生活不能自理),7例无效(治疗前后症状和体征无变化)。总有效率为94.5%。

验方来源 张学安,等.益气祛瘀通脉汤治疗缺血性中风127例.浙江中医杂志,1994,(10):442

临证阐释 本方由补阳还五汤加味而成,方中用大量黄芪补气以行血为主药,配当归、赤芍、川芎、桃仁、红花、丹参、水蛭、鸡血藤活血通脉,攻逐瘀血;地龙、全蝎熄肝风、通经络;牛膝通经散瘀,降血压;大黄通腑泄热,活血化瘀;甘草调和诸药。本方补中寓散,散中寓补,结构严谨,药简力专,故临床观察治疗脑梗死有良效。

31. 愈风通脑灵胶囊

药物组成 水蛭、穿山甲各0.1g,冰片0.05g。

用药方法 将上药制成胶囊,每粒0.25g,每次8粒,每日3次口服。

适用病证 活血通络,醒脑开窍。主治急性脑梗死。

疗效观察 运用本方治疗急性脑梗死40例,结果:基本治愈10例(25%),显效17例(42.5%),有效12例(30%),无效1例(2.5%),总有效率97.5%;单纯西药治疗组20例中基本治愈2例(10%),显效5

例(25%),有效 11 例(55%),无效 2 例(10%)。总有效率 90%。

验方来源 王焕斌,等.愈风通脑灵胶囊治疗急性脑梗死 40 例临床研究.甘肃中医,1996,(6):15

临证阐释 方中以水蛭活血化瘀抗凝消栓,穿山甲通经活络,并趋顽痰死血,冰片醒脑开窍,并能透过血脑屏障且载药上行于脑,共奏化瘀消栓、醒脑通络之功。该方能有效降低血黏度,解除高凝、高黏血症,对改善脑组织缺血区供血,促进大脑神经功能恢复有较好的疗效。

32. 复方黄芪汤

药物组成 黄芪 150g,川芎 15~20g,牛膝、赤芍、丹参各 30~40g,桂枝 20~30g,当归、地龙、郁金、石菖蒲、桃仁、红花、地鳖虫、泽泻、伸筋草各 10g。

用药方法 每日 1 剂,水煎 2 次,分 4 次服,15 天为 1 个疗程。同时以低分子右旋糖酐 500ml 加丹参注射液 20ml 静脉滴注。在急性期,病情较重,可中西医并用。一般 15 天停输液体。

适用病证 补气活血,化瘀通络。主治脑血栓形成、脑栓塞。

疗效观察 本组 187 例患者,其中脑血栓形成 124 例,脑栓塞 63 例。治疗后基本痊愈(症状、体征基本消失,生活可以自理)122 例,占 65.2%;显效(主要症状、体征明显改善,患侧肌力提高 2 级以上)37 例,占 20%;有效(主要症状、体征改善,患侧肌力提高 1~2 级)23 例,占 12.3%;无效(症状、体征无好转或加重)5 例,占 23%。总有效率 97.5%。

验方来源 刘家磊.补气活血化瘀汤治疗脑血栓 187 例.浙江中医杂志,1992,(8):343

临证阐释 治疗缺血性中风不仅要活血化瘀,同时应重视补气活血。故方中在当归、川芎、丹参、桃仁、红花、郁金、赤芍、牛膝活血化瘀药物的基础上,又重用黄芪 150g 以重在补气以行血。伸筋草、桂枝、地鳖虫、地龙等能通阳化气,祛风舒筋,通络止痛。特别是石菖蒲、泽泻能利湿开窍,有降低颅内压,消退脑水肿作用。诸药配合,共达补气活血、化瘀通络之功。其作用与现代医学的扩张血管、抗凝、改善局部血瘀循环及局部细胞代谢诸环节相吻合。

33. 柴芍通脉汤

药物组成 柴胡、赤芍、白芍、白蒺藜各15g,佛手12g,枳实、天麻、当归、川芎、地龙各10g,桃仁、红花各6g。

加减运用 高血压加夏枯草15～30g;高血脂加生山楂、决明子各15g;瘫痪肢体下肢重加川芎15g,上肢重加桑枝10g;瘀血重加地鳖虫10g;痰湿重加南星、陈皮各10g;大便秘结加大黄6～10g。

用药方法 每日1剂,水煎服,15日为1个疗程。连服1～2个疗程。

适用病证 理气活血通络。主治脑血栓形成、脑栓塞。

疗效观察 本组25例患者,其中脑血栓形成23例,脑栓塞2例。经治疗后,结果:15例治愈(临床症状、体征基本消失,生活自理,偏瘫肢体肌力达Ⅳ级以上),7例显效(临床症状、体征显著好转,生活基本自理,偏瘫肢体肌力进步2级以上),3例好转(临床症状、体征好转,生活不能自理,偏瘫肢体肌力进步1级以上)。总有效率100%。

验方来源 康广山,等.通脉汤治缺血性脑梗死25例.浙江中医杂志,1992,(5):201

临证阐释 理气活血通络是治疗本病的根本方法,柴芍通脉汤就是根据这一治则,由血腑逐瘀汤加减而成。方中柴胡、佛手、白蒺藜、枳实等理气药对本病起重要治疗作用,如舍弃这些药物,则疗效欠佳。另外,应用本方治疗中风先兆也取得了满意效果。

34. 熄风通络汤

药物组成 豨莶草15g,老鹳草、牛膝、秦艽、丹参各12g,桑枝20g,木瓜、地龙、海风藤、赤芍、地鳖虫、僵蚕各10g,全蝎6g。

加减运用 痰多者加胆南星10g,竹沥20g(兑服);血压仍高者加钩藤20g,黄芩15g;进入后遗症1个月以上,血压不高者加黄芪30g;后遗症期1年以上可加肉苁蓉、巴戟天各12g,熟地30g;言语不利加蝉衣4.5g。

用药方法 水煎服,每日1剂。连服2个月以上者改为隔日1剂。

适用病证 散风通络,活血化瘀。主治脑栓塞。

疗效观察 治疗18例,显效(卧床者能下地扶杖而行,扶杖者可弃杖而行,言语较为清楚)12例;症状改善6例。

验方来源 郝建新,等.新编心血管病验方荟萃.世界图书出版

公司,1998,335

临证阐释 本方适宜于脑栓塞初期,方中豨莶草、海风藤等散风通络;丹参、土鳖虫、全蝎等破瘀散结,活血通络,现代药理研究证实,上药能扩张血管,改善微循环,使脑血管栓塞部位瘀阻消除,血流通畅。

35. 中风回春汤

药物组成 熟地黄20g,山茱萸、巴戟天、肉苁蓉、石斛各15g,石菖蒲、郁金各12g,远志、茯苓、五味子各15g,僵蚕、全蝎各10g,胆南星、天竹黄各12g。

用药方法 水煎服,每日1剂,6周为1个疗程。可配合理疗、按摩等辅助治疗。原有冠心病、高血压、糖尿病等原发病者,均辅以西药对症治疗。

适用病证 滋阴温肾,开窍化痰。主治中风后遗症。

疗效观察 用本方治疗中风后遗症235例,结果:基本痊愈97例,占41.28%;显效89例,占37.87%;有效42例,占17.87%;无效7例,占2.98%。总有效率97.02%。

验方来源 苏路侠.中风回春汤治疗中风后遗症235例疗效观察.实用中西医结合杂志,1997,(11):1073

临证阐释 中风之症虽以虚为本,但实乃本虚标实之证,故本方采用滋阴温肾、开窍化痰法治疗中风后遗症,意在补肾以治虚,固本可培元,化痰祛瘀可通络,祛邪可扶正。方中熟地、山茱萸补益肾阴,壮水以济火;巴戟天、肉苁蓉养肾阳,以引火归原;石菖蒲、郁金、远志开窍化痰,并配合茯苓以渗之;石斛滋水清火;五味子收敛浮阳以固脱;僵蚕驱络中之风、兼以化痰,全蝎祛风长于止痉,两药合用,药简力长,共奏祛风化痰开窍通络之功;胆南星、天竹黄佐平肝熄风化痰之功。本方以治本为主,治标为辅,标本兼顾,相得益彰,桴鼓相应。

36. 制马钱子汤

药物组成 制马钱子6～10g,僵蚕、全蝎、当归、川芎、生地、桃仁、红花、丝瓜络、附子各10g,蜈蚣5条,白芍、黄芪各30g。

用药方法 水煎服,每日1剂,水煎2次,取400ml,早、晚饭后分服。15天为1个疗程。

适用病证 活血通络,平肝熄风。主治脑卒中偏瘫。

疗效观察 以本方治疗脑卒中偏瘫100例中,痊愈24例,占24%;基本痊愈33例,占33%;显效32例,占32%;进步11例,占11%。总有效率100%。观察表明,病程越短效果越好,疗程越长疗效也越明显。

验方来源 刘金池.马钱子汤治疗脑卒中偏瘫100例.河北中医,1991,(2):2

临证阐释 脑卒中之病,其病深邪伏,须猛峻之品,才使邪除络通。本方重用制马钱子入肝经,其味苦性寒,有大毒,善于清热、散结、通络、止痛,有搜风邪熄肝火之功效。全方有活血通络、平肝熄风的作用,对脑梗死、脑出血所致偏瘫均有较好疗效。

37. 益元活血汤

药物组成 生黄芪15～30g,石斛、丹参各15g,麦冬、当归、鸡血藤、红花、地龙、威灵仙各10g,赤芍12g,川芎6g。

加减运用 若阴虚阳亢,血压偏高者,加天麻、草决明、夏枯草;兼痰浊壅阻者,加鲜竹沥、胆南星、薄橘红;偏于气虚者,加党参、黄芪至60g,肝肾阴虚甚者加生地黄、枸杞子、桑寄生等。

用药方法 水煎服,每日1剂,15天为1个疗程,一般用1～3个疗程。

适用病证 益元活血,扶正祛邪。主治脑梗死恢复期。

疗效观察 本组68例,均符合国家中医药管理局颁布的《中医内科病证中风的诊断疗效标准》。均经颅脑CT扫描检查,其中基底节梗死32例,额叶梗死6例,顶叶梗死8例,颞叶梗死7例,枕叶梗死2例,小脑梗死4例,多灶梗死9例。治疗组48例益元活血汤治疗;对照组20例用输液支持治疗,加复方丹参液,对血压高、合并感染等给予西药对症处理。两组均以15天为1个疗程,一般用1～3个疗程。结果:治疗组中27例临床治愈(半身不遂、语言謇涩基本消除,患肢肌力Ⅴ级,能自由活动),占56.5%;18例好转(语言转清,肌力Ⅲ级以上,能持杖活动),占37.5%;3例无效(治疗3个疗程后,症状未改善),占6.2%。总有效率93.8%。对照组临床治愈率为25%,总有效率70%。两者比较治疗组的临床治愈率和总有效率均优于治疗组(P<0.05)。

验方来源 黄文柱,等.益元活血汤治疗恢复期脑梗死48例.浙

江中医杂志,1996,(4):156

临证阐释 气虚阴伤,脑络瘀阻,本虚标实是恢复期脑梗死对的病机核心。故从益气养阴,活血通络立法。方生黄芪、麦冬、石斛滋肾强阴,益气行血而起痿废为主药;辅以川芎、赤芍、红花、地龙、威灵仙活血行瘀通络;当归、丹参、鸡血藤养血补血,通经活络。全方共奏益元活血,扶正祛邪之功。

38. 补肾通络汤

药物组成 熟地、枸杞子各15g,淫羊藿、肉苁蓉、五味子、益智仁、当归、川芎各10g,紫丹参20g,生龙骨、牡蛎(先煎)、鹿角霜(先煎)、黄芪各30g,全蝎末3g(冲)。

用药方法 上药共水煎,每日1剂,分2次服,1个月为1个疗程。

适用病证 补肾安神,活血通络。主治脑梗死性痴呆。

观察 本组28例患者,均有中风病史或中风先兆,经CT检查有多发性脑梗死,并符合《多发梗死性痴呆的诊断标准》。经治疗1～5个疗程后,痊愈(痴呆症状基本消失,神志清楚,回答问题正确,反应灵敏,生活基本自理,能参加一般社会活动)12例,有效(主要精神症状有所减弱或部分消失,生活基本自理,回答问题基本正确,但反应迟钝,智力与人格仍有部分障碍)14例,无效(病情无改善,回答问题不正确,神志痴呆)2例。总有效率92.6%。

验方来源 陈宁.补肾通络汤治疗多发梗死性痴呆28例.江苏中医,1994,(5):19

临证阐释 多发脑梗死性痴呆是在脑动脉粥样硬化基础上逐渐发展的脑器质性病变,目前西医尚无特殊治疗。中医认为:肾藏精生髓,肾虚则髓海空虚,因此本病的主要病理基础以肾虚为本,中风之后,经气不利,经脉阻滞,瘀血阻于脑窍,神失荣养而失其所用,为病之标。本方中用熟地、枸杞子、淫羊藿、肉苁蓉、益智仁补肾填精生髓;丹参、当归、川芎、全蝎末、鹿角胶活血通络,化瘀开窍;龙牡、五味子养心安神;重用黄芪以助益气活血,共奏补肾安神、活血通络之作用,标本兼治,故取得较好疗效。

39. 五虫四藤汤

药物组成 蜈蚣3条,地龙15g,乌梢蛇9g,土鳖虫9g,全蝎6g,鸡

血藤 20g,钩藤 15g,黄芪 90g,丹参 30g。

加减运用 神志不清加菖蒲、远志;偏头痛加蔓荆子;血压偏高加珍珠母、磁石、牛膝;肢体麻木加姜黄、桑枝;语言不利加菖蒲、生蒲黄痰甚加天竺黄、南星;大便干燥加枳实、酒军;小便不利加车前子、旱莲草;肝火甚加龙胆草、栀子;失眠加女贞子、朱砂;腿软无力加桑寄生、狗脊。

用药方法 每日1剂,水煎至200ml,每天2次,每次服200ml。

适用病证 缺血性中风——脑血栓形成所致偏瘫。

疗效观察 治疗45例,基本治愈23例,占51.1%;显效11例,占26.7%;好转7例,无效3例,占6.6%。总有效率93.4%。

验方来源 王德文.五虫四藤汤治疗偏瘫.北京中医,1987,(2):19

临证阐释 脑血管病所致偏瘫,属中风后遗症范畴,其病机无论是风、火、气、痰阻止脉络,均可造成血瘀,血瘀是主要致病原因。因此,本方重用虫类之品活血化瘀,通达脉络。虫类药物多偏咸辛,辛能入络,咸能软坚,它不仅走窜最速,并能涤如隧隙,搜剔络邪;藤类药物善能通经活络,对肢体功能的恢复配合虫蚁之品疗效显著。黄芪、丹参能协同虫类诸药促使或加强活血通络作用的发挥,尽快使瘀血疏散,血脉流通,故偏瘫自愈。

40. 山花汤

药物组成 山楂、赤芍、玉竹、路路通各12g,红花3g,地龙、当归尾各10g,丹参15g。

加减运用 脾虚纳差者加茯苓15g;血压偏高者加桑寄生15g,天麻10g;血压偏低者加川芎10g;手足麻木者加鸡血藤、牛大力各40g;舌謇、语言不利者加蜈蚣3g、白僵蚕9g;反应迟钝与记忆力减退者加石菖蒲10g;久病体虚者加黄芪30g。

用药方法 每日1剂,水煎至200ml,每天2次,每次服200ml。15剂为1个疗程。

适用病证 小中风,即高凝血症。

疗效观察 治疗189例,有效187例,有效率98.9%。

验方来源 叶仕宏.山花汤治疗小中风189例疗效观察.新中医,1991,23(6):23

临证阐释　方中山楂活血化瘀且有扩张血管、降血脂作用;红花活血又质轻上行;赤芍活血凉血;丹参活血养血;当归尾活血补血;路路通祛风通络;地龙滋液通络;玉竹养阴增液,津血同源,能缓解血中黏稠度,并随症加减以治风、血、痰之药。全方以活血化瘀、祛风通络为宗旨。血瘀得化,邪风得祛,脉络调和,血流畅动则筋脉得养,故疗效满意。

41. 通腑祛瘀汤

药物组成　大黄、枳实、菖蒲、赤芍、桃仁各 15g,胆星、天竺黄、芒硝、三七(冲)各 10g,牛膝 25g。

加减运用　昏迷者加安宫牛黄丸;痰盛者加胆星、天竺黄等量;抽搐者加全蝎、僵蚕、蜈蚣;头晕重者加石决明、夏枯草、钩藤。

用药方法　以水 1500ml,先煮 6 味,取 500ml 纳大黄再煮取 250ml 去渣,纳芒硝,以上微火 1～2 沸,待温后冲三七粉内服。

适用病证　出血性脑卒中。

疗效观察　观察多例均获良效。

验方来源　司文忠. 通络祛瘀法治疗出血性脑卒中. 中医药学报,1983,(6):38

临证阐释　出血性脑卒中多来势急剧,因痰生热,气虚生痰,痰热互结,阻滞中焦,演成痰热腑实证,进而胃腑浊热上熏,更助肝阳上亢。方中用大黄、芒硝、枳实以通腑泻热;胆星、竺黄清热涤痰,清心定惊;菖蒲豁痰开窍;牛膝引血下行,同时导引厥逆之气下行;桃仁活血祛痰,润肠通便;三七祛血止血。全方通腑祛瘀、荡涤实热、直折火势,而奏捷效。

42. 马海活瘫丸

药物组成　制马钱子、当归、水蛭各 30g,海风藤 50g,黄芪 100g,千年健 80g,川大黄 60g。

用药方法　上药烘干,共为细末,过细箩 2 次,炼蜜为丸,每丸 6g(含生药 3g)。每服 1 丸,每日服 2～3 次,黄酒或温开水送服。每日量不得过 3 丸,15 日为 1 个疗程休息停药 1 周后,进入下 1 个疗程。

适用病证　中风后遗症。

疗效观察　治疗 30 例,基本治愈 5 例;显效 4 例;好转 15 粒;无效

6例。

验方来源 范淑惠,等.马海治瘫丸治疗中风后遗症30例.中医杂志,1985,26(5):33

临证阐释 笔者认为马海治瘫丸有补气活血,祛风除湿,化痰通络的作用,对于中风之气虚、痰瘀、血瘀、风寒湿4大类病因病机,都有较强的针对性,可用于多种类型之中风后遗症。方中黄芪可益气而鼓舞血运,祛瘀通络;用当归气血双补,扶正以通气塞;大黄有活血祛瘀、涤实痰,兼可制约温燥之偏,使其温不过热,燥不伤阴;马钱子、千年健、海风藤有祛风除湿通络,强筋骨之作用,意在通痹以利筋骨。诸药共奏全功。

43. 马钱子汤

药物组成 制马钱子6～10g,僵蚕、全蝎、当归、川芎、生地、桃仁、红花、丝瓜络、附子各10g,蜈蚣5条,白芍30g,黄芪30g。

用药方法 每日1剂,水煎至200ml,每日2次,每次服200ml。

适用病证 脑卒中之偏瘫。

疗效观察 治疗100例,痊愈24例,占24%;基本痊愈33例,占33%;显效32例,占32%;进步11例,占11%。

验方来源 刘金池.马钱子汤治疗脑卒中偏瘫100例临床观察

临证阐释 脑卒中之病,本属气血失调、肌肤筋脉失于濡养。其病深邪伏,须猛峻之品才使邪除络通。本方重用马钱子,善于清热、散结、通络、止痛,有搜风邪熄肝火之功。本方适用于脑卒中后遗症病情稳定者。

44. 通变风引汤

药物组成 生石膏30～60g,生龙骨30g,生牡蛎30g(以上先煎),滑石12g,龙胆草10g,牡丹皮10g,大黄10g,鲜竹茹12g,怀牛膝15g,槟榔6g,广木香2g,白薇10g,远志6g,石菖蒲6g。

加减运用 痰多者加半夏、生姜;无语言謇涩者去远志、菖蒲;无大便闭者去大黄;患肢功能不复者加伸筋草、丝瓜络、桑寄生,去菖蒲、远志,下肢功能恢复后,则去伸筋草等加佩兰叶、桑枝;患肢无力者加山萸肉、桑椹子、熟地。

用药方法 每日1剂,水煎至200ml,每日2次,每次服200ml。

适用病证 中风偏瘫。

疗效观察 治疗30例,其效颇佳。

验方来源 王克谦.通变风引汤治疗中风偏瘫的体会.中医杂志,1986,27(9):26

临证阐释 中风非为来之风邪所中,实乃肝肾本体先虚,木少滋养,五志过极所致之内风。笔者应用通变风引汤治疗中风偏瘫收效颇佳。方选生石膏质重性寒,取其寒能胜热,直清阳明,使阳明之气增,则一身之气降;龙胆草泻肝火,以降冲逆之势;生龙牡合用使浮越之势得敛;滑石甘寒清热利窍;怀牛膝益肝肾,强筋骨,兼利血脉,引血下行;丹皮通血脉,除血热;白薇泻血热;竹茹祛痰、降逆、兼清热;菖蒲、远志化痰涎,开利诸窍;广木香理气,槟榔破滞,疏通枢机;大黄苦寒泻火,推陈致新,使邪有出路。

45. 通经活络汤

药物组成 黄芪,地龙,全蝎,木耳,川断,桃仁。

加减运用 偏于口眼歪斜的加蜈蚣;偏于失语的加菖蒲、姜虫、土虫;半身不遂肢体沉重加桂枝。

用药方法 每日1剂,水煎至200ml,每日2次,每次服200ml。

适用病证 脑血管意外所遗不同程度瘫痪。

疗效观察 观察32例,治疗前肌力Ⅱ级4例,Ⅲ级13例,Ⅳ级15例。治疗后肌力Ⅱ级0例,Ⅲ级1例,Ⅳ级6例,Ⅴ级5例。有效12例占37.4%。

验方来源 高奎贤.自拟"通经活络汤"治疗偏瘫32例疗效观察.中医学学报,1989,(5):35

临证阐释 笔者认为黄芪加防己可提高黄芪的功效,起协同作用;大剂量黄芪可引起血压下降,所以重用黄芪,可佐加防己用量。现代医学也报道大量应用黄芪可促进神经细胞功能的恢复。木耳具有补血、强壮、镇燥作用,能软化血管,治疗动脉硬化;地龙不但具有祛风、定痉、止痛的作用,特别对1年以上曾服用一些活血药物不佳的,增加此药具有明显的通经活络作用。此方在短时期内对瘫痪的肢体,具有明显的治疗作用。

46. 董建华经验方

药物组成 水牛角10g,钩藤15g,石菖蒲10g,远志6g,胆南星6g,川贝母6g,杏仁10g,当归10g,川芎10g,秦艽10g,桑枝15g。

用药方法 水煎服,以水没过药面2cm左右,大火煮沸后改文火慢煎30分钟,滤出药液,再次加水,水量为第一次的2/3,文火煮15分钟,2次药液混合服之。

适用病证 缺血性脑血管病,证属风痰阻络。

病案举例 刘某,男,66岁,卒中之后,有半身不遂,肢体强痉而屈伸不利,舌欠灵活,言语欠清,有时神昧,耳鸣目眩,舌红,苔黄腻,脉弦滑。上方服用6剂后,舌稍灵活,未作神昧。遵法随症拟方,继治2月余,神清舌灵,言清眩减,肢体强痉不遂情况改善。

验方来源 麻仲学.董建华老年病案.北京:世界图书出版公司,1984,82

临证阐释 本例乃卒中之后,风痰未除,流窜经络,血脉痹阻,经隧不通,气不能行,血不能濡,故肢体不遂,强痉难伸;风阳夹痰,上扰轻窍,云雾遮蔽,则时发神昧,耳鸣目眩;痰瘀阻滞舌本脉络,则舌转动不灵,言语不清;舌红,苔黄腻,脉弦滑为阳亢痰热之象。故其人虽属中风后遗症,然因风阳蠢蠢欲动,有可能再次伤中脏腑。治之之法,惟当熄风化痰为切要,方设水牛角、钩藤为君药,清热熄风,平其逆上;石菖蒲、胆南星、川贝母、杏仁利窍化痰,彰明其神;秦艽、桑枝搜风通络逐湿,舒展其强;当归、川芎活血养血,畅通络道,取其治风先治血之意。俟神清风平,当重治风痰,康复功能。

47. 张伯臾经验方

药物组成 钩藤(后下)15g,生牡蛎(先煎)30g,生石决(先煎)30g,生大黄(后下)4.5g,枳实12g,黄芩9g,朱茯苓12g,天竺黄9g,粉丹皮9g,炒槐花9g。

加减运用 大便干燥加芒硝;阴虚加生地、麦冬、沙参;血瘀加丹参、当归。

用药方法 水煎服,以水没过药面2cm左右,大火煮沸后改文火慢煎30分钟,滤出药液,再次加水,水量为第一次的2/3,文火煮15分钟,2次药液混合服之。

第一章 脑梗死

适用病证 缺血性脑血管病证属风阳内动夹痰上扰。

病案举例 叶某,女,49岁,既往高血压10年余。晨起突感头晕痛,口唇向右歪斜,左侧肢体麻木不遂,面红,口苦,便秘,脉细涩,苔黄腻,上方7剂后,头晕痛已减,大便虽解但量少质干,寐不佳,左侧肢体稍利,苔黄腻未化,脉小弦。故原方去茯苓、天竺黄、粉丹皮、炒槐花,加芒硝再服7剂。服后头晕痛已除,口唇歪斜已瘥,左侧关节酸楚较前好转,大便通畅,脉小滑,苔转薄黄。再拟平肝清化通络法,原方化裁加用忍冬藤、防己、苡仁等化湿通络之品。服用14剂口唇歪斜已复,左侧肢体活动亦利,苔薄黄已化,脉细,拟用养肝润肠善后,生地12g,北沙参12g,麦冬9g,肉苁蓉12g,当归12g,枳实9g,潼白蒺藜各9g,牡蛎(先煎)30g,忍冬藤12g,指迷茯苓丸(包)12g。

验方来源 陈熠,陈明华,陈建平.张伯臾医案.上海:上海科学技术出版社,1979,110~112

临证阐释 本患者猝起口唇歪斜,左半身不遂,但神志仍清,知其中在经络;从其兼症见头晕痛,面红,口苦,便秘,苔黄腻,且有高血压病史,知其风阳内动夹痰热上扰清空,走窜经络为患,故以平肝潜阳,清泻痰热为治,药用钩藤、石决明、牡蛎、生大黄、芒硝、枳实、黄芩、天竺黄之类,后掺入活血化痰通络之品,月余而得康复。

48. 何任加减补阳还五汤

药物组成 黄芪30g,地龙4.5g,僵蚕9g,当归9g,川芎4.5g,山茱萸6g,桃仁6g,红花6g,石菖蒲6g,赤、白芍各6g。

用药方法 水煎服,每日1剂。

适用病证 缺血性脑血管病证属气虚血瘀。

病案举例 包某,女,64岁,中风后半身不遂,口歪流涎,言语謇涩,尿多不禁,脉缓。予上方益气通络。7剂后流涎减少,尿略少,半身稍能活动。上方加入熟地、钩藤继服10剂。

验方来源 浙江中医学院《何任医案选》整理组.何任医案选.杭州:浙江科技出版社,1981,58~59

临证阐释 本病属气虚血滞,脉络瘀阻的症候,根据补阳还五汤加减,以黄芪补气为主,配合当归、川芎、赤芍、桃仁、地龙、红花等活血通络之品,使气足血行,脉络得通。复诊10剂服完,已能扶持起立,言语

大致清楚,基本痊愈。

49. 刘志明经验方

药物组成 人参15g,黄芪24g,制附子15g,生天南星9g,生姜5片。

用药方法 煎汤徐徐喂服,每日1剂。

适用病证 中风脱证,兼有痰浊闭窍证。

病案举例 谈某,女,50岁。赴田间途中,猝然昏仆于地,诊查:昏迷,大汗淋漓,口微张,唇白舌淡而胖,形体肥胖,喉中痰声漉漉,呼吸微弱,肌肤稍有凉感,脉细滑。急宜回阳固脱,稍佐化痰。上方服药1剂,痰声漉漉著减,汗出减轻,肌肤渐温。3剂后逐渐苏醒。

验方来源 史宇广,单书健. 当代名医临证精华(中风专辑). 北京:中国古籍出版社,1992,150

临证阐释 此例中风,发病即为脱证,病极危笃,故急投大剂人参、附子,倍加黄芪以益气固脱,就本为先,又闻痰声漉漉,且患者肥胖,有肥人多痰之虑,故稍佐生天南星、生姜以化痰,而获显效。

50. 散风通络方

药物组成 桑枝20g,豨莶草15g,老鹳草12g,牛膝12g,秦艽12g,丹参12g,木瓜10g,地龙10g,海风藤10g,赤芍10g,僵蚕10g,地鳖虫10g,全蝎6g。

用药方法 水煎内服,每日1剂。连服2个月以上者改为隔日1次。

适应病证 脑梗死后遗症。

疗效观察 治疗18例,显效12例,改善6例。

病案举例 明某,男,67岁。1981年1月7日初诊。素有高血压病史,因酒后恼怒发生昏迷,经某医院诊为脑血栓形成。昏迷6天,醒后言语不利,半身不遂,曾用中西药治疗未效。痰多,舌苔黄腻,脉弦滑。拟散风通络方去全蝎、地鳖虫加胆星、黄芩、竹沥水(兑入)。服20剂已能坐起,再进30例,语言清,自己能拄拐杖行走。后又20剂隔日服,以巩固疗效。

验方来源 天津中医学院王大鹏. 辽宁中医杂志,1984,(9):36

51. 五虫四藤汤

药物组成 蜈蚣3条,地龙15g,忍冬藤15g,钩藤15g,乌梢蛇9g,

地鳖虫9g,全蝎6g,鸡血藤25g,络石藤20g,黄芪90g,丹参30g。

用药方法 水煎服,每日1剂。

适应病证 脑血管病偏瘫。

疗效观察 治疗45例,基本治愈23例,显效12例,好转7例,无效3例。

病案举例 谷某,男,56岁,干部。患者平素血压偏低,上月下旬晨起初感头晕,次日左半身运动不利,神志清楚,语言微涩,血压12.0/8.0kPa,口角、舌体右偏,鼻唇沟变浅。左侧肢体肌肉松弛,左手握力消失,左腿不能自主屈伸。舌质瘀紫,苔黄腻,脉弦滑,诊为脑血栓。予本方5剂后,左下肢活动略有进步,复予随症加味20剂,语言流利,上下肢功能基本恢复正常。

验方来源 王德文.浙江中医杂志,1986,(5):208

52.祛瘀通脉汤

药物组成 黄芪30~50g,桂枝15~30g,当归15~30g,地龙15~30g,牛膝15~30g,鸡血藤15~30g,川芎15~30g,丹参10~15g,桃仁10~15g,甘草3g。

用药方法 水煎服,每日1剂。

适应病证 中风后遗症。

疗效观察 治疗126例,治愈52例,显效40例,好转34例。

病案举例 高某,女,27岁,农民。1983年3月25日初诊。患者于劳动后感觉后颈部痛,以为落枕,即行扭扳,3小时后牙关发强,全身活动受限,经治无效,转某医院,经1周治疗,出现昏迷、失语、二便失禁,全身瘫痪,诸药不效,病情恶化而出院,后邀中医诊治,见面黄如土,声音微弱,呈迟缓型全身瘫痪,四肢瘦削,二便失控,纳差,经停,气短乏力,舌体卷缩,舌淡,苔白,脉微。予本方加味:黄芪、桂枝、地龙、牛膝、鸡血藤、当归各30g,川芎、桃仁、附片(后下)、益智仁、红花各12g,郁金、菖蒲、焦三仙各15g,防风、丹参各10g,甘草3g,水煎服。针刺哑门、双侧肩井、曲池、外关、环跳、阳陵泉、足三里,每日1次,针药并进。4月11日能说单词,见汗多黄芪增为50g。4月20日舌能伸出齿外,说话进步,大便制约,上肢能移动,下肢能屈伸。但气短乏力,加杜仲、党参各30g,黄芪增为100g。4月29日右手能抬举胸前,右腿能站立,左侧上下肢仍活动欠佳,小便制约功能恢复。5月5日,月经来潮,量可色红,4日结束,搀扶能走100米。6月4日,月经复至,行走更好,气仍不足,加白术15g,党参加为50g。6月25日步行5里路来门诊,右侧肢体功能全恢复,左侧差,减哑门及右侧诸穴。8月1日生活自理,诸症告愈。

验方来源 邵云．新中医,1986,(1):37

53. 活血通脉汤

药物组成 当归15g,丹参15g,鸡血藤15g,桃仁12g,红花12g,川芎12g,白芍12g,牛膝12g,乌梢蛇10g,桂枝10g,神曲10g,白花蛇6g,黑附子6g,甘草6g。

用药方法 水煎内服。

适应病证 中风后遗症。

疗效观察 治疗20例,痊愈11例,基本痊愈6例,好转2例,无效1例。

病案举例 代某,女,68岁。1975年4月16日初诊。病期11天,经西医确诊为脑血栓形成,急性期予舒脉通等治疗后,病情稳定,遗留半身瘫痪,语言欠清,吃饭时口角偶流涎,患肢冰凉。予本方加生黄芪20g,药6剂,下肢活动基本自如,上肢能抬。原方稍事加减,续服15剂痊愈。

验方来源 石占城．河北中医,1985,(2):21

54. 周信有愈瘫汤

药物组成 当归9g,赤芍9g,川芎9g,黄芪60g,淫羊藿30g,桃仁6g,广地龙9g,僵蚕9g,天麻9g,续断9g,杜仲9g,桑寄生9g,川牛膝9g,乌梢蛇6g,伸筋草9g,骨碎补9g。

用药方法 水煎服。辅以心痹舒胶囊,每服5粒,每日3次。

适用病证 本方有益气养血、通经活络、强筋壮骨之功效。适于脑血栓出现偏瘫、失语等症者。

病案举例 李某某,女,64岁,1996年5月4日初诊。患者因昏迷、大便失禁于1996年4月住院。经颅脑CT平扫,查为两侧基底节区多发腔隙性梗死。住院时经对症治疗病情稳定。来诊时患者反应迟钝,寡言息微,口角右偏漏水,左侧上下肢发软,耳鸣目眩,左侧头昏头

痛,舌紫苔白腻,脉弦涩,有高血压病史。证属肝风内动,夹痰走窜,气血上逆,阻闭脉络。西医诊断为脑梗死。方药组成:当归20g,赤芍20g,川芎20g,丹参20g,广地龙20g,生山楂20g,黄芪20g,生地20g,全蝎6g,僵蚕9g,茺蔚子20g,明天麻9g,白蒺藜20g,胆南星9g。1996年5月15日二诊:服药10余剂,自觉头脑清楚,精神好转。黄芪加至40g,并加牛膝、桑寄生各9g,继服10剂。5月26日三诊:患者自诉左半身有劲,左手可持物,头痛减轻。上方继服15剂。6月11日四诊:患者反应灵敏,言语清晰,病情大为好转。患者信心倍增,原方加菊花20g,继服30剂,续服心痹舒胶囊。7月10日五诊:患者诸症悉除,并能下地自由活动,口角已正位,与友人可交谈往事。为巩固疗效,嘱其坚持服药二三个月并加强体育锻炼,注意调节饮食起居,保持乐观情绪。经随访,直到目前患者身体健康状况一直良好。

验方来源 周信友著.周信友临床经验辑要.北京:中国医药科技出版社,2000

55. 张云鹏抗偏瘫方

药物组成 生黄芪15～100g,地龙10～30g,丹参10～30g,水蛭6～15g,蜈蚣1～3条。

用药方法 水煎,分2次温服。

适用病证 出血性或缺血性中风出现偏瘫属气虚血瘀、经脉痹阻者。

病案举例 吴某,男,54岁。1996年9月18日初诊。2月前右半身不遂,失语。头颅CT检查:丘脑基底部梗阻。经住院治疗,病情有所好转,但右半身肌张力增高,右手臂肿胀,活动不利,右下肢行走受限,口角左偏,舌质微红苔薄白,脉细弦。证属气虚血瘀,络脉痹阻。治拟益气活血,疏通经脉。方药:生黄芪50g,地龙30g,丹参10g,水蛭10g,蜈蚣1条,豨莶草30g。服药21剂后,水蛭加至15g,又服21剂。因病情改善不理想,生黄芪逐渐增至90g,蜈蚣加至3条,再加桂枝10～30g,以增通阳之力。服药84剂后,头颅CT检查示丘脑基底节梗阻明显改善,肢体活动自如。

验方来源 周琴花,花根才.张云鹏老师心脑血管疾病学术经验介绍.新中医,1998,30(12):9～11

56. 冉雪峰经验方

药物组成 白薇、百合各9g,龙骨、牡蛎各12g,紫石英、灵磁石、赤石脂各9g,寒水石、滑石各18g,大黄4.5g,铁锈末9g,荆沥、竹沥各15g。

用药方法 水煎,分2次温服,二沥冲服。

适用病证 脑梗死。

病案举例 汉口剧界余洪元,前当60岁时,曾患中风,口眼㖞斜,半身不遂,卧床不起,不但不能坐、行,且不能转侧,面赤气粗(风犹未熄),痰声辘辘,神志半昏,时或晕眩,食不易下,非难吞即自落下。时历4个月,中西方药无效,延余诊治。脉乍密乍疏,弦动中带啬象,病机脉象均颇坏。此病乃《素问》所谓血之与气,并走与上,则为大厥,血菀于上,使人薄厥。病者年逾花甲,春秋已高,献身文艺界,无暇休息,平时血压即高,工作又忙,烦劳则张,平衡失驭,风阳上冒,激荡不宁,均是促成此病暴发因素。且病逾百日,犹复面赤气粗,气血上病,冲激不已,病之坏处在此。然气来犹盛,未成痼疾,以我阅历,病犹可愈。此际治疗,镇敛浮越,平戢孤亢(熄未熄之风),冀可暂免急剧变化,再商办法。1周略安,得大便1次,原方减大黄为3g,加琥珀1.5g,怀牛膝12g。又1周渐佳,大便2次,面赤气粗,痰壅神昏等象锐减,手足能动,勉能起坐,原方去大黄、铁锈,加鲜生地黄30g,山茱萸肉9g,约2周,病愈大半,后于前方去寒水石、滑石、荆沥,时加石菖蒲、泽兰、甘松、橘络、青木香等,前后60天,痊愈。

验方来源 唐骏琪,高新彦,李巧兰.古今名医内科医案赏析.北京:人民军医出版社,2005

临证阐释 从本案可以看出,冉氏所处之方,由风引汤、百合地黄汤(百合、地黄汁)、白薇汤、珍珠母丸(珍珠母、干地黄、当归、柏子仁、酸枣仁、茯神、犀角(代)、龙齿、沉香)、寿星丸(天南星、琥珀、朱砂)、铁精散(铁精、川芎、防风、蛇床子)化裁而来。白薇味苦能降,味咸走血,平上并之气血;百合清气宁血,敛阳宁脑;龙骨、牡蛎育阴潜阳;五石泄热镇降;大黄下泄;铁锈重坠,借二沥化痰通窍。二诊加琥珀定痉宁静,牛膝消瘀。三诊去大黄,加生地黄、山茱萸益阴滋液,后加石菖蒲开窍,甘松醒脑镇痉,泽兰化瘀,橘络通络,木香理气。前后用药,谨守病机,且未越冉氏"疗中风坏证方"的立法处方范围。方出古书，活法运用，神明变化，与众不同。足见冉氏千虑一得之独特治法。

57. 张赞臣经验方

药物组成　明天麻3g，炙僵蚕9g，白蒺藜9g(去刺)，石决明30g(先煎)，珍珠母30g(先煎)，生白芍9g，钩藤9g(后下)，广郁金4.5g，蝎尾2.5g，九节菖蒲3g，丹皮9g，天竺黄4.5g。

用药方法　水煎，分2次温服。

适用病证　脑梗死。

病案举例　徐某，女，68岁，家庭妇女。1962年11月25日初诊：尚有高血压病史。去年春季曾昏厥1次，遂左侧手足不利，经针药治疗而愈。昨天又突然昏倒，不省人事。刻诊人事稍苏，言语謇涩不利，胸闷，口角流涎，手足微微掣动，以手按左侧面颊及头部，似有疼痛或麻木之感。面色潮红，舌质红，苔干黄，脉弦滑而促，乃痰热内蕴，阻于手足厥阴心肝两经而成类中风之证。症情重笃，防其变端，急投平肝熄风，清化痰热之剂。11月26日二诊，药后，神志尚未清晰，原方加牛黄清心丸1粒，化服。11月27日三诊：服药后，咳吐黏痰甚多，神志转清，知饥饿，略能言语而口齿不清，左侧额部疼痛。脉来不静而带促，舌质红而不干。大便三日未解。前方加瓜蒌皮、瓜蒌仁各9g，继服2剂。11月29日四诊：大便已通，手足掣动已定，言语亦清，惟仍感头目昏花，肘肩梭麻，左面颊肌肤不仁，胸闷，心慌，小溲灼热，脉象较为平静。肝风平熄，而痰热未清。再予原意增损。上方去蝎尾，加决明子12g，丝瓜络9g。连服7剂后，症状日见减轻，眠食均复正常。患者欲回家休养，遂嘱其慎起居，调饮食，节喜怒，以巩固疗效。

验方来源　张问渠．现代著名老中医临床诊治荟萃．北京：科学技术文献出版社，1986

临证阐释　中风一证，有真中、类中之分，而类中之证，历代医家虽有火亢、痰湿、气虚之说，但临床上主要分虚实两途。面色红，舌质红，苔干黄，脉弦滑而有力者为实；面色白而无华，舌质正常或较淡，苔浊腻，脉弦而重按无力或带涩者为虚。实者大多由肝阳上亢，痰热壅盛所致；虚者则由肝肾不足，兼夹痰湿而成。实者来势虽凶，若病者体质尚好，处理得当，犹可挽回，而虚者往往猝倒之后，撒手遗尿，难以复生。

实者治以平肝风,清痰热为主,虚者治宜先予益气和血,继用补益肝肾。在昏迷不醒之时,实热者用牛黄清心丸以清心开窍,闭者则用苏合香丸以芳香启闭。就本例而言,属类中风实证,故初诊时重用石决明、珍珠母平肝镇逆,天竺黄、广郁金、菖蒲化痰热、开清窍;天麻、钩藤、僵蚕、蝎尾、白蒺藜熄风解痉;白芍、丹皮益阴凉血。其后,按此方随症加减,连服10余剂而起效。对于中风手足蠕动之症,轻者可用僵蚕,重者可用蝎尾,每有一定疗效。

58. 邢睿贞经验方

(1)中风痰热郁闭

药物组成 橘红12g,半夏9g,石菖蒲9g,远志9g,钩藤9g,僵蚕12g,辽沙参12g,归尾30g,鸡血藤15g,牛膝12g,茯苓12g,枳壳6g,莱菔子9g,胆南星9g,冬瓜子25g,郁李仁12g,竹沥水30g,姜汁少许兑服。

用药方法 水煎,分2次温服。

适用病证 脑梗死。

病案举例 杨某,男,50岁,干部。1973年1月25日初诊:颜面潮红,痴笑不休,瞳孔缩小,昏不识人,鼻鼾熄粗,痰涎壅盛,舌僵不能语,大便数日未行,舌降苔腻,脉弦而数。辨证为痰热壅闭,心窍不宣。治宜清心豁痰利便熄风。1月30日二诊:病情稍好,神志略清,大便已通。仍遵上方服用。2月5日三诊:痰涎大减,呼吸平稳,神志已清,但言语仍不利,大便稍干。前方去茯苓、竹沥水,加瓜蒌18g,生槟榔12g,火麻仁24g,以润便宽胸化热痰,以红花6g易当归,以消络中散在之瘀血。2月15日四诊:病情逐渐好转,大便已润,瞳孔复常,神志清晰,精神食欲均好,脉亦平和。上方加桑枝、天麻以通络解痉熄风。以后依此方随症加减治疗月余,诸症痊愈。

(2)痰火内闭,经络阻滞

药物组成 瓜蒌18g,石菖蒲9g,钩藤9g,桑枝15g,鸡血藤18g,石斛12g,橘红12g,半夏9g,胆南星6g,珍珠母18g,生石决明24g,牛膝12g,木瓜12g,炙甘草6g。

用药方法 水煎,分2次温服。

适用病证 脑梗死。

第一章　脑梗死

病案举例　邢某,男,71岁,干部。入院日期:1972年7月4日。7月14日初诊:1968年发现高血压。1972年7月1日午饭后突然头晕加重,眩仆欲倒,随即口角流涎,不能言语。吞咽困难,有时呛咳,下肢痿弱无力,舌苔黄厚腻,脉弦而有力。西医诊断为高血压,脑出血失语。中医辨证为中风失语,阴虚肝阳偏亢。治宜清心涤痰,通络熄风。7月20日二诊:病情有所好转,呛咳已愈,渐能进食,言语不清,舌苔稍退变淡薄,脉亦柔和。前方加天麻9g,全蝎6g,地龙12g,以熄风解痉,祛除风痰。7月26日三诊:痰涎减少,已能控制,不再自流,言语稍清,舌已不僵,食欲渐增,四肢活动自如。患者要求出院,继服中药调理。以后仍遵前方加减门诊治疗月余,恢复健康。

(3)心气虚弱,复感外邪,脉络瘀阻,中焦不和

药物组成　归尾24g,赤芍12g,茯神15g,远志9g,桑枝12g,鸡血藤18g,红花5g,牛膝15g,木瓜12g,生芪24g,桔梗6g,陈皮12g,青木香12g,炙甘草6g。

用药方法　水煎,分2次温服。

适用病证　脑梗死。

病案举例　侯某,女,45岁,家庭主妇。入院日期:1972年2月22日。3月1日初诊:患风湿性心脏病已16年,体质瘦弱,平素食欲不佳,活动后心悸,气短。1972年2月21日夜,睡眠中突然心慌,气喘,恶心,呕吐,自汗,小便失禁,左半身不能活动,舌苔薄白,脉细弱而滞。西医诊断为风心病二尖瓣狭窄,心房纤颤,脑血栓形成。中医辨证为心气虚弱,脉络瘀阻。治宜养心活血通络。3月7日二诊:病情好转,恶心呕吐已止,稍能进食,心慌气短略好,小便不再失禁。再以前方继服6剂。3月13日三诊:左臂已能抬举,下肢亦可活动,但动则气短汗出。再以前方加减。

药物组成　生芪45g,人参9g(另煎),当归15g,丹参12g,桑枝12g,鸡血藤24g,红花5g,牛膝15g,茯神15g,龙骨15g,木瓜12g,玉竹18g,地龙12g,炙甘草6g,青木香12g。

加减运用　3月20日四诊:病情大好,心已不慌,出汗亦少,食欲增进,已可扶床行走数步,左臂已可高举过头,左手握力亦增。仍遵前方服用调治月余,诸症痊愈。

验方来源 邢睿贞．中国百年百名中医临床家丛书·邢子亨．北京：中国中医药出版社，2002

临证阐释 此3例脑血管病变属于中医所谓类中风。类中有因痰、因火、因虚、中恶、中暑、中寒、伤食等辨证。在各种病因影响下，气血动乱，震动脑部血管，脑血管发生病理变化而产生各种意外病变。每出现抽搐昏迷、偏废痿弱、失语眩晕等症，亦有因痰火闭结，精华不能上荣于脑，发生脑神经症状而猝倒昏厥者，但病因病理各有不同。邢老认为，辨治之时，应加以详细审查，特别是虚与实的辨别，更为关键。虚实误治，祸不旋踵。痰火闭结者属于实证，治当清痰降火。高血压者，治当养血通络，清肝降压。类中风证多有外风影响，兼有外风者又当少加散风之药，使风邪外解，不致鼓荡血脉，则可使气血安定。经络阻涩者，当疏通经络，使经脉得养，则肢体不致痿废。意识不清者，当清心开窍，防止痰火内闭。如气血虚脱阳气暴绝者，属于虚证，当大补气血，或回阳救逆，不得单从脑血管症治。审察闭证与脱证最为重要，闭证者急开其闭，脱证者急补其脱。病情往往错综复杂，虚实并见者，当补正除邪。经络不通者求其所致之因，因虚者补而通之，因阻滞者疏而通之，因外因者先去其外因，因脏气失调者当调脏气之制化。类中风为复杂之病变，治当审慎。

59. 邓铁涛经验方

药物组成 黄芪60g，当归12g，川芎6g，赤芍15g，桃仁10g，红花5g，地龙12g，豨莶草15g，牛膝15g，桑寄生30g。

用药方法 每日1剂，留渣复煎当日服。并嘱其家人每日按摩及被动活动患肢3次，每次20～30分钟。

适用病证 脑梗死。

病案举例 林某，女，64岁，港澳同胞。初诊：1978年1月。患者3个月前因患脑血栓形成，左侧上下肢完全瘫痪而入内地医院治疗，经西医治疗3个月稍效而出院。诊查：症见左上肢全瘫，左下肢能抬高20～30cm，需家人扶持方能坐稳，生活无法自理。一方到底，仅黄芪逐步增加至每剂150g。治疗75天后，已不需扶持，自行站立，借助手杖在户外步行20分钟左右，左上肢有所恢复而返香港。返港后继服上方治疗，2个月后来信言下肢功能基本恢复，上肢亦大有好转，但欠灵活，

尤其是手指,走路已不用手杖,煮饭洗衣等一些日常家务基本能自理。去信嘱其黄芪量减半,隔日服1剂,再服药1个月以巩固疗效。面色潮红,烦躁,易激动,口咽干燥,消瘦,大便结,舌质嫩红少苔,脉浮弦。左上肢肌力Ⅰ级,左下肢肌力Ⅲ级,左上下肢肌张力增强,腱反射亢进,血压基本正常。辨证:中风中腑,气阴虚兼血瘀。治法:补气祛瘀,佐以养肝肾。

验方来源 邓铁涛.中国百年百名中医临床家丛书.北京:中国中医药出版社,2001

临证阐释 脑血栓形成属于中医中风范围,西医对其病理生理改变认识比较具体,尤其是近年来头颅CT的广泛临床应用,其辨病更为清楚。而中医对本病的治疗,有丰富的经验,行中西医结合,借用西法诊查,疗效比较理想。邓氏曾治疗本病数十例,并于1956年与某医院协作时治疗20多例,疗效均较满意,特别偏气虚血瘀的患者疗效更明显。在中医药方面,邓氏十分重视张山雷之《中风再诠》和王清任之《医林改错》中所提供的经验。张山雷重视肝阳夹痰夹火,治用降气化痰,潜镇慑纳诸法,乃治闭证,脱证通用法则,但是要根据病情,分缓急主次施用。张山雷对中风的治疗是在尤在泾《金匮翼》卒中八法的基础上又前进一大步,值得学习。但张氏略于治瘀,反对补气法,诋毁王清任用200g黄芪治疗半身不遂,故其对瘫废不用之症,认为病延已久,"皆无痊愈之望"。其实补阳还五汤对于脑血管意外后遗症中腑,疗效比前人方法有其独到之处。补阳还五汤取效的主要关键,在于重用黄芪60～120g,甚至120g以上,此时煎药用水量及煎药时间,必须相应增加,否则便不能获得应有的疗效。补阳还五汤对于脑血管意外后遗症,用之得当,多获良效。

60. 薛盟脑病验案二则

药物组成 鲜生地20g,西洋参(另炖)、玳瑁片(先煎)各6g,鲜石菖蒲、辰麦冬、辰茯苓、紫贝齿(先煎)各15g,川连7g,制胆南星9g,天竺黄10g,鲜竹沥(口服)2支,姜汁2滴冲服,另至宝丹1粒杵化,鼻饲2剂。

用药方法 水煎,分2次温服。

适用病证 脑梗死。

病案举例 汪某,女,83岁,1980年8月12日诊。素有精神病史,

两旬前,突患中风昏仆,住入某医院,不省人事已18天,口噤不语,身有微热,颧赤面部呈油垢状,二便失禁,饮食恃鼻饲维持,病情危在旦夕,经邀薛老会诊,察脉滑数,尺沉取弱涩,苔黄腻,舌质绛。因思患者尚有癎病,痰热必盛,易夹内风上扰于脑,目前神昏不醒,乃阴虚阳越,脑腑清窍窒塞,当属闭证。2剂后昏迷渐醒,身热亦退,惟仍烦躁不安,舌謇言语含糊。续临证阐释热安神,以为正本清源之计。药用:生地、北沙参各15g,西洋参6g,川贝7g,青龙齿18g,羚角片5g,炙鳖甲24g,上3味先煎,淡竹叶9g,更服4剂,神识言语益清,已能正常进食与活动,调治1周后出院,半年随访,无任何后遗症。

验方来源 储水鑫.薛盟治疗脑疾验案3则.辽宁中医杂志,2003,30(1):71

临证阐释 薛老认为,脑组织病变以中风作为大证,《素问篇》有"血之与气,并走与上,则为大厥,厥则暴死,气复返则生,不返则死"的记载。大厥,即意味着痰瘀壅聚于内及火热暴逆于上,若邪久留不去,犯脑则神明丧失,中经则偏枯麻木。在辨证上要分清为闭为脱,本案为闭证,治宜当开。方用至宝丹开窍安神,清热解毒;西洋参、生地、麦冬清热养阴生津;玳瑁贝齿平肝镇惊;助至宝丹清热解毒之力;黄连、胆星、菖蒲、茯苓、天竺黄、竹沥清热化痰,开窍安神。故药之热退神醒,即见效机,续方以解热安神之品而收功效。

61. 任应秋制豨莶至阴汤

药物组成 制豨莶30g,干地黄9g,盐知母12g,当归9g,枸杞子9g,炒赤芍12g,龟板6g,牛膝9g,甘菊花9g,郁金9g,丹参9g,黄柏3g。

用药方法 每日1剂,水煎服。

适用病证 中风,阴虚证,症见头晕耳鸣,目眩少寐,突然发生言謇,口眼歪斜,半身不遂。

病案举例 陈某,男,50岁。20天前睡觉醒来,想翻动身体,即觉手足不灵活,旋即口角歪斜,发音不清,舌头运动不自然,手足左半正常,右半呈弛缓性瘫痪,诊断为脑血栓形成。住院半月疗效不显,嘱其服中药治疗,诊脉弦细而数,舌质红苔薄少津,胸闷心痛,咽干思饮,小便色深,阴虚热亢,内风暗动,经脉血滞之候,以本方减当归为3g,去黄

柏,加连翘9g,栀子9g,花粉9g,服3剂烦热退,语言清,口角歪斜也有改善,是心经之热已退而经筋中所滞之血热,尚未清彻也。复于方中去连翘、栀子,加橘络6g,广地龙3g,连进7剂,瘫痪恢复,手足运动正常。微舌质尚红,脉仍弦细,阴虚尚待连续滋养,该用六味地黄丸。连服10剂。完全康复。

验方来源 米一鹗．首批国家级名老中医效验秘方精选．北京:今日中国出版社,1999

临证阐释 制豨莶强壮筋骨,通经除痹是方中主药;干地黄、枸杞子、龟板养阴滋肾,柔肝熄风;当归、牛膝、赤芍、丹参活血通络;知母、黄柏、菊花制阴虚阳亢,引火下行。全方合用有滋肾平肝,通经活络之功效。

62. 张觉人加味导痰汤

药物组成 姜半夏10g,茯苓10g,陈皮10g,甘草5g,胆南星10g,枳实9g,天竺黄9g,竹茹10g,桑枝20g,木瓜9g,丝瓜络10g。

用药方法 每日1剂,水煎服。

适用病证 风痰阻络所致半身不遂,口眼歪斜。

病案举例 曾某,女,73岁。患者身体壮实,素有眩晕。日前卒中,左半身不遂,面歪口角流涎,喉中痰鸣,神志时蒙时清,鼾睡,言语謇涩,肢体麻木,心烦脘闷,兼有便秘,舌苔黄腻,脉象弦滑。审证可知风痰阻络,治拟化痰通络,加石菖蒲9g,莱菔子12g,服药5剂,便秘通,痰涎少,神志清,不鼾睡,鉴于"痰瘀相关",守方加丹参15g,以助通络,连进30剂,患者下肢功能逐渐恢复,上肢亦可抬举,为觉呆板,生活可以自理。

验方来源 米一鹗．首批国家级名老中医效验秘方精选．北京:今日中国出版社,1999

临证阐释 方以导痰汤燥湿豁痰,行气通络;天竺黄、竹茹清热化痰,醒脑定中;桑枝、木瓜、丝瓜络化湿通筋通经活络。

63. 张觉人益气通络汤

药物组成 黄芪30g,赤芍6g,川芎5g,当归12g,地龙9g,桃仁9g,红花6g,丹参12g,桑枝12g,川牛膝9g。

加减运用 口眼歪斜加僵蚕、全蝎;语言謇涩加石菖蒲、远志;中风日久,偏枯不用加水蛭、虻虫;搜风通络。

用药方法 每日1剂,水煎服。

适用病证 中风之气滞血瘀。

病案举例 谭某,男,62岁。中风半年余,辨证经用益气活血化瘀法,方取补阳还五汤加味治疗2月余,虽可下床扶杖跛行,但患侧手背、足背瘀肿,以致手不能握,足只能拖行。舌质紫黯,间有瘀斑,本方加减,药用:黄芪30g,赤芍6g,川芎5g,当归12g,地龙9g,桃仁9g,红花6g,桑枝12g,怀牛膝9g,石楠藤15g,乌梢蛇12g,砂炒水蛭碾末1g(另包,冲服)。连进30剂,手足背瘀肿逐渐消退,步履再不觉艰难。嘱手指加强锻炼,以利功能恢复。

验方来源 米一鹗.首批国家级名老中医效验秘方精选.北京:今日中国出版社,1999

临证阐释 本方以补阳还五汤为主,益气活血,祛瘀通络,加用丹参以助活血通络,桑枝、川牛膝舒筋化湿,通经活络。

64. 焦树德三化复逐汤

药物组成 生大黄3~10g,枳实10g,厚朴10g,羌活10g,全瓜蒌30g,半夏10g,防风10g,桃仁泥10g,钩藤20~30g,元明粉6~9g(分冲)。

加减运用 上肢不遂者,可加桑枝30g,片姜黄10g,红花10g。下肢不遂者,可加桑寄生30g,怀牛膝15g,川断15g。患肢胀痛者,可加红花10g,地龙9g,土鳖虫6g,络石藤30g,伸筋草30g。舌苔厚腻、纳食不香者,可加苍术9g,藿香10g,佩兰10g,陈皮6g,茯苓10g。兼有语言不利者,可加全蝎6~9g,菖蒲10g,远志12g,天竺黄10g。

用药方法 每日1剂,水煎服。元明粉需每次半量冲服,每日2次。

适用病证 脑梗死。

病案举例 李某,男,65岁,农民。4天前感到右侧肢体麻木,活动不利,言语声音改变,次日诸症加重,经检查诊断为脑动脉血栓形成。患者意识上清,能回答问题,但朦胧嗜睡,言语謇涩,勉强能够听清,自诉头晕。右上肢完全瘫痪,右下肢勉强抬离床面,右侧面部下半部瘫痪,口向左歪,左侧口角下垂流涎,大便秘结,已数日不行。舌苔白厚略黄,脉象弦滑有力,四诊合参为中风中经病。治法:祛风化痰、通腑活

络。处方:生大黄 3g,防风 6g,羌活 6g,半夏 9g,枳实 9g,全瓜蒌 30g,胆南星 9g,化橘红 12g,茯苓 9g,红花 9g,片姜黄 9g,桑枝 30g。上药进 2 剂后,大便已通畅,右上肢屈伸抬举明显好转,右下肢各方向活动趋于正常,但大便又干结未行,头晕已除。舌上有瘀斑,舌苔薄白。脉象右手弦滑左手略弦,右手脉象大于左手。上方加元明粉 15g,大黄改为 9g,1 剂。服药后大便通畅,诸症均有好转,又去元明粉、桃仁,进 5 剂后,患者口眼歪斜已经完全恢复,言语清楚,可自行行走,右侧半身不遂基本恢复正常,舌苔脉象基本正常,又投以收功方如下:胆南星 9g,半夏 9g,茯苓 12g,生大黄 6g,羌活 6g,红花 9g,桃仁 9g,赤芍 12g,白蒺藜 9g,桑枝 30g,继服 3 剂。

验方来源　米一鹗.首批国家级名老中医效验秘方精选.北京:今日中国出版社,1999

临证阐释　"邪在于经,即重不胜"。临床邪中于经者除半身不遂外,多出现大便秘结,故需同时通大肠腑气,前人定三化汤(大黄、枳实、厚朴、芒硝)以专治此症。然本病不仅腑气不通,而且还有痰浊瘀血阻滞,经络血脉不通,在此加入化痰降浊、活瘀通络而成此方。

65. 焦树德镇肝复遂汤

药物组成　生石决明 25～35g(先煎),生牡蛎 20～30g(先煎),生代赭石 20～30g(先煎),胆南星 10g,制半夏 10g,化橘红 12g,茯苓 15g,钩藤 30g,全蝎 6～9g,桑枝 30g,红花 10g,桃仁 10g,赤芍 12g,白芍 12g,菖蒲 10g,郁金 10g,炙山甲 6～9g,竹沥汁 50～60ml,羚羊角粉 1～1.5g。

加减运用　半身不遂在上肢者减郁金、赤芍,加片姜黄 9～12g,葛根 10g,羌活 6g。半身不遂在下肢者,减药同上,加桑寄生 30g,怀牛膝 15g,川断 15g,地龙 9g。言语不利明显者,加羌活 6g,改全蝎为 9～12g。口眼歪斜较重者,减药同上,加白僵蚕 9～12g,白附子 6g,白芷 6g。大便不通畅者,加川军 3～6g,全瓜蒌 30g,桃仁改为桃仁泥。患肢出现拘挛者,加伸筋草 30g,生薏米 30g,鸡血藤 15g。

适用病证　脑梗死。

病案举例　冯某,男,59 岁。1986 年 4 月 24 日初诊。患者前天下午突然发现面部向右歪斜,流涎,很快感到上下肢活动不灵活,随即卧

床休息。次日左上下肢不会自己活动，口面仍歪斜，并且有时抽动，并略有拘挛之象，面部略红，神情烦躁，经 CT 检查，右侧脑部有梗死灶，临床诊断为脑血栓形成。观察患者面部发红，神志尚清楚，但夜间有时朦胧嗜睡，左下肢和面部有时感到抽动。血压 170/100mmHg，左侧半身不遂，肌力 0 级，左面及口角下垂，舌苔白腻，脉象弦滑有力，左手脉象大于右手。四诊合参，诊为中医：中风-中经络，并有向中脏腑证转化之势。须急治镇肝熄风，化痰通络，以镇肝复遂汤加减治之。共服药 22 剂左侧肢体功能恢复，血压平稳，痊愈出院。

验方来源 米一鹗．首批国家级名老中医效验秘方精选．北京：今日中国出版社，1999

临证阐释 本方以安魂汤和导痰汤加减化裁而成。方中以生代赭石镇肝降逆，生石决、生牡蛎养肝阴，潜肝阳，为主药，南星、半夏、钩藤、全蝎、羚羊角化痰熄风，牛膝（配代赭石）引风阳下行，以交于阴中，共为辅药；用白芍养血柔肝，郁金疏郁化风，橘红、茯苓，健脾化湿，菖蒲开窍涤痰，红花、桃仁、赤芍活血化瘀，以应血行风自灭之理；桑枝祛风活络，通达四肢，竹沥善祛经络之痰，共为佐药；炙山甲通经络直达病所为使药。

66. 赵金泽桑钩温胆汤

药物组成 半夏 9g，陈皮 9g，茯苓 15g，甘草 6g，枳实 9g，竹茹 9g，桑寄生 15g，钩藤 15g。

加减运用 运用时，根据具体情况加减运用化裁。常加竹沥水，以加重化痰之力。若痰迷心窍，阻于廉泉，神昏、舌强语謇者，加石菖蒲以化痰开窍。痰浊化热，痰热交阻，舌苔薄腻者，则以全瓜蒌或胆星易半夏，或少加黄芩以助于清热。眩晕则加菊花、白蒺藜以清头目。心烦不寐，则加莲子心、生龙牡。风痰内阻，气机不行，府气不通者，合以《活法机要》的三化汤，釜底抽薪，待大便通后，可减去方中大黄的同时可一并除去。大便通后，大黄可换用火麻仁以辅助大肠之传导职能。若大便秘结而血压高者，则加决明子，或将决明子研为末，与适量的蜂蜜调匀为膏，每次 1 匙，每日服 2 次，一般中风先兆、中风发作、复中风均用煎剂，中风后遗症用膏剂。脾府气通，则风痰可去矣。肢体麻木、偏瘫、舌质黯红，甚则夹瘀斑者，加地龙、丹参、丝瓜络以活血化瘀通络。黄芪切不可乱用，误用则有腹胀、烦躁之弊。肝肾不足明显者，则加女贞子、旱莲草平和之品,滋而不腻;而六味、左归皆属禁忌之例。

用药方法 每日1剂,清水浸泡药物30分钟,煎煮沸后20分钟。二煎共取汁300ml,2次分服。

适用病证 中风先兆,中风发作,复中风,中风后遗症均可运用。

病案举例 肖某某,男,65岁。住院号15787。春分之日(1983年3月21日),自觉天气较热,汗出较多而脱减衣服,晚间即感背部发凉。次日晚8时左右,正坐与家人说话时,突感舌强语謇,左侧口角麻木及肢体无力。第三日渐至左侧肢体活动不灵活,但尚能自觉行走,到××医院就诊,该医院未明确诊断,给予针刺及服中药1剂,返家后又自服人参再造丸及牛黄上清丸各1丸,疏风活络丸1袋,下午渐感左侧肢体活动障碍,不能行走,口眼歪斜,口角流涎,精神困倦,昏昏欲睡,逐急诊入我院。视患者面色微红,形体肥胖,舌淡红少津左歪,苔黄厚腻而不成片,脉左沉细弦,右弦滑,经问已大便4日未行,测血压150/90mmHg。中药诊断:中风;西医诊断:脑血栓形成。辨为风痰交阻、腑热泄热,用桑钩温胆汤与三化汤化裁。处方:桑寄生15g,钩藤15g(后下),清半夏9g,橘红9g,茯苓15g,甘草6g,牛膝9g,羌活6g。酒川军9g,枳实9g,厚朴9g,竹沥水60ml(分冲)。服3剂后,大便畅通,便软成形、量多,随之语言渐清楚,精神渐振,血压降至120/78mmHg。舌上有津,苔仍黄腻不均,脉如前,左侧肢体不能活动。1周后,下肢能在床上活动,上肢亦稍能抬起,口角已不流涎,纳食渐增,脉有缓象,上方去羌活、厚朴、大黄,加火麻仁9g,地龙15g,竹茹12g,胆星10g。10天后,患者能于凳上坐立。2周后能由家人搀扶到厕所大小便,自己能扶住床沿迈步活动,食量已恢复至病前,每日400g。3周后,能独立行走,左上肢能抬举平肩,舌体正,口眼歪斜不甚明显,苔根部黄,脉缓和,能自由行走,脚趾已能活动,上肢抬举过肩,手指握力增强,舌根部有少量黄苔,脉沉缓。能自理一部分生活,住院5周后出院。

验方来源 米一鹗.首批国家级名老中医效验秘方精选.北京:今日中国出版社,1999

临证阐释 桑钩温胆汤是由古方温胆汤加桑寄生、钩藤而组成,方中半夏、陈皮、茯苓燥湿化痰以通络;枳实、竹茹清热降逆以化痰;甘草和中,诸药能化痰清湿热而不伤正;加钩藤平熄肝风而不燥;桑寄生滋补肝肾而不腻,扶助正气而不碍邪,对风痰内阻、肝肾不足者最宜。此方组成,不偏不倚,谨守中风病机,轻重缓急,标本兼顾,无论是中风先兆、中风发作、复中风、中风后遗症均可运用之。

67. 焦树德活瘀复遂汤

药物组成 桑枝30g,地鳖虫6～9g,红花10g,桃仁10g,皂刺6～9g,赤芍9～12g,蜈蚣2～3条,钩藤30g,半夏10g,化橘红12g,茯苓15g,地龙6～9g,川断15～18g,怀牛膝15g,炙山甲6～9g。

加减运用 大便经常干燥者,加全瓜蒌30g,酒军5g,或加当归9g,生军3～5g(体胖痰盛者,用前者;体瘦者,用后者)。上肢不遂明显者,去地龙,加片姜黄9～12g,桂枝6～12g。言语不利者,去蜈蚣,加羌活6～9g,全蝎6～9g。兼有头晕者,去地龙,加天麻9～12g,泽泻25～35g。症情深痼者,可加水蛭3～5g。下肢不遂明显者,加重川断、牛膝的用量,另加杜仲15g,补骨脂(或巴戟天)9～12g。足部浮肿者,加重地龙、茯苓的用量。患侧的脉象明显小于健侧脉象者,可加黄芪15～30g,当归9g。见人易哭者,去赤芍、地龙,加天竺黄9g,合欢花6g,菖蒲9g,远志9g。吞咽时容易发生呛咳者,可去赤芍、蜈蚣,加代赭石15～25g(先煎),旋覆花10g(布包),羌活9g,全蝎9g。健忘者,去地龙、赤芍、蜈蚣,加菖蒲9～12g,远志肉9～12g,生龙骨15g(先煎),炙鳖甲15g(先煎),水蛭3g。肢体沉重,舌苔薄腻,痰浊壅盛者,可加竹沥汁60ml(兑入生姜二三滴)分冲。

用药方法 每日1剂,水煎2次,早、晚分服。

适用病证 中风病中经证的恢复期。证以半身不遂,其他症状不明显,中风后数月(或更长时间),半身不遂之症迟迟不见恢复者。

病案举例 曹某某,男,59岁。中风半身不遂已半年,西医诊断脑血栓形成。目前,患者神志清楚,右侧半身不遂,不会翻身,不能坐起,不会说话,喝水急时或喝大口水时,则发呛。食纳一般,二便尚可。舌苔白厚,脉象滑略弦,右手脉象大于左手。四诊合参,诊为中风病中经证恢复期。乃痰浊壅盛,痰阻舌本,气血瘀结,阻滞经络,血脉不通而致半身不遂之证。治宜活瘀通络,化痰开窍。以活瘀复遂汤加减运用,共治疗2月,患者能独自行走,说简单句子,生活能自理。

验方来源 米一鹗.首批国家级名老中医效验秘方精选.北京:

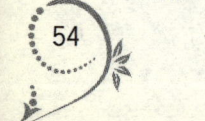

第一章 脑梗死

今日中国出版社,1999

临证阐释 本方以桑枝通利四肢关节,祛风活络,地鳖虫破血逐瘀,搜剔血积,通经活络,共为主药。红花、桃仁破瘀,行血中之滞,蜈蚣入肝祛风,并善走散,钩藤除风舒经,共为辅药。半夏、化橘红、茯苓化痰祛湿,和胃健脾,地龙性寒,祛湿清热,以防瘀血久郁化热,并善通下肢经络,川断补肾肝,壮筋骨,怀牛膝益肾肝,强筋骨,起足痿,共为佐药。炙山甲活血通络,引药直达病所为使药。中医学有久病入血分之说,故本方组用多种破瘀、行血、活络、祛风之品作为主要成分,又配以化痰祛湿、健脾胃、补肝肾之品,使之祛风不燥血,破瘀不伤正,标本同治,提高疗效。

68. 金振堂通栓汤

药物组成 黄芪30g,当归15g,川芎6g,赤芍15g,桃仁6g,红花6g,地龙10g,水蛭3g,草决明15g,首乌20g,泽泻10g。

用药方法 每日1剂,水煎2次,取汁300ml,分2次温服。

适用病证 中风先兆、中风、复中风、中风后遗症等气虚血瘀,血脂增高,血黏增高的血栓病。

加减运用 血压偏高,有热象,去黄芪加黄芩、莱菔子、石决明、夏枯草;心肾阴虚,加麦冬、花粉、黄精;肾阳虚,加淫羊藿、菟丝子;肝风内动,加天麻、钩藤、石决明;痰迷心窍,加菖蒲、郁金;痰湿阻滞选加温胆肠,湿痰加法半夏、腹皮、白术,热痰加竹沥水、胆星;阴虚阳亢,去黄芪,加葛根、石决明、生牡蛎;腑气不通,加大黄、槟榔(通后即去掉);肝肾阴虚,加女贞子、旱莲草;肢体麻木,选加豨莶草、川牛膝、防己、灵仙、丝瓜络、桑寄生、鸡血藤等;脾虚,选用四君子汤;肾虚内夺风痱症,重用首乌、黄精,选用山药、当归、白芍、熟地、山茱萸、莲子、芡实。

病案举例 金某,男,58岁,工人,1985年10月21日初诊。高脂血症5年余,因与儿子生气,第二天睡醒后,左半身不遂,口角流涎,意识清楚,血压正常,语言无碍。血流变提示:中度血液黏滞;甲皱微循环提示:血流缓慢,红细胞聚积。CT:脑梗死。舌暗红白苔,脉弦滑。证属中风,气阴亏虚,痰瘀阻滞;治宜益气活血,祛痰降浊,予通栓汤。处方:黄芪30g,当归15g,川芎6g,赤芍15g,地龙10g,桃仁6g,红花6g,丹参20g,水蛭3g,首乌20g,泽泻10g,草决明10g。水煎,每日1剂,

5剂药后,无不适,无反应。继服5剂,口角流涎好转,下肢稍能屈曲。上方15剂后,可在床上移动;30剂后血脂正常,血流加快,红细胞聚积明显减轻,血黏明显降低。再进10剂可下地拐行。嘱患者加强锻炼,去水蛭再进10剂巩固疗效。

验方来源 米一鹗.首批国家级名老中医效验秘方精选.北京:今日中国出版社,1999

临证阐释 本方由补阳还五汤化裁而成。方中以黄芪益气升阳为主药,可推动血液运行;当归、川芎、赤芍、桃仁、红花活血化瘀;地龙、水蛭二虫活血化瘀通畅脉络,地龙还可引血下行,水蛭活血可降低血黏度;草决明平肝潜阳,首乌滋肾柔肝,泽泻坚肾利尿降浊,3药可降血脂,改变血液黏度,具有降脂祛痰化浊的作用。诸药合用益气活血,祛痰通络。

69. 陈苏生柴牡三角汤

药物组成 北柴胡9~12g,生牡蛎30~40g,山羊角15~24g,水牛角15~24g,生鹿角6~9g。

加减运用 结合辨证,方中常伴用香附、乌药以调气活血;苍术、川朴以健胃宽肠;郁金散瘀;菖蒲开窍;夜交藤通络安神;合欢皮和血缓痛,以为常法。其加减运用法:当脑溢血尚未完全停止前,除遵守医嘱保持安静外,如见头面潮红,意识模糊者,可加用代赭石15g,干生地15g,苎麻根9g,病重者可酌用广犀角6g磨汁冲服。口噤不能服药者,可用鼻饲。至宝丹亦可用(不排除现代医学抢救措施);当脑溢血已经停止,仍须防其络创复杂,加用女贞子9g,旱莲草9g,仙鹤草15g(云南白药亦可用);中风后,血压仍偏高,头痛头晕,泛恶,拘急者,可加用石决明30g,代赭石15g,干地龙9g,生牛膝9g;中风后,口眼歪斜,语言謇涩,半身不遂者,可加用明天麻9g,僵蚕9g,决明子9g,茺蔚子9g,郁金9g,菖蒲9g,钩藤12g,全蝎4.5g;中风后,痰涎壅滞,时时撺弱,咳利不爽者,可加用陈胆星6g,天竺黄9g,郁李仁9g,瓜蒌9g,淡竹沥1支(冲);大便闭结不下者,可加用生川军9g(后下),以得下为度;中风后,余热不退,或有感染,汗出热不解,口干舌绛者,可加用土茯苓30g,忍冬藤24g,连翘9g,白薇9g,丹皮9g,山栀9g,合欢皮24~30g。

用药方法 每日1剂,水煎2次,分2次服,方中药物质重味潜,需

久煎才能取得药效,每煎沸后再煮 60～90 分钟,滤渣取汁。

适用病证 中风及其后遗症。

病案举例 徐某,男,62 岁。曾二次中风,脑 CT 提示为:多发性脑梗死。患者体丰,向有高血压史,于 1989 年第二次中风时,神志昏迷,四肢活动不利,以左半肢为甚,纳呆嗜寐,大便艰,口干欲饮,舌红绛中裂,脉弦细而数,风痹病灶深邃,残瘀凝滞,不易速解,与柴牡三角汤加味。柴牡三角汤药量同上,加入土茯苓 30g,忍冬藤 24g,连翘 9g,白薇 9g,茺蔚子 9g,决明子 9g,女贞子 9g,郁金 9g,菖蒲 9g,夜交藤 15g,枳实 9g,生川军 9g(后下)。3 天后通便,神昏渐清,原方去枳实、生川军,加苍术、川朴、知母,服生纳食渐增,便亦畅,寐亦安,口干、舌绛中裂均有明显好转,前后诊治 5 月余,肢体活动日趋好转,病情稳定。

验方来源 米一鹗.首批国家级名老中医效验秘方精选.北京:今日中国出版社,1999

临证阐释 北柴胡,宣畅气血、推陈出新。生牡蛎,潜阳软坚、消痰行水。柴、牡同用,无升阳僭之患,有降泄疏导之功。它不仅通血道,亦走水道,故以为君。山羊角代羚羊角,能平肝熄风,善角脑血管神经之痉挛。水牛角代犀牛角,能清心止血,治神志昏沉,起醒脑解毒之用。生鹿角不同于鹿茸和鹿角胶,它能消血肿。古人用一味生鹿角研末,醋调敷乳痈立消,故可移治脑部凝血留瘀,起潜移默消之效,5 味药合而为方,对脑部气血郁滞、水液潴留有积极疏导作用。

70. 茴香圃首乌补肾方

药物组成 制首乌 20g,女贞子 20g,枸杞子 15g,旱莲草 20g,丹参 30g,肉苁蓉 15g,仙灵脾 15g,石菖蒲 10g,郁金 10g,胆南星 10g,水蛭 10g。

加减运用 神志不清者加安宫牛黄丸化痰开窍;大便秘结者,加大黄泻热通腑;肝阳上亢者,加羚羊粉凉肝熄风;肢体拘挛,肌张力较高者,加木瓜、白芍、葛根柔肝解痉,甚则加全蝎、蜈蚣通络解痉;恢复期头痛者合四物汤养血活血;肢体浮肿沉重疼痛者,加麻黄、桂枝通络止痛;恢复期及后遗症期,气虚症状明显者,加生黄芪益气活血,但用量宜从 30g 开始,逐渐增加到 120g,若突然大量应用,易出现患肢疼痛;心烦失眠,卧起不安者,加生龙骨、生牡蛎、珍珠母,镇静安神;患肢功能恢复迟缓者,加制马钱子强筋骨,利关节;血脂高者加决明子;兼有糖尿病时,加片姜黄、鬼箭羽;兼冠心病者,加桃仁、全瓜蒌、檀香、砂仁等。

用药方法　每日1剂,早、晚2次,水煎服。

适用病证　脑梗死。

验方来源　米一鹗.首批国家级名老中医效验秘方精选.北京:今日中国出版社,1999

临证阐释　脑梗死属中医"中风"范畴,大多发生于中老年,米医师认为其基本病机为肾虚血瘀痰阻。所拟方中制首乌、女贞子、枸杞子、旱莲草补肾养阴填益髓;肉苁蓉、仙灵脾温肾壮阳,兼能润肠泻腑;丹参、水蛭活血化瘀,兼通脑络;石菖蒲、郁金、胆南星豁痰开窍,醒脑化浊。

71. 通栓汤

药物组成　当归20g,赤芍15g,川芎6g,丹参20g,首乌20g,泽泻10g,地龙10g,天麻10g,钩藤30g(后下),石决明15g,桃仁6g,红花6g,草决明12g,水蛭30g,葛根30g。

用药方法　水煎,每日1剂,早、晚空腹服。

适用病证　脑梗死。

病案举例　张某,男,56岁,农民,1987年10月6日初诊。高血压高血脂病史5年余。近因劳累生气后,头痛头晕加重,视物模糊,手麻手抖,不能持重,下肢走路无力,活动不灵活。血压160/100mmHg,胆固醇260mg/L,B-脂蛋白68mg/L,血流变提示:中度血液黏度增高,甲皱微循环提示血流缓慢,红细胞聚集。舌暗红苔少,脉弦细。证属中风先兆,肝肾不足,风阳上亢,治宜平肝熄风,活血通络,以通栓汤化裁。5剂后,头晕头痛好转,手麻手抖亦轻,有劲持物,走路较前轻松。又进5剂诸症告愈,血脂降低,血流加快。嘱患者服用六味地黄丸,每日3次,每次2丸,连用5天,病情得控,半年未犯。

验方来源　杨振东.金振堂运用通栓汤治疗脑血栓经验介绍.中医药研究,1994,(4):6～7

临证阐释　中风先兆,阴虚风动,风阳上扰,通栓汤去黄芪,加天麻、钩藤等平肝熄风等药,症状很快控制,又以滋肾阴巩固疗效,善其后,确实可行。

第二章 短暂性脑缺血发作

短暂性脑缺血发作(TIA)是局灶性脑缺血导致突发短暂性、可逆性神经功能障碍。发作持续数分钟,通常在30分钟内完全恢复,超过2小时常遗留轻微神经功能缺损表现或CT及MRI显示脑组织缺血征象。传统的TIA定义时限为24小时内恢复。

TIA是公认的缺血性脑卒中最重要的独立危险因素,近期频繁发作的TIA是脑梗死的特级警讯,4%~8%的完全性卒中发生于TIA之后。其病因尚不完全清楚。Fisher(1954)提出微栓子学说认为,血流分层平流现象可使某一来源微栓子反复的带到同一血管分支,形成微栓塞并反射性刺激小动脉痉挛,导致脑部区域性缺血,反复出现刻板样雷同症状,栓塞血管内皮细胞受到刺激可分泌大量溶栓酶,使小栓子溶解,血管再通,临床症状缓解。微栓子主要来源于颈内动脉狭窄处附壁血栓及动脉粥样硬化斑块脱落,心源性栓子很少,大动脉近端分叉处长期受血流剪切力影响,易使血管内膜损伤并形成粥样硬化斑,斑块内出血、溃疡在血压突然升高时使斑块脱落,阻塞小动脉出现缺血症状,栓子破碎或溶解移向远端时血流恢复,症状消失。脱落的斑块是血管内皮细胞层以上部分内皮下胶原直接暴露于血流后可吸附血小板及纤维蛋白原形成新的微血栓,反复脱落产生TIA症状,抗凝治疗可显著减少TIA复发。脑动脉痉挛学说认为,脑动脉硬化狭窄可形成血流漩涡,刺激血管壁发生痉挛,钙拮抗剂治疗TIA有效地支持此学说。此外,血液成分改变,如真性红细胞增多症、血小板增多症、白血病、异常蛋白血症、高凝状态和镰状细胞贫血,低血压和心律失常所致血流动力学改变,脑外盗血综合征和颈椎病导致椎动脉受压等均可引起TIA。

TIA多发于中老年(50～70岁),男性较多。发病突然,迅速出现局限性神经功能缺失症状体征,数分钟达到高峰,持续数分钟或10余分钟缓解,不遗留后遗症;反复发作,每次发作症状相似。常合并高血压、糖尿病、心脏病和高脂血症等。

(1)颈动脉系统的TIA较椎-基底动脉系统TIA发作少,但持续时间较久,且易引起完全性脑卒中。最常见的症状为单瘫、偏瘫、偏身感觉障碍、失语、单眼视力障碍等。亦可出现同向偏盲及昏厥等。

(2)椎-基底动脉系统TIA较颈动脉系统TIA多见,且发作次数也多,但时间较短。主要表现为脑干、小脑、枕叶、颞叶及脊髓近端缺血。神经缺损症状,常见为眩晕、眼震、站立或行走不稳、视物模糊或变形、视野缺损、复视、恶心或呕吐、听力下降、球麻痹、交叉性瘫痪、轻偏瘫和双侧轻度瘫痪等。少数可有意识障碍或猝倒发作。

未经治疗或治疗无效的病例,约1/3发展为脑梗死,1/3继续发作,1/3可自行缓解。

辨证论治

(一)颈内动脉系统短暂性脑缺血发作

1. 脉络空虚,气血瘀阻

症见头晕、头痛;偏侧肢体麻木无力,或轻度半身不遂,口眼歪斜,可有言语謇涩(失语、构音不清),有时出现偏瘫,对侧单眼一时性黑蒙,舌质黯淡,苔黄,脉弦。治以养血活血,祛风通络。常用大秦艽汤(《河间六书》)加减。由秦艽、石膏、甘草、川芎、当归、独活、白芍、羌活、防风、黄芩、白芷茈、白术、生地黄、熟地黄、白茯苓、细辛组成。

2. 气虚血瘀

症见气短乏力,偏侧肢体麻木无力,或有轻度半身不遂,口眼歪斜,舌强言謇涩(失语、构音不清),舌质紫黯或淡,舌苔薄白,脉弦或弦细。治以益气活血。常用补阳还五汤(《医林改错》)加减。由黄芪、当归、赤芍、地龙、川芎、桃仁、红花组成。

3. 肝肾阴虚,肝阳上亢

症见头晕头痛,口干耳鸣,腰酸腿软,少寐多梦,健忘,突然半身麻

木无力,或轻度半身不遂,口眼歪斜,言语謇涩,大便秘结,舌红少苔,脉弦或细数。治以滋阴平肝,熄风通络。常用一贯煎(《柳洲医话》)加减。由北沙参、麦冬、当归、生地黄、枸杞子、川楝子组成。

4. 痰热瘀阻

症见头晕头沉,倦怠乏力,心烦急躁,胸脘满闷,舌强言謇涩或不语,面郁及半身麻木、无力甚至瘫痪,可有痰,苔黄腻或黄厚,脉弦滑或弦数。治以化痰清热,活血通络。常用温胆汤(《千金方》)加减。由制半夏、陈皮、茯苓、炙甘草、竹茹、枳实、生姜、大枣组成。

(二)椎-基底动脉系统短暂性脑缺血发作

1. 痰瘀中阻,风痰上扰

症见头晕或头痛,目眩、胸脘痞闷,恶心呕吐,声音嘶哑或言语謇涩(构音障碍),吞咽困难,走路不稳或猝倒发作,可有枕后头痛或瘫痪,苔白或白腻,脉弦或滑。治以健脾豁痰,平肝熄风。常用半夏白术天麻汤(《医学心悟》)加减。由制半夏、天麻、茯苓、橘红、白术、甘草组成。

2. 肝肾阴虚,肝阳上亢

症见平素头晕耳鸣、视物昏花,腰膝酸软,手指麻木,失眠多梦,五心烦热,口干咽燥,突然眩晕,走路不稳,言语謇涩(构音障碍),吞咽困难,或有肢体无力及瘫痪,舌红苔薄黄少津,脉弦数或细数。治以滋阴降火,平肝熄风。常用天麻钩藤饮(《杂病证治新义》)加减。由天麻、钩藤、石决明、山栀子、黄芩、川牛膝、杜仲、益母草、桑寄生、夜交藤、茯苓组成。

3. 阴虚阳亢

症见头晕,可有耳鸣或脑鸣,腰膝酸软,少寐多梦,记忆力减退,口干舌燥,五心烦热,突然眩晕发作,走路不稳,视物成双,言语謇涩,吞咽困难,恶心呕吐,可有肢体无力或瘫痪,舌质红少苔或无苔,脉细数或弦细数。治以滋阴潜阳。常用镇肝熄风汤(《医学衷中参西录》)加减。由淮牛膝、代赭石、生龙骨、生龟板、生白芍、玄参、天门冬、生牡蛎、川楝子、生麦芽、青蒿、甘草组成。

验方妙用

1. 防瘫Ⅱ号

药物组成 何首乌 30g，丹参 30～60g，川芎 10～15g，当归 10～15g，赤芍 30～60g，生地 15～30g，生山楂 30g，桑椹 15g。

加减运用 头痛、头晕、头胀较重，血压较高者加怀牛膝 30g，代赭石 30g，钩藤 15g，夏枯草 30g；舌强不灵或时有流涎者加菖蒲 15g，郁金 15g；视物昏花明显者加草决明 30g，枸杞子 12g，菊花 9g；肢体麻木者加干地龙 12g，豨莶草 30g；面部麻木者加僵蚕 10g；肌肉抽跳者加白芍 30g，木瓜 30g；大便稀或服药后大便次数明显增多者加砂仁 6g；有气虚症状者加黄芪 15～30g。

用药方法 上药水煎服，每日 1 剂，早、晚各服 1 次。

适用病证 一过性短暂性脑缺血发作（阴虚血瘀型）。一过性半身不遂（24 小时内自然恢复）；舌强不灵，或时有流涎；眩晕、头痛或头胀；视物昏花或有一过性黑蒙；腰酸耳鸣，健忘；肢体或面部麻木，或有肌肉抽搐；舌质黯红或青紫瘀斑，舌下静脉瘀血；脉象弦长或细涩。

疗效观察 用此方治疗中风先兆即 TIA 发作 56 例，男性 40 例，女性 16 例，平均年龄 57.2 岁。合并有高血压病 25 例，冠心病、高血压性心脏病 22 例，糖尿病 4 例，高脂血症 21 例。有中风病家族史者 13 例。住院时间最长者 86 天，最短 29 天，平均住院 54 天。8 例一过性半身不遂者，住院期间均未发作；14 例舌强不灵，时有流涎、言语欠清者 1 例，11 例症状消失，3 例症状改善；48 例眩晕、头痛或头胀者，缓解 42 例；30 例视物昏花或有一过性黑蒙者，8 例症状消失，余均见明显改善；48 例腰酸、耳鸣、健忘者，44 例得到明显改善；49 例肢体或面部麻木或肌肉抽跳者，36 例症状消失，余均见明显改善，经随访，56 例中除有 1 例因患胃癌病故，余至今未见有患缺血性和出血性脑卒中者。

验方来源 中医杂志，1989,（2）

临证阐释 方中主药何首乌，有填精益髓、滋补阴津的作用，据现代药理研究，何首乌有降低胆固醇及抗动脉硬化作用，丹参、川芎、当归、赤芍均具有活血化瘀通脉作用，现代药理证明活血化瘀药物具有明显改善微循障碍及抗血栓形成作用；生地滋阴活血，生山楂活血化瘀，

桑椹养阴补血。

2. 滋阴活血熄风汤

药物组成 豨莶草45～60g,丹参15g,制何首乌12g,桑椹15g,当归、川芎、桑叶、杭菊花各10g,白蒺藜15g。

加减运用 高血压加钩藤、夏枯草、决明子各15g;血脂高加月苋草10g,生山楂15g,泽泻10g;上肢麻木加桑枝30g,姜黄10g;下肢麻木加地龙、怀牛膝各12g;面肌麻木加全蝎3g,僵蚕12g,蝉蜕6g;舌强不灵加石菖蒲、郁金、延胡索各12g;口角流涎加益智仁12g,佩兰10g;肌肉抽跳加白芍30g,甘草6g;脚软膝重加木瓜10g,杜仲15g。

用药方法 水煎服,每日1剂,每日2次口服。同时服水蛭胶囊2～3粒,每日2次。

适用病证 短暂脑缺血发作(肝阳上亢型)。凡一过性半身不遂,唇周、舌体、单侧或双侧面肌或肢体出现麻木感;不同寻常的头痛、头胀、视物昏蒙或一过性黑蒙、腰膝酸软,舌下静脉瘀滞,脉弦硬而长或沉涩坚滞。

病案举例 (疗效观察)用滋阴活血熄风汤治疗中风先兆76例。其中男54例,女22例;年龄35～49岁15例,50～59岁42例,60～69岁14例,70岁以上5例。合并高血压病27例,高血脂31例,有中风家族史14例。

验方来源 辽宁中医杂志,1995,(2)

临证阐释 本方乃由营阴不足,肝血肾精枯耗,则肝木横逆,风阳内起,横窜经络,上旋乘窍所致。方中何首乌、桑椹资填阴血津液之源,阳血得充,则肝木得养,肝木得养则不横逆起风;丹参、当归助何首乌、桑椹滋阴活血以生新血,祛瘀血,行血养血,活血通络;川芎、豨莶草行血活血,血活则流动自如,四肢百骸、脏腑经络得以滋养;桑叶、菊花、白蒺藜能疏散已有之内风。全方共奏滋补营血,以生新血,活血化瘀,平熄内风之功。

3. 防栓汤

药物组成 黄芪30g,当归10g,川芎15g,菊花30g,玄参30g,豨莶草30g,昆布15g,海藻20g。

加减运用 若眩晕重加仙鹤草30g;若舌苔黄腻,便干便难加大黄 10g。

用药方法 每日 1 剂,水煎,分 2 次服,4 周为 1 个疗程。

适用病证 中风先兆(气虚血瘀型)。偏身麻木,一过性半身不遂或舌强不灵,面色淡白,气短乏力,心悸自汗,舌质黯淡,苔薄白或白腻,脉细缓或细涩。

病案举例 (疗效观察)用此方治疗 62 例,男 35 例,女 27 例,年龄 36～67 岁,平均 54.80 ± 9.18 岁;其中高血压 25 例,高血糖 26 例,高血脂 47 例,高黏滞血症 62 例。其中临床治愈 42 例,占 67.74%;显效 12 例,占 19.35%;有效 5 例,占 8.06%;无效 3 例,占 4.84%;总有效率 95.16%。

验方来源 北京中医药大学学报,1995,(4)

临证阐释 本方证乃气虚不能运血,气不能行,血不能荣,气血瘀滞,脉络痹阻,或瘀久化火,火盛动风,风夹痰浊阻闭经络而为病。方中黄芪益气健脾,川芎、当归养阴活血,菊花清热养肝,玄参滋阴,豨莶草清肝平肝而通经络,昆布、海藻祛痰化浊。诸药合用,使痰祛瘀化,气壮血行,血行则风自灭,而达到治疗目的。

4. 加味杞菊地黄汤

药物组成 熟地 15g,山茱萸 12g,山药 15g,泽泻 12g,茯苓 12g,牡丹皮 9g,枸杞 12g,菊花 15g,山楂 30g,丹参 20g,天麻 15g,女贞子 15g。

加减运用 如有一过性肢瘫者加黄芪(用量宜大)、地龙,兼有面部麻木或舌强者加僵蚕、钩藤,头昏胀痛较甚伴烦躁、口苦者加栀子、石决明,舌质黯红或有瘀点者加桃仁、红花,伴有心悸胸闷者加酸枣仁、瓜蒌皮,临床主要症状消失后常服杞菊地黄丸。

用药方法 每日 1 剂,水煎服 2 次,忌辛辣、油腻、烟酒等食物。

适用病证 中风先兆症(肾阴不足型)。症见头晕目眩,头昏胀痛,一侧肢体麻木,视物模糊,舌质红或有瘀点,脉弦。

病案举例 王某,女,46 岁。反复发作头晕 7 年,突感右侧上下肢瘫患无力 2 小时。体检:体温 36.7℃,心率 82 次/min,呼吸 20 次/min,血压 22/15kPa。神志清楚,精神疲倦,表情抑郁,心肺无异常。神经系统检查右侧上下肢肌力均为Ⅲ级,右侧偏身痛觉略减退,未测出其他明

显体征。眼底动脉细,反光略增强。血液检查:总胆固醇5.2mmol/L,甘油三脂1.46mmol/L,全血黏度:高切6.41、低切8.73,血浆黏度1.93,血沉21mm/h,红细胞压积43%,红细胞电泳时间16.92秒。心电图:左室高血压。诊断为高血压病缓进型Ⅱ期,中风先兆症。刻下:右侧肢麻以手足为甚,伴见头昏眩晕,双目干涩,耳鸣,心烦,少寐多梦,腰酸痛,时有烘热,神疲乏力,纳差口干,舌质红边有瘀点,苔薄黄,脉细弦。辨证为肾阴不足,肝阳偏亢。治宜滋阴补肾,平肝熄风。处方:原方加天麻15g,丹参20g,山楂30g,钩藤20g,鸡血藤30g,红花9g。每日1剂,水煎服2次。连服15剂后右侧肢麻消失,诸症悉减。守方增减调治数日,痊愈出院。嘱常服杞菊地黄丸以巩固疗效,随访至今未发肢麻及中风。

验方来源 实用中医药杂志,1994,(6)

临证阐释 本方证乃年老体衰,肾精不足,肝肾阴虚,肝阳偏亢所致头晕目眩。治宜滋阴补肾,并能涩精。山药补脾益阳,亦能固精。泽泻利湿泄浊,并防熟地之滋腻恋邪。牡丹皮清泄相火,并制山茱萸之温涩,茯苓淡渗脾湿,并助山药之健运。枸杞补肾益精,养肝明目。菊花平肝明目,天麻平肝熄风,再加活血散瘀之丹参、山楂,专滋肝肾之阴的女贞子。全方共达滋阴补肾,平肝潜阳,养血熄风之效。

5. 行血祛风汤

药物组成 苏木15g,水蛭5g,丹参15g,地龙10g,炙穿山甲6g。

加减运用 上肢麻木无力重者加桑枝;下肢严重者加牛膝、桑寄生;言语謇涩明显者可重用地龙至20g,加石菖蒲、僵蚕、蝉蜕、白芥子。

用药方法 水煎服,每日1剂,分早、晚2次服。

适用病证 短暂脑缺血发作(气虚血瘀型)。症见一过性肢体麻木或瘫痪,言语謇涩,气短乏力,舌质淡,苔薄白,脉弦细。

病案举例 周某,男,58岁。患者行走时突感左侧肢体麻木无力,持物落地,言语不清,约20分钟后自行缓解。检查:血压36/6kPa。神情呆滞,言语謇涩,伸舌偏左,左侧肢体瘫痪无力,不能站立,舌质淡,苔薄白,脉弦细。ECG:心肌缺血。查血黏各项指标明显增高;EEG:重搏波消失,平顶波。辨证气虚血瘀(中风先兆)。予中药:苏木15g,水蛭5g,丹参15g,地龙6g,炙穿山甲6g,桑枝15g,桑寄生10g,石菖蒲

10g,黄芪20g。水煎服,每日1剂,分2次服,上方加减化裁共服用9剂。发作终止,语言,肢体恢复正常。血压18/12kPa,复查心电图:正常,血流变6项指标均趋正常。共住院治疗15天出院。随访2年未见复发。

验方来源 河南中医,1992,(6)

临证阐释 本方证乃气虚不能运血,气不能行,血不能荣,气血瘀滞,脉络痹阻所致。治宜补气活血。方中苏木行血祛风,"治风先治血,血行风自灭",为主药,辅以水蛭活血破瘀,散结,延缓或阻滞血液凝固。丹参补血、活血,专走血分祛瘀血,生新血。地龙通经络,并能调整血压。佐以炙穿山甲,引诸药直达病所发挥作用。共达行血熄风之目的。

15g,川芎 15g,茯苓 15g,桃仁 10g,陈皮 10g,制半夏 10g,红花 5g。

加减运用 痰湿偏盛可加石菖蒲、胆南星开窍豁痰;血压高给予天麻、钩藤以平肝熄风。汗出不止可加黄芪、龙骨、牡蛎。

用药方法 每日 1 剂,2 次煎煮,滤取药汁 600ml,分 3 次口服。

适用病证 脑出血发病 16～30 天。意识清楚,肢体瘫痪,软弱无力,口眼歪斜,言语无力,或头晕头痛,或患侧肢体麻木疼痛,或患侧手足肿胀,食少纳呆,舌紫黯,苔白滑,脉滑。

疗效观察 用此方治疗 67 例,男 40 例,女 27 例;年龄最大者 76 岁,最小者 43 岁,平均 64 岁;住院时间最短者 3 天,最长者 81 天,平均 37 天;其中高血压病史 20 年以上者 15 例,11～20 年者 28 例,5～10 年者 16 例,5 年以下者 7 例,原因不明者 1 例。治疗后平均肌力＞Ⅳ级,生活自理 31 例,占 46.23%,平均肌力＞Ⅲ级,或能扶杖行走着 19 例,占 28.3%;肌力和症状较治疗前有不同程度的增加及好转 11 例,占 16.42%;恶化、自动出院、死亡者 6 例,占 8.95%,总有效率为 91.04%。

验方来源 新中医,1992,(6)

临证阐释 本方证属脑出血相对稳定期之湿瘀互结,脉络阻痹之证。方中鸡血藤味苦微甘性温,补血活血,舒筋通络,伸筋草祛风止痛通络舒筋。当归、赤芍、川芎亦补血活血,半夏、陈皮、茯苓燥湿化痰,理气和中,桃仁、红花活血化瘀,牛膝活血通经,引血下行。全方共奏活血通络,逐瘀化湿之效。

3. 中风Ⅰ号方

药物组成 制大黄 30g,桃仁 20g,水蛭 10g,胆南星 12g,广郁金 12g。

加减运用 痰热甚者,可加清半夏、陈皮、钩藤、黄芩以化痰清热熄风;抽搐者,加全蝎、蜈蚣、僵蚕;小便失禁者加桑螵蛸、山茱萸、益智仁、五味子等补肾收涩之品。

用药方法 每日 2 剂,水煎服,每日 2 次口服。服药后大便控制在每日 3～5 次。若便次超过 5 次者,改服 1 剂连用 14 天。神昏者鼻饲,并另给予安宫牛黄丸 1 粒,每日 2 次,颅内压增高明显者,临时给予呋塞米或甘露醇脱水。

适用病证 治疗脑出血(痰热腑实)。神识昏糊或烦躁谵妄,半身不遂,肢体麻木,口眼㖞斜,失语失音及头痛头晕,便秘,口臭,痰黏难咯,恶心呕吐,小便潴留,舌红苔黄腻,脉弦滑。

疗效观察 用此方治疗高血压脑出血91例,蛛网膜下腔出血8例,脑血管畸型1例。男64例,女36例,年龄小于50岁者18例,50～60岁者49例,大于60岁者33例。发病时间最短的15分钟,最长3天,平均6小时;住院最短的19天,最长的47天,平均38.64天。基本生活自理,症状、体征消失者50例;症状及体征好转,能扶杖行动15例;有效29例,无效6例,总有效率94%。

验方来源 浙江中医杂志,1993,(12)

临证阐释 本方证乃脏腑功能失调,中焦转输不利,脾胃升降失常所致痰浊阻滞,腑气不通所至便秘口臭,舌红苔黄腻,脉弦滑。治宜清热凉血,化瘀通络。方中制大黄清热凉血、化瘀止血。大黄于此病中,既能活血化瘀,推陈出新,促进新血产生;又能凉血止血,以防继续出血,且能止血而不留瘀;故其化瘀而无出血之弊,止血而无留瘀之害,终至瘀化血止。桃仁通经破瘀,郁金破血行气,水蛭破血逐瘀,胆南星清化痰热。全方共奏清热凉血,化瘀通络。

4. 中风Ⅱ号方

药物组成 清半夏10g,陈皮10g,黄芩10g,夏枯草20g,钩藤20g,地龙10g,白芍10g,胆南星10g,大黄10g,麦冬10g,玄参30g。

加减运用 中期患者饮食摄入不足,加之早期大量脱水剂应用,故加入清热生津之品,如麦冬、沙参、石斛;痰多可加天竺黄、郁金或鲜竹沥水口服;头晕甚者可加石决明、珍珠母等。

用药方法 每日1剂,水煎服,每日3次口服。

适用病证 中风中期,为发病的10～21天左右,是疾病正邪相争的持续期。症见神志转清,半身不遂,舌强不语或语音謇涩,便干而秘,或痰多,或头晕,舌质黯红干而少津,苔薄黄,脉弦细数。

疗效观察 用此方治疗急性期脑出血45例,男性25例,女性20例;年龄,70岁以上9例,50～60岁27例,40～50岁7例,40岁以下者2例。就诊时发病天数,最短15小时,最长7天,治疗天数为40天。按照尼莫地平法国际标准,以神经功能缺损打分计算。(治疗前积分—

治疗后积分)/治疗前积分×100＝%。神经功能缺损打分达 81% 以上,且临床症状基本消失,生活基本自理者 14 例;神经功能缺损打分达 56%～80% 以上,且临床明显改善者 21 例;神经功能缺损打分达 36%～55%,且临床症状显著改善者 2 例;神经功能缺损打分达 11%～35%,临床症状较前有轻微改善或未加重者 3 例;神经功能缺损打分达 0%～10%,临床症状无变化甚至死亡者 5 例。其总有效率 82.2%;病死率为 11.1%。

验方来源 陕西中医学院学报,1993,(4)

临证阐释 脑出血急性期患者,多属中风病之急危症,临床多以闭证、脱症或闭脱相兼而辨证施治。中期患者处于正邪相争的持续阶段,由于患者饮食摄入不足,加之早期大量脱水剂应用,故在祛邪的基础上加入清热生津之品,如麦冬、沙参以扶助正气,防止并发症的发生。同时若便干而秘可加重大黄用量。方中大黄、清半夏、陈皮通腑化痰;钩藤、黄芩清热熄风;胆南星豁痰;夏枯草以清热熄风;白芍柔肝熄风;地龙活血化瘀。全方共奏通腑化痰,清热熄风,生津止渴之效。

5. 羚羊钩藤汤

药物组成 羚羊角 3g,钩藤 15g,杭菊花 15g,生地 15g,黄芩 10g,白芍 20g,川贝 10g,竹茹 10g,甘草 6g。

加减运用 痰声漉漉者加胆南星 8g;高热者加生石膏 40g,知母 15g;汗多者加浮小麦 30g,黄芪 20g;便闭者加火麻仁、郁李仁各 15g。另外,口服安宫牛黄丸,每日 2 次,每次 1 丸,至神志清醒。

用药方法 每日 1 剂,分 2 次煎服,每次药液量在 300ml 左右,通过胃管注入,10 天为 1 个疗程。

适用病证 脑出血(肝阳暴亢)。症见突然昏仆,不省人事,牙关紧闭,口噤不开,两手握固,大小便闭,面赤身热,气粗口臭,燥扰不宁,苔黄腻,脉弦滑而数。

疗效观察 用此方治疗重症脑出血 92 例,男 59 岁,女 33 岁,本组患者均有神志变化。病情恢复快,神志清楚,反应灵敏,能正确回答问题或示意者 42 例,占 45.65%;病情恢复慢,神志尚清楚,反应迟钝,回答问题不清楚或不能准确示意者 32 例,占 34.78%;经抢救无效死亡者 18 例,占 18%,总有效率 74%。

验方来源 湖南中医杂志,1994,(1)

临证阐释 本方证乃素体阴虚,水不涵木,复因情致所伤,肝阳暴亢,引动心火,风火相煽,气血上逆,遂致突然昏仆。治宜清肝熄风,辛凉开窍。方中羚羊角入肝经,凉肝熄风;钩藤清热平肝,熄风解痉;菊花辛凉疏泄,清热平肝熄风;生地、白芍、甘草滋养阴液,柔肝舒筋;川贝、竹茹清热化痰。全方共奏凉肝熄风,增液舒筋之效。

6. 羚茅汤

药物组成 羚羊角粉 1.2g(冲),珍珠粉 0.6g(冲),生石决明、钩藤各 30g,白茅根 60g,菖蒲、泽泻各 10g,牛膝 15g,胆星 6g。

加减运用 出血量较多者加三七粉 2g(冲);神昏瞶不醒者加郁金 10g,远志 6g;痰热腑实,大便秘结或溏而不爽,舌红苔黄厚腻而干、脉弦滑有力者加生大黄 10g(后下),芒硝 6g(冲),瓜蒌 15g;恶心呕吐者加苏叶、川黄连各 6g;头痛剧烈者加白芷、元胡各 10g;五心烦热,口干舌燥,咽干,舌红少苔或无苔,脉细数者,加生地 30g,元参、丹皮、石斛各 10g。

用药方法 上方水煎备用,每日 1 剂口服。昏迷者发病 48 小时以内,高位灌肠;48 小时后鼻饲,每次 200ml,每日 2 次。同时保持营养和水、电解质平衡,对于合并高血压、糖尿病及感染者分别给予对症治疗。

适用病证 镇肝熄风,清热化痰,醒神开窍。主治急性出血性脑中风。

疗效观察 根据 1986 年全国中风学术会议修定的诊断标准和 CT 检查结果,全部确诊为急性出血性脑中风。全部病例均在发病 3 天内入院。中医辨证分型,有神志变化而属中脏腑的患者有 54 例,无神志变化属中经络者 18 例,伴剧烈头痛者 8 例。经治疗后,结果:基本治疗者 26 例,占 36%;显效者 27 例,占 37.5%,有效者 2 例,占 2.75%,恶化 7 例,占 23.7%,总有效率 76.3%。

验方来源 单振友,等. 羚茅汤治疗急性出血性脑中风 72 例临床观察. 北京中医杂志,1997,(6):23

临证阐释 急性出血性脑中风发病急,预后差;病机多属肝阳上亢,风火痰热上扰清窍,血溢脑脉之外。故本方药以镇肝熄风加化痰开窍之配伍,用于急性发作的脑中风,收效满意。在治疗上本方用法可口

服,亦可根据患者病情给予灌肠或鼻饲,使中医药在急性病的治疗上有更广泛的应用。

7. 黄角汤

药物组成 大黄(后下)、水牛角各30g。

用药方法 水煎,每日1剂,以大便日解4~5次为度。

适用病证 通腑开窍。主治脑出血急性期。

疗效观察 用本方配合脱水、补充电解质等对症治疗33例脑出血急性期患者,结果:基本痊愈10例,显效15例,有效6例,恶化2例,总有效率93.94%。

验方来源 张介眉,等. 黄角汤治疗脑出血(急性期)临床观察. 湖北中医杂志,1997,(6)

临证阐释 脑出血患者大多在发病后出现大便秘结,此为风、火、痰、瘀阻于中焦,化热化燥而成腑实证。大黄通腑泻热,使内风肝火得熄,痰热、瘀血能化,此为上病下取。实验研究大黄能降低颅内压,减轻脑水肿。配合水牛角醒脑开窍,促使患者神志复清。即使无便秘,只要无脱证,可及早使用黄角汤(体虚者可用酒制大黄),提高治愈率。

8. 祛痰醒脑汤

药物组成 茯苓、石决明各20g,白术、天麻各12g,陈皮、法夏、南星、天竹黄、钩藤、牛膝各10g,竹茹、石菖蒲各15g。

用药方法 水煎鼻饲,每日1剂,每日5~6次,每次50~100ml至意识障碍改善为止。若属闭证可用安宫牛黄丸或苏合香丸每日1丸,调成糊状鼻饲;属脱证加大剂参附龙牡汤和生脉饮每日1剂。同时给氧,静脉补液,甘露醇和利尿剂脱水降低颅内压,血压高者给利血平、心痛定、卡托普利,消化道出血者给甲氰咪胍、抗生素预防感染,ATP、辅酶A、细胞色素C等细胞活化剂。

适用病证 平肝潜阳,祛痰开窍。主治出血性中风伴意识障碍。

疗效观察 用本方治疗出血性中风伴意识障碍60例,结果:治愈17例,好转40例,无效3例,总有效率95%;其中死亡2例,单纯西药治疗组40例,治愈8例,好转21例,无效11例,总有效率72.5%;其中死亡6例,死亡率15%。经统计学处理,两组有显著性差异($P<0.05$),且本方治疗组意识障碍改善明显,清醒时间提前。

验方来源 袁永萱,等.祛痰开窍方治疗出血性中风伴意识障碍60例.实用中西医结合杂志,1997,(11):1080

临证阐释 方中天麻、钩藤、石决明、牛膝平肝熄风潜阳引火下行,茯苓、白术、陈皮、石菖蒲、法夏、南星、竹茹、天竹黄渗湿利水化痰,石菖蒲开窍安神,综合全方使风熄火降,痰浊消散,清窍开朗,神志清爽。本病单纯用西药脱水剂、利尿剂及细胞能量合剂,意识障碍改善不满意,死亡率高,合用本方对消除脑水肿,降低颅内压,保护脑细胞,促进意识障碍改善,提早清醒时间,提高疗效,降低死亡率有显著作用。

9. 脑衄化瘀汤

药物组成 生黄芪50g,海藻、仙鹤草、生地各30g,地龙、泽泻各20g,赤芍、当归、川芎各10g,地鳖虫、参三七、甘草各5g。

加减运用 血压高者加决明子、生龙牡;神昏窍闭者加石菖蒲、天竹黄;舌强言謇者加胆南星;舌红少苔或无苔者加枸杞子、山萸肉;舌紫甚者加桃仁、红花;腑实者加大黄;舌苔厚腻者加草果。若颅内压高,烦躁头痛或昏迷逐渐加深,呕吐抽搐项强者,给予20%甘露醇快速静滴;血压甚高者加利血平1mg肌注。

用药方法 每日1剂,水煎分服。

适用病证 活血化瘀。主治脑出血。

疗效观察 本组33例。治疗后18例显效(2周内神志清楚,烦躁头痛,呕吐抽搐消失,血压稳定,颈抵抗消失,肢体活动进步),11例好转(4周内神志清楚,烦躁、呕吐、抽搐消失,颈抵抗消失,肢体能蠕动),3例无效(病情加重,改他法治疗),死亡1例,总有效率为87.9%。

验方来源 杨林.脑衄化瘀汤治疗脑出血33例临床观察.浙江中医杂志,1992,(5):200

临证阐释 早期应用活血化瘀药是治疗脑出血之关键。脑衄化瘀汤即是为此而设,且从临床观察来看,获效较为理想。若化瘀药用得过迟,则瘀血凝聚,难以化解。但出血未止前,最好少用大量峻烈逐瘀药,一般可根据CT分析,在血止3天后,酌情选用。若无CT条件,则可选用既有活血化瘀作用又能止血的药物,如仙鹤草、三七等。

10. 加味抵当汤

药物组成 水蛭6g,虻虫1.5g,桃仁、制大黄、大枣各9g,生姜

3片。

用药方法 每日1剂,分上、下午煎服,4周为1个疗程。吞咽困难者给予鼻饲。有明显颅高压体征者,适当给予20%甘露醇静滴及小剂量肾上腺皮质激素。

适用病证 破血逐瘀、疏通脉络。主治脑出血。

疗效观察 本组50例,均做头颅CT检查确诊,均于治疗1个疗程后进行脑电地形图复查进行疗效分析。结果:治疗组显效35例(占70%),有效12例(占24%),无效3例(占6%),总有效率94%。

验方来源 黄晓明.加味抵当汤治疗急性脑出血的脑地形图观察.浙江中医学院学报,1996,(3):30

临证阐释 中医认为血应畅行于经脉之中,由于脑血管破裂引起出血,使血不循常道,溢于脉外,形成瘀血。方中水蛭破血逐瘀为主药;虻虫逐瘀破积为辅药;桃仁活血化瘀,大黄荡涤实邪,导瘀血下行共为佐药;生姜、大枣调和诸药为使药。诸药合用,功专力强,峻猛之力直达病所,使瘀血迅速得消,脑脉及时得通。通过脑地形图观察,本方治疗脑出血,可促进脑血肿吸收,加速神经功能恢复,能使瘀血祛而生新血,诸恙渐瘥。

11. 通栓化瘀汤

药物组成 丹参12g,红花、川芎、赤芍、当归、生地、桔梗各9g,柴胡、牛膝、枳壳、甘草各6g。

用药方法 上方水煎服,每日1剂。在用上方的同时辅用10%葡萄糖500ml加三磷酸腺苷40mg,辅酶A100U,细胞色素C 30mg,高颅压症状明显者加用20%甘露醇静脉点滴,每天1次,症状重者每6小时1次。

适用病证 通栓化瘀,活血止血。主治混合性中风急性期。

疗效观察 本方共治疗混合性中风急性期(发病1周以内)患者20例,同时设15例西药对照组(除不用本方外,均用治疗组的全套西药)。上述35例患者全部经颅脑CT确诊。两组均治疗30天后做疗效统计。治疗结果:通栓化瘀汤组基本痊愈(意识清、偏瘫肢体肌力恢复到4级以上,能独立行走。)13例(65%),显著进步(意识状态及瘫痪肢体恢复2级以上)5例(25%),进步(意识状态及偏瘫肢体恢复1级或失语、言语不清有好转)2例(10%)。西医对照组基本治愈8例(53%),显著进步3例(20%),进步4例(26%)。两组比较,$P<0.01$,有显著性意义。

验方来源 杨官成. 通栓化瘀汤治疗混合性中风急性期临床观察. 新中医,1994,(12):30

临证阐释 近年来,由于CT及MR成像技术在临床的广泛应用,对部分中风患者颅中既有出血灶又有梗死灶一般多能做出正确诊断,两种中风同时出现,给临床治疗带来一定困难,单独使用止血剂、抗凝剂或扩管药物均有可能带来副作用,甚至使病情加重。活血止血法是近年来治疗脑出血的一个新经验,也给治疗混合性中风开辟了一条新路,应用活血止血即"以行为止"。本方中活血化瘀中药有利于迅速止血,对减轻颅内血肿形成,加速血肿吸收,改善脑血液循环、防止脑疝所致脑干缺血等有重要作用。脑出血急性期临床症状表现复杂,而瘀血与痰浊交结,气血不能周流,清阳之气不得舒展,神明失司为主要病机,CT检查所示病灶部位之血肿及周围水肿,可视为痰瘀交结之佐证,而活血化瘀中药除具有止血功能外,还有改善血液循环、促进溢血吸收、促进血栓消融、消肿消炎、改善神经营养等作用。脑出血症所溢脉外之血乃离经之血,属瘀血范畴,已不可复回故道,由此引起的瘀血郁积诸症状只有通过活血化瘀使其消散和吸收,使各项功能逐渐恢复。临床证实,本方对脑出血及脑梗死有双重治疗作用且不致加重出血。

12. 化痰祛瘀合剂

药物组成 葶苈子15g,胆南星、代赭石、怀牛膝、桃仁各20g,鸡血藤、大黄各30g,半夏、石菖蒲各18g,天竹黄12g,川芎、三七各10g,水蛭6g。

用药方法 水煎浓缩,每100ml含生药66g。口服,每日2次,每次100ml,意识障碍者鼻饲给药,14天为1个疗程。

适用病证 化痰活血祛瘀。主治出血性脑卒中。

疗效观察 用本合剂治疗出血性脑卒中105例。结果:痊愈66例,占62.8%;好转35例,占36.95%;无效4例,占3.8%,总有效率96.2%。

验方来源 陈立新,等. 化痰祛瘀合剂治疗出血性脑卒中105例

观察.河南中医药学刊,1997,(1):33

临证阐释 本病主要病理变化是痰浊瘀血。治疗关键是化痰、祛瘀。本方用葶苈子、胆星、石菖蒲、天竺黄、半夏、大黄化痰祛瘀,开窍醒脑,通腑泻下;用川芎、桃仁、牛膝、三七、水蛭、鸡血藤、代赭石活血化瘀,行血熄风。全方达到痰化络自通,瘀祛神自清之目的。本合剂用不厌早、用不厌老。临床应尽早使用,年高用后未发现不良反应,一般稀便为多。本病急性期需配合必要的西医抢救措施,以便更好的发挥合剂的作用。

13. 加味羚羊钩藤汤

药物组成 羚羊角粉(冲)、全蝎、生白芍、田三七、菊花各 9g,钩藤、天麻、川贝、伏神、地龙各 12g,鲜竹沥、鲜生地、代赭石各 15g,生甘草 6g,水牛角片(尖部)50g。

用药方法 每剂药水煎 2 次。先文火将鲜竹沥、水牛角片煎沸 10 分钟,后再放入钩藤煎沸 5 分钟,用纱布滤出药液冲羚羊角粉服。药渣再放适量水复煎 15 分钟,隔 6 小时后服。尽早服药,急性期特别是昏迷患者不能口服时可鼻饲,如合并消化道出血时药液一定凉后服。急性期病情严重时应每天 2 剂药煎 4 次服,每 6 小时服药或鼻饲 1 次,10 天为 1 个疗程。病情稳定后改为每日 1 剂。恢复期宜早用药渣加桑枝、石菖蒲各 150g,煎水擦洗患肢,配合患肢功能锻炼。

适用病证 主治出血性脑卒中。

疗效观察 用本方治出血性脑卒中患者 23 例。均为首次发病,其中 19 例经 CT 检查可见颅内血肿,CT 检查率 82.6%。其中内囊出血 15 例,脑桥出血 3 例,小脑出血 1 例。发病至开始以本方治疗时间 2~96 小时不等。中医辨证可归为中医中脏腑,全部病例均属中重度。治疗结果基本痊愈 7 例(30.4%),显效 13 例(56.5%),有效 2 例(8.7%),无效 1 例(4.3%),总有效率 95.7%。治疗最短 5 个疗程,最长 12 个疗程。

验方来源 周菊明.加味羚角钩藤汤治疗出血性脑卒中23例.新中医,1994,(9):38

临证阐释 出血性脑卒中多由阴虚阳亢、肝火内动,化火动风迫使血液妄行,血随气逆,上冲于脑,导致血瘀于脑,瘀血停滞,风火相煽,痰浊壅阻，清窍闭塞。病机多为本虚标实。本虚为肝肾阴虚、气血不足，标实乃风火痰瘀，才出现中风阳闭重症。本方有平肝熄风，止血祛瘀，清热化痰、醒神开窍之功。急性期在治标顾本的基础上止血祛瘀，能使离经之血尽快机化吸收，使被瘀血压迫所致水肿坏死的脑组织复活是治疗的关键，因此宜尽早服药，药量要足，尤其是主药，如无羚羊角，可以水牛角加倍量使用。此外，本组病例中每天服2剂药比每天服1剂药者康复快，后遗症少。

14. 瘫痪复康汤

药物组成　何首乌、黄精、杜仲、女贞子、白芍、熟地、胆南星、石菖蒲、桑枝、水蛭、土元、炮甲珠各10g，葛根、牛膝、瓜蒌、豨莶草、鸡血藤、丹参各15g，地龙12g，僵蚕、全虫、三七各6g。

用药方法　每日1剂，分2次煎煮，共约700ml，分2次温服。10天为1个疗程，可用2～3个疗程，每疗程中间休息2～3天。痰热内闭、神昏谵语者，加服安宫牛黄丸，每日2粒。

适用病证　补肝肾，通脑络，化痰浊，散瘀滞。主治急性脑卒中。

疗效观察　用本方治疗急性脑卒中患者64例，痊愈35例，占55%；显效11例，占17%；有效15例，占24%；无效3例，占4%；总有效率为96%。

验方来源　张江生．瘫痪复康汤治疗脑卒中64例．甘肃中医学院学报，1992,(4):19

临证阐释　本方以首乌、黄精、杜仲、女贞子、白芍、熟地补肾归元以治其本；辅以葛根、牛膝升降气机，调和逆乱之气血；佐以瓜蒌、胆星、石菖蒲、僵蚕、全虫、桑枝、地龙化痰通络；水蛭、豨莶草、桃仁、鸡血藤、土元、三七、山甲活血和营以治其标。全方君臣佐使，条理井然。使肝肾得补，瘀痰始化，脑络渐通，诸症向愈。

15. 加减补阳还五汤

药物组成　黄芪30g，归尾、川芎各12g，桃仁泥、石菖蒲、炒赤芍、天竹黄各9g，干地龙12g，炙远志5g，全瓜蒌(打)24g，川连3g，生地黄(后下)4.5g，丹参15g。

加减运用　语謇者加九节石菖蒲6g，炙远志9g；便秘者加生地黄9g，枳壳6g，火麻仁9g；偏瘫较重者加水蛭3g，地鳖虫9g；高血压者加

石决明(先入)30g,珍珠母(先入)30g,生牡蛎(先入)30g。

用药方法 每日1剂,水煎,分2次服。此法在常规西药抢救治疗的基础上,自中风后1周开始加减服用。

适用病证 益气活血、化痰祛瘀。主治脑出血恢复期。

疗效观察 本组25例,均由头颅CT证实为脑出血。出血量在25ml以上,都有不同程度的意识障碍及肢体瘫痪。治疗后痊愈10例(意识恢复,肢体活动基本恢复正常,肌力在4级以上,生活自理,血压稳定,头颅CT复查脑内出血完全吸收或大部分吸收),好转15例(虽然意识恢复,但肢体活动未能完全恢复,肌力在3级以下,血压稳定,头颅CT复查脑内出血部分吸收)。总有效率100%。而本院单纯用西药抢救25例,痊愈6例,好转12例,无效7例(意识未恢复,或变成植物状态,或死亡者)。有效率72%。两组比较,$P<0.01$。

验方来源 陆朴莺,等.25例重度脑出血的临床治疗和观察.上海中医药杂志,1994,(10):12

临证阐释 高血压脑出血死亡率较高。既往单纯用止血、抗脑水肿、预防感染等治疗,恢复较慢,且死亡率高。临床采用中西医治疗,先用安宫牛黄丸,后用补阳还五汤加减,收效显著。为预防脑再出血,保持大便通畅,充分休息,勿过度紧张或疲劳,并按时服用降血压药物等,均极为重要。

16. 姜春华经验方

药物组成 羚羊角粉(冲)3g,生石决明(先煎)30g,钩藤15g,怀牛膝15g,小蓟15g,牡丹皮12g,栀子9g,胆南星6g,天竺黄9g,石菖蒲12g,黄芩9g,生大黄9g,生地黄30g,竹沥(冲)1支。

用药方法 上药煎水鼻饲,每日1剂。

适用病证 脑出血证属阳闭证。

病案举例 邵某,男,68岁,素有高血压病史,2天前因大便时努进突然昏倒,不省人事,送医院急救时瞳孔散大,对光反射消失,血压260/130mmHg,脑脊液呈血样,压力增高。诊查:神志昏迷,牙关紧咬,痰涎壅盛,声若拽锯,面赤气粗,躁动不安,大便秘结,苔黄厚,舌质红,脉弦滑。辨证:素体肝阳偏激,风火上炎,脑络受灼,努进后气血逆走于上,直冲犯脑,发为卒中。风火遏闭,灼津为痰,内蒙心窍,上阻廉泉,此为阳闭。急先开窍醒脑,平肝熄风。上方煎水鼻饲。另用安宫牛黄丸2粒,早、晚分2次研化鼻饲。3剂后大便得通,神志已清,喉痰仍多,左半身偏瘫,语言謇涩,口眼歪斜,血压:180/110mmHg。苔黄腻,质红,舌底有青筋,边有瘀点。风火趋熄,脑络已清,清窍渐开,瘀痰未化,脉络阻滞。续以清肝化痰,活血化瘀法为治。处方:石决明30g,夏枯草15g,生地30g,丹参15g,牛膝15g,钩藤15g,牡丹皮9g,赤白芍12g,小蓟15g,半夏9g,僵蚕9g,地鳖虫9g,炙鳖甲12g,全蝎3g,大黄3g。加减服用半月后,口眼歪斜渐复止,左半身能活动并起床行走;感眩晕腰酸,苔黄质红,舌下青筋色淡,尚有瘀点,脉细弦尺弱。拟调肝肾之阴以收全功。

验方来源 中国现代名中医医案精华

临证阐释 本例为中风阳闭,肝阳化风,痰火内闭之证。此例脑出血本质属本虚标实,急则治标,治之先急开窍醒脑,平肝熄风,待神志清醒后,转入清肝化痰,活血化瘀,并滋肾涵肝柔阴为治,层次分明,缓急得当,逐层扣转危机之候,故能达到力挽狂澜,化险为夷。

17. 周信有经验方

药物组成 夏枯草20g,黄芩9g,桑叶9g,菊花20g,钩藤20g,生地20g,元参20g,生龙骨、生牡蛎各30g,石决明30g,桑寄生9g,怀牛膝9g,何首乌20g,僵蚕9g,白蒺藜15g,槐花15g。

用药方法 水煎服。

加减运用 夹火者当泻火,酌加胆南星、天竺黄、竹茹、贝母、竹沥。

适用病证 本方有清肝明目降压,平肝熄风,重镇潜阳,滋阴凉血止血之功。适用于肝风内动,风阳上扰,气血上壅,痰火壅盛之络损血溢,中风昏厥。

病案举例 任某,男,65岁,1995年6月15日初诊。曾于1995年4月25日昏厥不省人事,住院查为脑出血,经治疗后患者意识清楚。来诊时口眼歪斜,口角流涎,自诉右侧肢体麻木酸痛,头晕头痛,耳鸣,右脸发麻,舌红绛,苔薄黄,脉弦有力。血压:21.3/13.3kPa(160/100mmHg),证属肝风内动,风阳上扰,气血冲逆,痰火壅盛,络损血溢。治则:治宜平肝潜阳,熄风通络,凉血止血。方药:夏枯草20g,黄芩9g,当归9g,丹参9g,龟甲30g,白蒺藜20g,僵蚕9g,全蝎6g,广地

龙 20g,菊花 20g,黄芪 20g。水煎服。5月10日二诊:服前药6剂,头晕耳鸣减轻,加知母 20g,继服 10 剂。5月 20 日三诊:右侧肢体酸痛麻木减缓,口不流涎,脸不发麻,原方 10 剂继服。以后随症加减施治,患者坚持服药1月余,诸症除,口眼恢复正位,血压 120/85mmHg。嘱其连续服药二三月,以巩固疗效。以后再未复发,身体状况良好。

验方来源 周信友著.周信友临床经验辑要.北京:中国医药科技出版社,2000

临证阐释 本方以夏枯草、黄芩、桑叶、菊花、钩藤大堆清肝明目之品,已达到降压之目的。以龙骨、牡蛎、石决明重镇潜阳;白蒺藜、僵蚕平肝熄风;桑寄生、怀牛膝补肝肾,降血压,何首乌滋肾降脂,抗动脉硬化;生地、元参滋阴养液;配以槐花,合有滋阴、降压、凉血止血之功。脑出血急性期不省人事,尚须辨别是闭证还是脱证。闭证要分阳闭、阴闭。阳闭以至宝丹辛凉开窍,阴闭以苏合香丸辛温开窍;但须注意,在急性期一律用香窜药来开窍促苏,不是上策,虽然麝香可以改善或消除水肿,但是香窜容易引起血管渗漏,有再出血的可能。关于开窍,据我临床体会,无论属于何种类型之闭证,均可服用安宫牛黄丸,每日1~2丸。昏迷与否,在出血性中风中只是闭窍程度深浅之别,因此均当应用此法。使闭窍者其窍早开,未闭者防患于未然。辨别脱证主要以测量血压为准,血压骤降者为闭证转脱证或合并心脉闭阻所致。脱证者血压均低于正常。凡见脱证者,应投人参、附子、肉桂、干姜等,益气固脱,回阳救逆。出血性中风为气血逆乱,血溢于上而发病。一旦确诊切忌用破血活血之品,免使出血加重。但可用和血凉血之法,可小剂量用当归、丹参等。丹参具有出血者止血,瘀血者活血的双向调节作用。根据病情亦可酌加利尿药,以引出邪浊,促使脑压下降,如泽泻、茯苓、车前子、益母草等。通过通腑以减轻脑压,亦为临床所常用,昏迷者用灌肠法。

18. 陈苏生自拟柴牡三角汤

药物组成 柴胡 9~12g,生牡蛎 30~40g,山羊角 15~24g,水牛角 15~24g,生鹿角 6~9g。

加减运用 当脑出血尚未完全停止前,除保持安静外,如见颜面潮红,意识模糊,加代赭石 15g,生地 15g,苎麻根 15g,重者可酌用犀角

12g磨汁冲服，口噤者可用鼻饲；脑出血停止，仍须防其络创复裂，加用女贞子9g，旱莲草9g，仙鹤草15g，云南白药亦可用；中风后血压偏高，头痛头晕，泛恶拘急者，加生石决明30g，代赭石15g，干地龙9g，牛膝9g；中风后，口眼歪斜，言语謇涩，半身不遂者，加天麻、僵蚕、决明子、茺蔚子、郁金、石菖蒲各9g，钩藤12g(后下)，全蝎4.5g；中风后，痰涎壅盛，时时抽搐，咳嗽不爽者，加陈胆星6g，天竺黄、郁李仁、全瓜蒌各9g，淡竹沥1支冲服，大便闭结不下者，加生军9g(后下)，以得下为度；中风后，余热不退，或有感染，汗出不减，口干舌绛者，加土茯苓30g，忍冬藤24g，连翘、白薇、丹皮、山栀各9g，合欢皮24～30g，古人用1味合欢皮治肺痈，说明合欢皮不仅能和血宁神，亦有抗感染作用；脑部水液潴留未能及时排泄，引起各种壅阻现象者，重用柴胡，生牡蛎，加泽泻，泽兰，郁李仁，起疏导脱水作用。由于个体禀赋不同，脑部病灶有别，其相应之症状亦比较复杂。如阴虚者养阴，阳衰者助阳，以及香附、乌药之调气活血，苍术、厚朴之健脾宽肠，夜交藤安神和络，合欢皮和血缓痛，郁金散瘀，菖蒲开窍，又当随所宜而增损，根据辨证、辨病、辨人3大原则来随机调整。

适用病证 因脑部血流不循常道，凝瘀潴留，以致中风引起之后遗症状。然中风之因，以现代医学分析，有溢血(出血)与缺血(脑血栓形成，脑血管痉挛所致供血不全)之不同，临床应区别"闭"、"脱"而或用潜阳或用温阳随时加以矫正。

病案举例 姚某，男，48岁，向有风湿性心脏病、二尖瓣闭锁不全史，经常出现房颤。上月突然出现左侧偏瘫，神志昏迷，呼吸迫促，痰涎壅声，声如拽锯。经手术切开气管，吸出顽痰，并大量应用抗生素及强心药，仍然昏迷不醒，木僵无所知觉，口噤，二便闭结。又经透析疗法，汗出如洗，上身尤甚，身热不因汗衰。舌胖苔白滑，脉沉微。先生认为此乃"心脑俱病，肺肾交困"，关键在于脑功能之失调，应先予醒脑开窍，消瘀涤痰，解毒存阴，标本兼顾之法。方用柴牡三角汤，经中西医协作，四剂热退，汗仍多，神识略有清醒时，偏瘫依然，复增呃逆。方中加豆刀子，玉蝴蝶，竹茹，4剂时呃逆止。大便5日不解，加枳实，瓜蒌而大便行，神识稍清，但气管插管处痰涎仍多。原方去枳实、桃杏仁各9g。半月后，气管插管抽去，病情大安。前后复诊15次，服柴牡三角汤62剂，

神识完全清朗,言语亦恢复正常,食欲睡眠均正常。治疗 2 个半月后,偏瘫亦恢复十之五六,可以扶杖下地行动。遂嘱针灸调理而愈。

验方来源　陈褶主编. 中国百年百名中医临床家丛书. 陈苏生. 北京:中国中医药出版社,2001

临证阐释　柴胡宣畅气血,推陈出新。生牡蛎潜阳软坚,消痰行水。柴牡同用,无升阳暨逆之患,有降泄疏导之功。不仅通血道,亦走水道,故举以为君。山羊角代羚羊角,能平肝熄风,善解脑血管之痉挛。水牛角代生犀角,能清心凉血,治神志昏迷,起醒脑解毒作用。生鹿角能行血,消血肿。古人有用 1 味生鹿角碾末,醋调敷乳痈立消者,故以之移治脑部凝血留瘀,起潜移默化之效。5 味药合而为方,对脑部气血瘀滞,水液潴留,有疏通消散作用。

第四章 蛛网膜下腔出血

蛛网膜下腔出血(SAH),通常为脑底部动脉瘤或脑动静脉畸形破裂,血液直接流入蛛网膜下腔所致,又称自发性 SAH。脑实质或脑室出血、外伤性硬膜下或硬膜外出血流入蛛网膜下腔为继发性 SAH。SAH 约占急性脑卒中的 10%,占出血性脑卒中的 20%。

其病因包括①粟粒样动脉瘤:约占 75%,年发病率 6/10 万;②动静脉畸形:约占 10%,多见于青年人,90%以上位于幕上,常见于大脑中动脉分布区;③梭形动脉瘤:高血压、动脉粥样硬化所致;④脑底异常血管网(Moyamoya 病):占儿童 SAH 的 20%;⑤其他如霉菌性动脉瘤、颅内肿瘤、垂体卒中、脑血管炎、血液病及凝血障碍疾病、颅内静脉系统血栓和抗凝治疗并发症等,原因不明占 10%。

SAH 后引起一系列病理生理改变:①血液流入蛛网膜下腔刺激疼痛敏感结构引起头痛,颅内容积增加使颅内压增高可加剧头痛,导致玻璃体下视网膜出血,甚至发生脑疝;②颅内压达到系统灌注压时脑血流急剧下降,血管瘤破裂伴发的冲击作用可能是约 50%的患者发病时出现意识丧失的原因;③颅底或脑室内血液凝固使脑脊液回流受阻,30%~70%的患者早起出现急性阻塞性脑积水,颅内压更趋增高,血液吸收后脑室恢复正常;血红蛋白及含铁血黄素沉积于蛛网膜颗粒导致脑脊液回流受阻,出现交通性脑积水和脑室扩张;④蛛网膜下腔血细胞崩解释放各种炎性物质引起化学性脑膜炎,脑脊液增多更使颅内压增高;⑤血液及分解产物直接刺激引起丘脑下部功能紊乱,如发热、血糖升高、急性心肌缺血和心律失常等;⑥血液释放的血管活性物质,如氧合血红蛋白、5-HT、TXA_2 和组胺等刺激血管及脑膜,可引起血管痉挛,严重者导致脑梗死;⑦动脉瘤出血常限于蛛网膜下腔,不造成局灶性脑损害,神经系统检查很少发现局部体征,除非大脑中动脉动脉瘤;但动静脉畸形破裂常见局灶性异常,并与脑实质的定位一致。

SAH各年龄均可发病,以青壮年多见。多在情绪激动中或用力情况下急性发生,部分患者可有反复发作头痛史。

(1)头痛与呕吐:突发剧烈头痛、呕吐、颜面苍白、全身冷汗。如头痛局限某处有定位意义,如前头痛提示小脑幕上和大脑半球(单侧痛)、后头痛表示后颅凹病变。

(2)意识障碍和精神症状:多数患者无意识障碍,但可有烦躁不安。危重者可有谵妄,不同程度的意识不清及至昏迷,少数可出现癫痫发作和精神症状。

(3)脑膜刺激征:青壮年患者多见且明显,伴有颈背部痛。老年患者、出血早期或深昏迷者可无脑膜刺激征。

(4)其他临床症状:如低热、腰背腿痛等。亦可见轻偏瘫,视力障碍,第Ⅲ、Ⅴ、Ⅵ、Ⅶ等颅神经麻痹,视网膜片状出血和视乳头水肿等。此外,还可并发上消化道出血和呼吸道感染等。

本病无意识障碍者,属中医学"头痛"范畴,出现意识障碍及瘫痪者,属"中风"范畴。

辨证论治

中医学认为本病由于情志内伤,肝失调达,郁而化火,肝阳暴亢,肝风上扰,血随气逆,气血并行于上,蒙闭清窍,则剧烈头痛,突然昏仆,不省人事。心火暴盛或肾阴不足,水不涵木,阴虚阳亢,热气怫郁,心神昏冒,继而卒倒无知。脾虚健运失调,聚湿生痰,痰浊上扰,阻遏清阳则头痛,痰浊蒙闭清窍,则突然昏仆,不省人事。

1. 肝阳暴亢,血苑于上

症状:剧烈头痛,多位于后枕顶部和前额,恶心呕吐,急躁易怒,表情淡漠或嗜睡,谵妄,畏光怕声,发热汗出,可有抽搐或瘫痪,大便秘结,小便短赤,苔黄腻,脉弦数或洪数。治以平肝清热,凉血止呕。常用龙胆泻肝汤(《古今医方集成》)加减。由龙胆草、黄芩、栀子、泽泻、木通、车前子、当归、柴胡、甘草、生地黄组成。

2. 心火暴盛,肝风上扰,蒙闭清窍

症状:剧烈头痛,恶心呕吐,健忘,神志模糊,重则昏迷不省人事,谵妄躁动,或有抽搐(全身性或局限性癫痫),气粗口臭,舌质红,苔黄,脉细数或数。治以清心开窍,镇肝熄风。常用羚羊角汤(《医醇賸义》)加减以清肝熄风,育阴潜阳,由羚羊角、龟板、生地、丹皮、白芍、柴胡、薄荷、蝉衣、菊花、夏枯草、石决明组成。

3. 痰浊上蒙

症状:剧烈头痛且胀,颈项强直,恶心呕吐,胸脘满闷,腹胀腹痛,嗜睡,重则昏迷,可有瘫痪及抽搐,舌苔白腻或黄腻,脉弦滑或弦滑数。治以化痰降逆,熄风开窍。常用半夏白术天麻汤(《医学心悟》)加减。由制半夏、天麻、茯苓、橘红、白术、甘草组成。

4. 阴虚阳亢

症状:剧烈头痛,恶心呕吐,颈项强直,畏光怕声,嗜睡,意识模糊,甚至昏迷不省人事,可有近事遗忘、虚构、幻觉、谵妄、木僵等精神症状,部分患者有抽搐(局限性或全身性癫痫发作),可有或无瘫痪,小便潴留,大便秘结,舌质红或红绛,少苔或苔黄燥,脉细数或弦数。治以滋阴潜阳,镇肝熄风,佐以和胃止呕。常用镇肝熄风汤(《医学衷中参西录》)加减。由淮牛膝、代赭石、生龙骨、生龟板、生白芍、玄参、天门冬、生牡蛎、川楝子、生麦芽、青蒿、甘草组成。

验方妙用

1. 葶苈子二陈汤

药物组成 陈皮 15g,半夏 10g,茯苓 15g,竹茹 10g,合欢 15g,佩兰 15g,石菖蒲 15g,葶苈子 30g,天竺黄 5g(研面冲服),甘草 5g。

加减运用 头痛重用葶苈子可逐渐加至 50g 或 60g,但须注意腹泻的发生;痰盛加川贝母 15g;痰血均重加龙胆草 7.5g,大黄(后下)、枳实各 15g;伤津加天花粉 25g;风重加生石决明 50g。

用药方法 水煎服,每日 1 剂。

适用病证 原发性蛛网膜下腔出血(痰湿蒙窍型)。症见突然神昏迷睡,半身不遂,肢体瘫痪不收。面色晦黯,痰涎壅盛,四肢逆冷。舌质黯淡,苔白腻,脉沉滑或缓。

疗效观察 用此方及西药治疗蛛网膜下腔出血100例,全部病例均经观察、或CT、脑血管造影等检测手段,除外继发性蛛网膜下腔出血。经治疗3周内症状消失率(头痛明显减轻,可耐受不需要应用止痛剂)76%;3周内脑膜刺激症消失率70%;4周内死亡率5%,住院期间病死率6%。表明此方有助于出血的吸收并能有效防止出血。

验方来源 辽宁中医杂志,1990,(7)

临证阐释 本方证乃痰湿偏盛,风挟痰湿,上蒙清窍,内闭经络所致突然昏仆,不省人事。治宜豁痰熄风,醒脑开窍。方中陈皮、半夏、茯苓、竹茹燥湿化痰,石菖蒲、天竺黄清窍豁痰镇心安神,葶苈子化痰利水,佩兰醒神化湿辟秽,合欢安神解郁,甘草调和诸药。

2. 犀角地黄大黄汤

药物组成 水牛角100g,牡丹皮15g,赤芍15g,生地20g,黑大黄30g。

加减运用 发热者加金银花、连翘;肢体瘫痪者加桃仁、红花、鸡血藤、伸筋草;短暂意识丧失者加羚羊角。

用药方法 每日1剂,水煎服。

适用病证 蛛网膜下腔出血(热毒炽盛型)。症见突然昏仆,不省人事,口眼歪斜,口燥咽干,烦躁不安,大便秘结,小便失禁,舌质红绛,苔黄,脉细数。

病案举例 张某,男,30岁。1天前突发头痛,伴呕吐,小便失禁,呼之不应,约30分钟后好转。查体:体温37.3℃,心率90次/min,呼吸20次/min,血压18.7/12kPa;急性痛苦面容,布氏征(+),WBC:13.3×10^9/L,分叶70%,淋巴24%,脑脊液呈均匀一致血性。诊断为蛛网膜下腔出血。刻诊:面色紫黯,头痛剧烈,呕吐,项强,3日未解大便,舌质红绛,脉细数,证属热毒内盛,络破血溢,瘀血内阻。用清热解毒,凉血化瘀的犀角地黄汤加黑大黄治疗。处方:水牛角100g,牡丹皮15g,赤芍15g,生地20g,黑大黄30g,每日1剂,水煎服。3天后头痛、呕吐减轻,10日后项稍强,再进10剂,患者一切症状消失,痊愈出院。

验方来源 国医论坛,1992,(1)

临证阐释 本方证乃内热过盛,迫血妄行,离经之血瘀阻于经络所致。治宜清热解毒,凉血化瘀。方中犀角清热凉血,配生地既可解血中热毒而止血,又可导滞通腑,使浊气下行,瘀祛血止,气血畅通。全方共奏凉血止血,清热解毒之效。

3. 祛瘀化痰汤

药物组成 天竺黄9g,胆南星9g,半夏9g,茯苓9g,桔梗4.5g,枳壳9g,桃仁15g,红花15g,赤芍9g,丹参12g,牛膝12g。

加减运用 肝阳偏亢者加钩藤、菊花、石决明、白芍;肝火炽盛者去半夏,加龙胆草、羚羊角;热痰壅盛者加鲜竹沥;痰迷心窍者加郁金、石菖蒲,并冲服安宫牛黄丸1粒,每日2次;此外,呕甚者加竹茹;头痛甚者加蔓荆子、刺蒺藜;热结肠胃,大便不通者去半夏,加大黄适量。

用药方法 水煎服,每日1剂。

适用病证 蛛网膜下腔出血(痰瘀互结型)。症见剧烈头痛,头晕呕吐,面色苍白,突然昏仆,不省人事,牙关紧闭,四肢不温,痰涎壅盛,大便秘结,小便潴留,舌质紫黯,苔白腻,脉弦涩。

病案举例 葛某,女,49岁。患者突感前额部剧烈疼痛,随即呕吐,神志不清,四肢抽搐。体检:体温36.5℃,心率70次/min,呼吸20次/min,血压14.7/10.1kPa;g氏征(+),布氏征(+),脑脊液均匀血性,压力高,诊断为蛛网膜下腔出血。入院后采取降低颅内压、镇静、止血等治疗,症状改善不大。2天后加服中药:天竺黄9g,胆南星9g,半夏9g,桔梗4.5g,枳壳9g,桃仁15g,赤芍9g,丹参12g,牛膝9g,郁金12g,生大黄9g(后下),并冲服安宫牛黄丸上、下午各1粒,2剂后精神好转,能诉头痛,解稀便1次。上方去大黄,加蔓荆子10g。连服5剂,头痛大减,颈转软,夜间睡眠不好,口干,舌红少苔。为痰浊已祛,伤阴之象,原方去半夏、胆南星,加养阴清热之品调治数日,头痛除,颈软,复查脑脊液正常而痊愈出院。

验方来源 浙江中医学院学报,1992,(2)

临证阐释 本方证乃瘀血内阻,经隧不通,或痰瘀阻络,邪入脏腑,蒙蔽清窍。治宜祛瘀化痰通络。方中天竺黄除心经之痰而开窍醒神;南星去脉络之风痰;半夏除脾胃之湿痰而止呕;茯苓健脾利湿,杜绝生痰之源;桃仁、红花、赤芍、丹参共为活血祛瘀之品;怀牛膝引瘀血达下;橘梗、枳壳开胸行气,气行则血行,杜绝瘀血再生,此为痰瘀同治之方。

4. 清脑汤

药物组成 生地黄、野菊花、白蒺藜、生水蛭、川芎各 30g,黄芪 40g,三七、僵蚕各 15g,天麻 20g。

用药方法 上药加水 1000ml,浸泡 12 小时,煎煮至 300ml,每服 150ml,每日 2 次。治疗 1 周后头痛好转,颅内压降为正常者上方可去大黄。同时绝对卧床,早期用脱水剂,防止感染,控制血压,解除脑血管痉挛,适当应用钙拮抗剂尼莫地平等及脑脊液置换疗法。

适用病证 益气通腑,平肝熄风,活血化瘀。主治蛛网膜下腔出血。

疗效观察 用本方治疗蛛网膜下腔出血 30 例,结果:痊愈 21 例,显效 7 例,有效 1 例,总有效率 96.7%;传统用药方法对照组 30 例,痊愈 14 例,显效 7 例,有效 3 例,无效 2 例,死亡 4 例,总有效率 80%,经统计学处理,治疗组总有效率显著优于对照组($P<0.01$)。

验方来源 邓德明,等.中西医结合治疗蛛网膜下腔出血的疗效观察.实用中西医结合杂志,1997,(15):1471

临证阐释 本方用大黄通腑泻热使逆乱之气血下行,天麻、菊花、白蒺藜、僵蚕平肝熄风,黄芪、三七、生水蛭、川芎益气活血化瘀。诸药合用共收平肝熄风,益气通腑祛瘀之效。实验证明出血性脑卒中 1~2 小时后即不再有血液进入血肿,活血化瘀药有双向调节作用,既可防止再出血,又可促使血肿吸收,改善局部血液循环。本方在缓解脑血管痉挛,降低死亡率及致残率等方面,均有较好的临床疗效。

5. 祛瘀化痰汤

药物组成 天竺黄、半夏、枳壳、赤芍、怀牛膝、胆南星各 9g,桔梗 4.5g,桃仁 15g。

加减运用 肝阳偏亢者加钩藤、菊花、石决明、白芍;肝火炽盛者去半夏,加龙胆草、羚羊角;热痰壅盛者加鲜竹沥;痰迷心窍者加郁金、菖蒲,并冲服安宫牛黄丸 1 粒,每日 2 次;此外,呕甚者加竹茹;头痛甚者加蔓荆子、刺蒺藜;热结胃肠,大便不通者去半夏,加大黄适量。

用药方法 水煎服,每日 1 剂。同时对症用西药止血脱水、营养脑细胞治疗。

适用病证 祛瘀化痰。主治蛛网膜下腔出血。

疗效观察 本组 18 例,经治疗 2 周内痊愈者 6 例,3 周内痊愈 7 例,4 周内痊愈 3 例,5～6 周痊愈 1 例。其中 1 例在出院时留有一侧肢体肌力减退,反应迟钝。

验方来源 任晓芳.祛瘀化痰汤治疗蛛网膜下腔出血 18 例.浙江中医学院学报,1992,(2):26

临证阐释 采用化痰祛瘀法治疗蛛网膜下腔出血,疗效好,症状改善快,能明显缩短病程,这对本病的死亡率及后遗症的发生具有重大的意义。

第五章 老年期痴呆

老年期痴呆是老年期常见的一组慢性进行性精神衰退性疾病，在老年人的疾病谱和死亡谱中占有重要的位置。目前认为，老年期痴呆是由于慢性或进行性大脑结构的器质性损害引起的高级大脑功能障碍的一组症候群，是患者在意识清醒的状态下出现的持久的全面的智能减退，表现为记忆力、计算力、判断力、注意力、抽象思维能力、语言功能减退、情感和行为障碍、独立生活和工作能力丧失。老年期痴呆包括老年性痴呆(AD)、血管性痴呆(VD)及混合性痴呆等。

老年性痴呆(阿尔茨海默病,AD)是病因不明的进行性变性疾病，是痴呆最常见的病因，发病率随年龄增高；65岁以上患病率约为5%，85岁以上约为20%，一般女性多于男性。AD通常为散发，约5%的AD患者有明确家族史。其病因迄今不明，可能与遗传和环境因素有关。

血管性痴呆(VD)是脑血管疾病导致的认知功能障碍临床综合征。可由于主要脑动脉闭塞引起大面积皮质梗死，梗死脑组织容积超过80～150ml，临床即可出现痴呆、额叶、颞叶及边缘系统等部位血管源性病变更易导致痴呆，主要病因是动脉粥样硬化；或由于皮质下白质、基底节或丘脑多发性腔隙性梗死所致，多梗死性痴呆(MID)是VD中最常见类型，占VD的39.4%。然而，血管病变并非大多数VD患者惟一的致病因素，许多患者同时存在神经变性痴呆病变，表现混合性痴呆。高龄、糖尿病、既往卒中史、额颞叶卒中病灶、大面积或反复卒中、卒中合并失语及文化程度低等可能易导致痴呆。

辨证论治

中医学论痴呆认为病位在脑,与心、肝、脾、肾四脏功能失调相关,尤以与肾虚关系密切。其基本病机为髓减脑消,痰瘀痹阻,火扰神明,神机失用;其证候特征以肾精气血亏虚为本,以痰瘀痹阻脑络邪实为标。其病性不外乎虚、痰、瘀、火。虚指肾精亏虚,髓减脑消;痰指痰浊中阻,蒙蔽清窍;瘀指瘀血痹阻,脑脉不通;火指心肝火旺,扰乱神明。四者互为影响。因虚致实,或邪实进而耗伤正气,形成虚实兼夹之证,而为难治之证候。

其临床症状轻者可见神情淡漠,寡言少语,反应迟钝,善忘等;重则表现为终日不语,或闭门独居,或口中囡囡,言辞颠倒,或举动不经,忽笑忽哭,或不欲食,数日不知饥饿等。

1. 髓海不足

症见智能减退,记忆力、计算力、定向力、判断力明显减退,神情呆钝,词不达意,头晕耳鸣,懒惰思卧,齿枯发焦,腰酸骨软,步履艰难。舌瘦色淡,苔薄白,脉沉细弱。治以补肾益髓,填精养神。常用七福饮(《景岳全书》)加减。由熟地、当归、人参、白术、炙甘草、远志、杏仁组成。

2. 脾肾两虚

症见表情呆滞,沉默寡言,记忆减退,失认失算,口齿含糊,词不达意,伴腰膝酸软,肌肉萎缩,食少纳呆,气短懒言,口涎外溢,或四肢不温,腹痛喜按,鸡鸣泄泻。舌质淡白,舌体胖大,苔白,或舌红,苔少或无苔,脉沉细弱,双尺尤甚。治以补肾健脾,益气生精。常用还少丹(《医方集解》)加减。由熟地、枸杞子、山萸肉、肉苁蓉、巴戟天、小茴香、杜仲、怀牛膝、楮实子、茯苓、山药、大枣、石菖蒲、远志、五味子、人参组成。

3. 痰浊蒙窍

症见表情呆钝,智力衰退,或哭笑无常,喃喃自语,或终日无语,呆若木鸡,伴不思饮食,脘腹胀痛,痞满不适,口多涎沫,头重如裹。舌质淡,苔白腻,脉滑。治以豁痰开窍,健脾化浊。常用涤痰汤(《济生方》)加减。由制半夏、制南星、陈皮、枳实、茯苓、人参、石菖蒲、竹茹、甘草、生姜组成。

4. 瘀血内阻

症见表情迟钝,言语不利,善忘,易惊恐,或思维异常,行为古怪,伴肌肤甲错,口干不欲饮,双目晦黯。舌质黯或有瘀点瘀斑,脉细涩。治以活血化瘀,开窍醒脑。常用通窍活血汤(《医林改错》)加减治疗。由赤白芍、川芎、桃仁、红花、麝香、老葱、鲜姜、大枣、酒组成。

验方妙用

1. 脑灵汤

药物组成 黄芪100g,龟板、山甲各30g,川芎20g,大黄10g。

用药方法 水煎2遍,共取药汁400ml,分3次温服,每日1剂,30日为1个疗程。

适用病证 益气活血,补肾填精。主治脑血管性痴呆。

疗效观察 用本方治疗脑血管性痴呆30例,同时设对照组(用华佗再造丸治疗,每次6g,每日3次)30例。经1个疗程治疗后,治疗组有效率90%,对照组有效率66.7%。经统计后治疗组总有效率明显优于对照组。

验方来源 李贵发,等. 脑灵汤治疗脑血管性痴呆的临床研究. 中医药信息,1997,(6):20

临证阐释 脑血管性痴呆是因反复多次脑血管疾病或长期慢性脑缺血所致。中医辨证来看本症多属气血虚亏,肾精不充,痰阻湿滞、血滞血瘀。亦属正虚邪实之象。故本方抓住其病理关键,攻补兼施。方中黄芪、龟板益气养血,补肾填精,山甲、川芎活血祛瘀,行气通络,大黄祛痰瘀而醒神。5味药共奏补五脏、泻六腑,扶正气,祛邪实之功。使脑部缺氧、缺血得到改善,脑组织的细胞代谢得以恢复,达到治疗脑血管性痴呆的目的。

2. 益气聪明汤

药物组成 生黄芪、太子参各15g,蔓荆子、赤芍、白芍各10g,升麻、炙甘草各4.5g,黄柏6g,葛根15g。

用药方法 按上方剂量研制成冲剂4包。每日冲服2包。

适用病证 升阳益气。主治老年脑动脉硬化症。

疗效观察 本组30例,随机分为两组,每组各15例,用双盲法分别给予中药冲剂(益气聪明汤)和安慰剂,经过3个月的临床观察、分析有关指标发现:①本方指向记忆和联想学习记忆活动水平呈上升趋势;②图像自由回忆和无意义图形再认记忆活动水平有上升趋势;③人像特点联系回忆记忆活动无上升趋势变化,且有所下降。

验方来源 张铭,等.益气聪明汤对老年脑动脉硬化患者记忆活动的影响.上海中医药杂志,1991,(5):41

临证阐释 脑动脉硬化症的患者,常自述记忆力明显减退,特别是对人名、物名和近时记忆的遗忘更为明显,记忆活动水平的降低是高级神经功能活动障碍的表现。中医认为其病机多是由于上气不足和髓海不足所致。应用本方是取其升阳益气的方法治疗上气不足,达到了改善症状的目的。而对于髓海不足所致的记忆力减退等症,不适宜用本方。

3. 涤痰化瘀汤

药物组成 生黄芪、赤芍、地龙、茯苓各20g,桃仁、当归各15g,生地、甘草、柴胡、陈皮、清半夏各12g,红花、枳壳、川芎、石菖蒲、竹茹、胆南星各10g,大黄4g。

用药方法 水煎服,每日服1剂,1个月为1个疗程。伴有高血压、冠心病、糖尿病、高脂血症、脑血栓患者,给予相应中西药对症治疗。

适用病证 涤痰化瘀。主治脑血管性痴呆。

疗效观察 本组15例均经CT证实:脑梗死8例,脑萎缩7例。脑彩超示:椎动脉或大脑前动脉、大脑中动脉供血不足9例。所有病例均参照傅仁杰"老年痴呆病的诊断、辨证分型及疗效评定标准"确立诊断。本组有反复头晕头痛者13例,步态不稳8例,反应迟钝15例,语言障碍9例,记忆障碍15例,计算和辨别障碍各12例,定向障碍10例,智能测定:应用简易精神状态检查法,长谷川痴呆量表,总分为32分,30~32分为正常,21~29分为痴呆边缘状态,11~20分为痴呆前期,0~10分为痴呆。经测试边缘状态者6例,痴呆前期7例,痴呆2例。经治疗后,结果:痊愈2例(临床主要精神症状基本消除,思维清楚,反应敏捷,步态平稳,回答问题正确,生活能够自理,智能评分达到30分以上),有效10例(主要精神症状有所减轻或部分消失,回答问题基本正确,反应迟钝,语言欠流畅,近期记忆减退,生活基本自理,智能

评分15~29分),无效3例(主要精神症状无改变,生活不能自理,回答问题不正确,神志痴呆,兼头晕头痛,语言障碍,记忆障碍,记忆力下降,步态不稳,评分0~14分)。

验方来源 李中南,等.涤痰化瘀汤治疗脑血管性痴呆15例.安徽中医学院学报,1996,(1):35

临证阐释 脑血管性痴呆病位虽在脑,仍属全身性疾病。老年人五脏之气渐衰,衰则气滞,气滞则血瘀,血瘀壅气,气壅聚液成痰,壅于五脏,阻于脑络,影响神志则为痴呆。方中重用黄芪补脾肺肾之气,配伍大黄活血药疏通脑络,加重地龙量搜逐通络,扩张血管,改善循环,添入较多的涤痰开窍药,陈皮、半夏理气调中,燥湿化痰,石菖蒲、竹茹、胆南星清热化痰、熄风定惊。反应迟钝,语言不清,步态不稳,皆属伏痰留饮之邪,不祛其邪病何由愈。稍加大黄,意在维持"六腑以通为用"的正常生理功能。配伍行气药推动血液运行及痰湿运化,血行气顺,痰瘀自化。观察表明,涤痰化瘀汤对于血管性痴呆有确实的疗效。另外,本病的发生、发展与长期的高血压、脑卒中、脑动脉硬化、糖尿病、颈椎病等不能及时治疗有关,因此早期诊断治疗原发病及本病是非常重要的。从观察中可以看出,痴呆边缘状态,痴呆前期的患者比痴呆患者的治疗效果理想。说明痴呆病程长,病情重者则难以奏效。

4. 补肾开窍汤

药物组成 枸杞、益智仁、补骨脂各12g,桃仁、川芎、炙远志、石菖蒲各10g,郁金、丹参、茯苓各10g。

加减运用 气虚明显者加人参、党参、白术;血虚明显者加黄芪、当归、阿胶;阴虚明显者加女贞子麦冬、山萸肉;阳虚明显者加制附片、巴戟天、肉苁蓉;热甚烦躁不安、口干便结、苔黄腻者加黄连、大黄;气郁胸闷、善太息者加柴胡、佛手;纳呆者加鸡内金、神曲;心悸不安、失眠多梦者加龙齿、柏子仁;肢体半身不遂者加地龙、僵蚕。

用药方法 每日1剂,水煎300ml,分2次温服,2个月为1个疗程。

适用病证 补肾活血,化痰开窍。主治血管性痴呆。

疗效观察 共治疗16例,其中脑血管性痴呆10例,老年性痴呆6例。结果:痊愈(痴呆面容消失,反应灵敏,言谈有序,动作轻松者)

7 例；有效（情绪安定，言语清楚，动作缓慢者）5 例；无效 4 例。

验方来源 彭萌．补肾开窍汤治疗老年性痴呆 16 例．湖北中医杂志,1997,(5):19

临证阐释 本病病理特点为本虚标实，临床多见脏腑气血亏虚为本，痰浊瘀血阻络为标。其治疗标本兼顾，攻补兼施。方中枸杞、益智仁、补骨脂补益肾气，桃仁、川芎、丹参活血化瘀，菖蒲、郁金、远志化痰解郁开窍，茯苓健脾化痰，全方共奏补肾活血，化痰开窍之功，故临床收效良好。另外，由于本病病程较长，病情较重，需长期服药方显效果。

5. 孔圣枕中丹

药物组成 炙龟板 15g，生龙骨 30g，石菖蒲、远志各 10g。

加减运用 心脾两虚合归脾汤、益气聪明汤；肾精虚衰型合用左归丸；气郁痰凝型合用逍遥散、涤痰汤；痰郁化火合用黄连温胆汤；肾虚血瘀型合逐瘀汤。

用药方法 水煎服，每日 1 剂，30 天为 1 个疗程，酌情治疗 1～3 个疗程。

适用病证 补肾填精，益智健脑。主治老年性痴呆。

疗效观察 用本方治疗了老年性痴呆 26 例。根据中医辨证分型为：心脾两虚，神明失养；肾精虚衰，髓海不足；气郁痰凝，蒙蔽清窍及肾虚血瘀，痰瘀交阻等。经用本方治疗 1～3 个月，6 个月后随访，其结果为：显效（主要症状基本消失，神志清醒，定向健全，回答问题正确，反应灵敏，生活自理，能进行一般社会活动）12 例，其中轻度痴呆 7 例，中度痴呆 5 例；有效（主要精神症状有所减轻或部分消失，生活基本自理，回答问题基本正确，但反应迟钝，智力与人格仍有部分障碍）10 例，其中中度痴呆 9 例，重度痴呆 1 例；无效 4 例，均为重度痴呆。总有效率为 84.61%。

验方来源 孔繁林，等．孔圣枕中丹加味治疗老年性痴呆 26 例．山西中医杂志,1998,(1):10～11

临证阐释 老年性痴呆是发生在老年期或老年前期的一种以大脑皮层广泛分别的老年斑和全脑萎缩为主要病理改变。经中医辨证分析多为老年肾虚，髓海不足，脑失所养，加之七情失调，血瘀、痰凝、气郁互为影响，使血脉瘀阻，蒙蔽清窍，而见神志迟钝，遇事善忘，遂发为痴呆。

以本方为基本主,再根据辨证与古方合用,能达到补肾填精,调气活血,化痰祛瘀,益肾健脾的功效,通过实践证实,本方不失为治疗老年性痴呆的有效方剂。

6. 补肾通络汤

药物组成 熟地、枸杞子各15g,淫羊藿、肉苁蓉、五味子、益智仁、当归、川芎各10g,紫丹参20g,生龙骨、牡蛎(先煎)、鹿角霜(先煎)、黄芪各30g,全蝎末3g(冲)。

用药方法 上药共水煎,每日1剂,分2次服。1个月为1个疗程。

适用病证 补肾安神,活血通络。主治脑梗死性痴呆。

疗效观察 本组28例患者,均有中风病史或中风先兆,经CT检查有多发性脑梗死,并符合《多发梗死性痴呆的诊断标准》。经治疗1~5个疗程后,痊愈(痴呆症状基本消失,神志清楚,回答问题正确,反应灵敏,生活基本自理,能参加一般社会活动)12例,有效(主要精神症状有所减弱或部分消失,生活基本自理,回答问题基本正确,但反应迟钝,智力与人格仍有部分障碍)14例,无效(病情无改善,回答问题不正确,神志痴呆)2例。总有效率92.6%。

验方来源 陈宁. 补肾通络汤治疗多发梗死性痴呆28例. 江苏中医,1994,(5):19

临证阐释 多发脑梗死性痴呆是在脑动脉粥样硬化基础上逐渐发展的脑器质性病变,目前西医尚无特殊治疗。中医认为:肾藏精生髓,肾虚则髓海空虚,因此本病的主要病理基础以肾虚为本,中风之后,经气不利,经脉阻滞,瘀血阻于脑窍,神失荣养而失其所用,为病之标。本方中用熟地、枸杞子、淫羊藿、肉苁蓉、益智仁补肾填精生髓,丹参、当归、川芎、全蝎末、鹿角胶活血通络,化瘀开窍;龙牡、五味子养心安神;重用黄芪以助益气活血,共奏补肾安神、活血通络之作用,标本兼治,故取得较好疗效。

7. 姚培发经验方

药物组成 生地10g,熟地10g,益智仁10g,黄芩10g,白芍15g,制何首乌15g,黄连6g,远志6g,茯神20g,丹参15g,炙甘草4.5g。另,珠黄散0.3g吞服,每日2次,牛黄清心丸2片,每日3次。

用药方法　水煎服，每日1剂。

加减运用　阴虚甚加女贞子、旱莲草。

适用病证　老年痴呆证属肾精亏损，水火不济。

病案举例　龚某，女，62岁，健忘2年，注意力不集中，胆怯善惊，心烦不安，夜寐不酣，神志时清时糊，目光焦虑，答非所问，计算力丧失，口渴引饮，大便闭结，头晕腰酸，形体消瘦。舌质红，苔少，脉细。证属肾精亏虚，髓海空虚，心火上炎，神不内守，水火不济。法当滋肾填精，清心安神，交通心肾。上方加减服用3个月后，神志清晰，神定寐安，能回答简单问题，头晕腰酸已减，口渴已除，二便如常，恢复个位数计算力，唯行动仍显呆笨，健忘如故。继拟补肾填精充髓之法固本。

验方来源　何顶华．姚培发治老年性痴呆验案2则．江西中医药，1996，27(9)：9

临证阐释　患者年逾六旬，肾水不足，君火亢盛，心肾不交，水火不济。取黄连阿胶汤之意，滋阴降火，交通心肾。方中黄连、黄芩、牛黄清心片、珠黄散以清心降火，生熟地黄、益智仁滋肾填精，白芍、制何首乌、丹参补精血且防苦寒之弊，茯神、远志、炙甘草宁心安神定志。诸药相合，心肾相交，水火既济，泻中寓补，使火降而不伤阴，滋阴以助火降，待心火伏降，神明渐清时，减其清心伏火之势，壮其滋肾填精之力，使肾精来复，髓海渐充，神机转灵。

8. 张学文新加脑窍通

药物组成　桃仁12g，川芎10g，赤芍12g，丹参18g，茯苓15g，益母草30g，泽泻12g，麝香0.03g。

用药方法　水煎服，每日1剂。

适用病证　痴呆证属颅脑水瘀。

病案举例　刘某，男，65岁，1年来先觉眩晕，失眠，健忘，心情烦躁，后渐头痛眼胀，步态蹒跚，二便失禁，终至呆滞。经省某医院血流图检查：脑动脉硬化，脑血管弹性差，左侧脑动脉痉挛，颅脑CT提示：大脑皮质广泛性萎缩，眼底检查：视盘水肿，血管银丝样改变。曾口服脑复新，肌注胞磷胆碱效不显，遂来诊。刻诊：舌黯淡苔白滑，舌下脉络青紫，脉沉弦而硬。张师以颅脑水瘀立论，施以化瘀行水，通窍醒脑之法。上方加减3月，症状大有改善，已能识人，并可忆起往事，又诊治3月，并嘱其以鹿角胶 90g,枸杞子 150g,菊花 60g,山楂 150g,炼蜜为丸,每次服 6g,每日 2 次,继续肌注胞磷胆碱,病情基本控制。嘱其每年间断性服用上药 3 个月,随访 3 年,病情稳定,未见加重。

验方来源 丰广魁.张学文治脑萎缩的经验.辽宁中医杂志,1995,22(9):385

临证阐释 本患者年逾花甲,正气已衰,血行无力,滞而为瘀,血不利则津不得敷布,津不布则聚而为水,以致津血互病,瘀水互结于颅脑,髓失濡养而致萎缩,神机失明则成痴呆,为本虚标实。先以桃仁、川芎、赤芍、丹参、益母草、茯苓、泽泻等化瘀行水,麝香开窍醒脑,祛邪治标;继则以鹿角胶、枸杞等补肾填精,缓缓图治,竟收良效。

9. 郑绍周自拟加味健脑复智饮

药物组成 黄芪、葛根、夜交藤、炒枣仁各 30g,赤芍 25g,天竺黄、合欢皮各 20g,何首乌、沙苑子、淫羊藿、当归、石菖蒲、麦冬各 15g,全蝎 10g。

用药方法 水煎服,每日 1 剂。

适用病证 痴呆证属肾元亏虚,痰瘀阻窍。

病案举例 患者,男,60 岁,科技人员。因记忆力减退,健忘寡言而来就诊,症见头晕脑鸣,耳聋眼花,神情委顿,善忘呆滞,寡言少语,夜寐不安。近 2 月来,诸症转剧,呆木不语,衣食不理,舌淡胖,有瘀斑,边有齿痕,苔薄白腻,脉细涩。头颅 CT 提示:额叶萎缩。据证按脉,乃年届花甲,元气亏虚,肾精不足,无以荣脑,髓海空虚,痰瘀阻窍,心血不足,心神失养所致。治当益气活血,豁痰开窍,宁心安神。上方服药半个月,自感神志清,记忆力有所恢复。上药加黄精、补骨脂各 12g。叠进 60 余剂,诸恙均减,衣食自理,夜来眠安,面有悦容,且有神气,神萎、呆滞诸症减而未尽。续服 30 余剂,诸症又减,病情稳定。

验方来源 武月萍,宫洪涛,祝玉清等.郑绍周教授治疗老年痴呆的经验.现代中西医结合杂志,2002,21(11):2115

临证阐释 患者平素劳脑过度,致肾元亏虚,脾气受损,气血阴阳不足,痰浊阻窍,清灵脑府失聪而发病。故以黄芪为主,能补益升提"脑气"、"髓气"、"肾气"配以何首乌、沙苑子、淫羊藿以调补肾阴肾阳;麦冬、葛根以增强补阴生津润脉之功;佐以赤芍、全蝎、当归、石菖蒲、天竺黄、夜交藤、炒枣仁、合欢皮可活血化瘀、祛痰化浊、醒脑安神。全方既益肾补元，健脾培土补其虚，又活血通络，化痰开窍祛其邪，标本兼顾，扶正达邪，紧扣病机，故能奏效。

10. 李清福经验方

药物组成 熟地黄20g,枸杞子15g,山茱萸15g,肉苁蓉10g,巴戟天10g,小茴香5g,焦杜仲10g,白茯苓10g,山药13g,红参7g,五味子5g,远志7g,大枣4枚。

用药方法 水煎服，每日1剂。

适用病证 痴呆证属髓海不足。

病案举例 李某，男，67岁，失眠呆愣，生活不能自理1年余，患者1年前正月因请客于宴席饮酒较多，使痴呆症加重，表现入睡困难，或合目耳鸣，每晚只睡2～3小时，虽不眠亦躺着不动。白天多坐，行动艰难，吃饭不知饥饱，不辨脏净，不知大小便，出入需人搀扶，两腿抖颤不立，时因关节强痛而喊叫，但只听喊叫声音而听不到所言痛语，即便询问其情况也不告知。多方治疗无效。诊查：表情呆板，两目呆直无神，问话不答，或不问时反自语，面色晦黯无泽，头不停摇动，双手有时无意识的乱动，似撮空理线之象，舌质黯淡，舌苔白而不厚，脉弦细，两尺微弱不起。辨证：肾精亏虚，髓海不足。治法：阴阳两补，培本生髓。上方12剂，精神好转，但食少胸闷，上方加砂仁10g去药滞，继服30剂，面色稍有光泽，能与人交谈，目神渐旺。改汤为丸，1月余，病祛一半。服上药2年余，经随访虽年迈身衰，但能料理一般事情。

验方来源 李清福，刘渡舟. 中医精神病学. 天津：天津科学技术出版社,1989,491～492

临证阐释 患者从事工作多年，劳脑太过，肾虚不能生髓，精衰髓乏，脑海空虚，发为痴呆之证。方用还少丹加减而取效。

11. 升清养髓汤

药物组成 葛根30g,枸杞子30g,鸡血藤30g,女贞子20g,当归20g,丹参15g,川芎15g,石菖蒲10g,菊花10g,炙甘草10g。

用药方法 每日1剂，分2次煎服。

适用病证 脑动脉粥样硬化。

疗效观察 治疗82例，痊愈35例，显效38例，有效9例。

病案举例 陈某,男,49岁,干部。1985年12月17日就诊。自述头晕半年,加重1月,伴睡眠欠佳,记忆力减退。脑血流图提示脑动脉弹性降低,阻力增大,紧张度提高。诊断为脑动脉粥样硬化,方用升清养髓汤加夜交藤15g,服40余剂,症状消失,追访1年无复发。

验方来源 广东省文昌县人民医院林曲.广西中医药,1988,10(1)

12. 活血通窍汤

药物组成 生地15g,赤芍15g,川芎9g,红花9g,水蛭粉3g(吞),石菖蒲15g,远志9g,茯苓9g,黄连3g,通天草9g。

用药方法 每日1剂,水煎服。

适用病证 老年性痴呆,多梗塞性痴呆。

病案举例 陶某,男,73岁,1994年12月27日诊。8年前患脑溢血,经抢救治疗,后遗右侧手中不遂。近3年来记忆明显下降,时间、人物、地点定向错误,脑CT扫描多发性脑梗死,脑萎缩。患者表情痴呆,思维迟钝,语言不清,对答杂乱,性情急躁,甚至恶言骂人,舌紫苔薄黄,脉弦数。证属血瘀阻络,气血不养脑府,治当活血化瘀,通窍醒脑。用活血通窍汤出入治疗半年,患者心情逐渐开朗,情绪安定,发音清晰,能认识熟人,正确回答提问,记忆力也有所恢复。

验方来源 米一鹗.首批国家级名老中医效验秘方精选.北京:今日中国出版社,1999,196

临证阐释 本方的用药特别是水蛭配通天草,水蛭味咸性寒,入血分而长于逐瘀,性迟缓则不伤正气,以祛沉痼瘀积,有利而无弊。通天草乃荸荠之苗,其性轻清上逸,与水蛭合投,则能引其药性入脑,剔除脑络新久瘀血,俾瘀化络通,脑窍复开。加生地、赤芍、川芎、红花活血化瘀,石菖蒲、远志化痰开窍,醒脑安神,茯苓、黄连清心安神。

13. 三黑荣脑汤

药物组成 黑桑椹子30g,黑大豆30g,黑芝麻30g,黄芪15g,党参10g,熟地15g,菟丝子15g,枸杞子10g,全蝎10g,地龙10g,水蛭6g,地鳖虫6g,柴胡6g,羌活6g,陈皮6g,谷芽30g,麦芽30g。

加减运用 对神志散乱,睡眠不安,梦呓苦笑者,酌加琥珀、远志、莲子心、淡竹叶等以清心醒脑;语言障碍、迟缓不利者,加石菖蒲、广郁金以通窍解语;神情淡漠、行为呆滞、记忆障碍者,加苏合香末入丸,可芳香开窍，提神醒脑；痰瘀浊邪动风、肢体颤抖、行动困难者，每参以天麻、生牡蛎、白蒺藜等熄风之品；有中风病史，颜面晦黯，肌肤甲错，乱梦纷纭，舌黯瘀紫者，可加茺蔚子、丹参、桃仁、红花、鸡血藤等以增强化瘀通脉之功。补肾还可合用五子衍宗丸或右归丸，或左归丸以平衡阴阳、益精填髓、健肾荣脑。祛风药还可选用防风、藁本、白芷、升麻、苍耳子、辛夷花等一二味以助气升阳，共奏健运脾肾、生发清阳之气，从而使脑得充分荣养和修复。

用药方法 以清水适量浸透药物约30分钟，置火上煮沸后，文火煎40分钟。每日1剂，共2煎，滤渣取汁约200～250ml，分2次饭后2小时温服。

适用病证 脑萎缩，老年性痴呆等。

病案举例 赵某某，女，52岁。1991年10月25日初诊。自1989年底感到双下肢软弱无力，步履不稳，渐至记忆衰退，口齿含糊，言不达意，表情呆滞。于1990年2月10日在某医院做颅脑CT检查，报告：双侧额、颞部蛛网膜下腔增宽，提示脑叶萎缩，目光呆滞，沉默缄言，记忆衰退，思维模糊，定向力差，眩晕欲仆，大便秘结，小便黄赤，唇燥口臭，食欲不振，呃声时作。舌质黯红，苔黄腻，脉沉实。证属三焦湿热，气机郁滞，精气亏虚，痰瘀交结，神府失用。治先予清利三焦、调畅气机，后再予补虚化浊、通窍醒脑。以枳实导滞丸每服9g，每日2次，白开水送服。2周后便秘溲赤、口臭呃气、黄腻舌苔均消，食欲增加，故可改服汤剂。药用：生黄芪18g，菟丝子18g，熟地19g，谷芽18g，麦芽18g，天麻9g，菖蒲9g，苍耳子9g，枸杞子9g，全蝎9g，地龙9g，怀牛膝9g，黑大豆30g，黑芝麻30g，桑椹子30g，柴胡6g，水蛭6g，地鳖虫6g，鹿角胶6g(烊化)，龟板胶6g(烊化)，青皮6g，陈皮6g，水煎，每日1剂。服药40剂后，眩晕大减，近期记忆力明显恢复，下肢力量增加，可以自行短距离行走，惟神痴目呆缓解不显。故上方加苏合香末0.6g。制成蜜丸(9g/丸)，每次1丸，每日3次，白开水送服。半年后复诊，诸症均明显好转，生活基本处理，嘱继续服药治疗，以求全功。

验方来源 米一鹗.首批国家级名老中医效验秘方精选.北京：今日中国出版社，1999，197

临证阐释 脑主元神，为"精明之府"、"髓之海"，是人体生命活动

的中枢、精神意识的主宰。《灵枢·本神篇》云："两精相搏谓之神"，言阴精与阳气的转化输注是脑发挥正常生理功能的根本保证。精气旺则脑纯灵，精气衰则脑杂钝。根据"虚者补之"、"损者益之"的原则，方用桑椹子、黑大豆、黑芝麻、熟地、菟丝子、枸杞益肾补脑，填精补髓；黄芪、党参补中益气，健脾升阳。最妙之处用辛香气浓、味薄升散之祛风药柴胡、羌活，味少量轻，寓意深刻。一则升阳达巅行经入脑。脑为诸阳之居于巅高，惟风药辛宣，方可疏通经脉，使清阳之气贯注于脑，以壮髓海。二则醒脾助肾，以促化源。《脾胃论·脾胃胜衰论》云："三元真气衰惫皆由脾胃先虚而气不上行所致也"。脾胃为后天之本，气血生化之源，气机升降之枢，脾气升发，有助于五脏之气旺盛，气血津精化生有源，充分保证了脑府功能活动所需的精微物质。三则阳升气旺，可化痰瘀。气帅血行，气能行津，脑气充盛则气化畅利，既可防止津血凝滞成为痰瘀之害，又能消散少量痰瘀之浊，此法有祛杂至纯，以补为通之意。是谢老治疗慢性脑病的重用临床经验之一。全蝎、地龙、水蛭、地鳖虫又名四虫饮。是谢老的经验方，依"结者散之，留者攻之"的法则，有化瘀浊、散结聚、通窍隧、畅络脉以修复病变组织，开窍醒脑的作用，实为治疗本病的关键。陈皮、麦芽、谷芽可健脾理气，顾护胃气，促进药食运化，而勿使之壅塞。

第六章 帕金森病

　　帕金森病又称震颤麻痹,是中老年常见的神经系统变性疾病,以黑质多巴胺能神经元变性缺失和路易小体形成为特征。临床表现静止性震颤、运动迟缓、肌强直和姿势步态异常等。此病好发于 50～60 岁之间的老年人,男性多于女性,少年发病少见。大多缓慢发病,渐渐发展。病程可逾数年甚至数十年。

　　近年来,对病因与发病的研究主要集中在以下几个方面:①神经毒说;②年龄老化;③遗传因素。认为帕金森病的主要病理变化为黑质和蓝斑含黑色素的神经细胞减少,变性和空泡形成,细胞浆内有嗜酸型包涵体(路易小体),神经胶质增生。网状结构和迷走神经背核等处亦有类似变化,苍白球和壳核变化较轻。另外,中枢神经系统其他部分还呈散在的老年性和炎症后的变化。但是,路易小体并非帕金森病特征性病变。多巴胺由黑质生成后,沿黑质纹状体通路运输至黑质纹状体束的神经末梢囊泡内。患者黑质严重破坏,不能产生多巴胺,此通路的神经纤维变性,导致神经末梢的多巴胺不足。多巴胺是纹状体抑制性神经递质,而乙酰胆碱是纹状体的兴奋性神经递质。在正常人的纹状体,此两种神经递质处于动态平衡中,现因多巴胺丧失,使纹状体失去抑制作用,乙酰胆碱的兴奋性就相对增强。这一对神经递质的平衡一经破坏,就会出现震颤麻痹的症状。因此投给左旋多巴以补偿脑中所损失的多巴胺,或投给抗乙酰胆碱的药物(如盐酸苯海索、东莨菪碱等)以抑制乙酰胆碱的兴奋作用,均可使本病的症状缓解。

　　临床上本病多起病缓慢,逐渐加剧。主要症状包括震颤、肌张力增高(强直)及运动障碍。震颤最先出现于肢体的远端,多由一侧上肢的远端（手指）开始，然后逐渐扩展到同侧下肢及对侧上下肢。最后累及下颌、口唇、舌头及头部。病早期震颤仅于肢体处于静止状态时出现，随意运动时可减轻或暂时停止。至晚期随意运动亦不减轻或休止。情绪激动时震颤加重，睡眠中则完全停止。强直是由于伸肌与屈肌的肌张力都有增高。在关节做被动运动时，增高的肌张力始终保持一致，而感觉有均匀的阻力，称为"铅管样强直"。如患者合并有震颤，则在伸屈肢体时可感到在均匀的阻力上出现断续的停顿，称为"齿轮样强直"。四肢、躯干、颈部及面部肌肉均可受累。由于这些肌肉的强直，出现患者头部前倾，躯干俯屈，上肢肘关节屈曲，腕关节伸直，前臂内收，下肢髋及膝关节略为弯曲，手足姿势特殊，指间关节伸直，手指内收，拇指对掌等特殊姿势。运动障碍方面，初期患者上肢不能做精细动作，表现为书写困难，字写得弯弯曲曲，越写越小，称为"写字过小征"。生活不能自理，如结鞋带和扣纽扣、穿脱鞋袜和裤子、洗脸、刷牙、坐下后起立、卧床翻身等都有困难。步态障碍最为突出，病的早期，表现为走路时下肢拖曳，随病情发展，步伐逐渐变小变慢，起步困难，迈步后即以极小的步伐向前冲去，越走越快，不能及时停步或转弯，称"慌张步态"。由于面部肌肉运动减少，患者面部无表情，不眨眼，双目凝视，形成"面具脸"。流涎，严重时出现吞咽困难。患者常出现便秘，震颤侧大量出汗。有的患者可有言语障碍，有脑部器质性病变者尚可有智能衰退。

辨证论治

本病属中医学的"颤病"，古称"颤振"，指出"壮年鲜有，中年以后乃有之，老年尤多"，认为老年人气阴衰败，阴亏则阳盛，风从阳化，阴虚则生热，热极生风，肝风动则肢体震颤。血虚脉失所养，则筋脉拘紧，肌肉强直。肾主水，肾阴不足，水不涵木，肝阴不足，肝阳亢盛，则肝风内动，亦可出现震颤。脾主运化，主肌肉四肢，由于脾虚运化失权，水谷精微不能营养四肢，或脾虚痰湿凝聚，阻塞经络，则出现四肢无力，运动减少。本病以虚为主，主要在肝、肾、脾三脏，同时虚中夹实，可见风、痰、瘀的实象。

1. 气血两虚

症见肌肉强直，筋脉拘紧，震颤，一般上肢较重，四肢无力，运动减

少,慌张步态,书写困难,气短自汗,倦怠乏力,头晕眼花,表情呆滞。舌质淡,舌体胖有齿痕,苔薄白或薄黄,脉细无力。治以益气养血,熄风定搐。常用定振丸(《证治准绳》)加减。由天麻、秦艽、全蝎、细辛、熟地黄、生地黄、当归、川芎、芍药、防风、荆芥、白术、黄芪、威灵仙组成。

2. 肝肾不足,血虚风动

症见筋脉拘急,肌强直,震颤,静止时明显,情绪激动时加剧,随意运动时可减轻或暂时消失。运动减少可有书写困难,表情淡漠,头晕,耳鸣,失眠多梦,急躁易怒,腰酸腿软,肢体麻木,行走时头与躯干向前倾,步小而快,口燥咽干不思饮,舌红少苔,脉弦细或细数。治以滋肾柔肝,熄风定搐。常用天麻钩藤饮(《杂病诊治新义》)或大定风珠(《温病条辨》)加减。天麻钩藤饮由天麻、钩藤、生石决明、川牛膝、桑寄生、杜仲、山栀、黄芩、益母草、朱茯神、夜交藤组成。大定风珠由白芍药、阿胶、生龟板、生地黄、火麻仁、五味子、生牡蛎、麦冬、炙甘草、鸡子黄、生鳖甲组成。

3. 脾虚湿聚,痰热生风

症见肌肉强直,筋脉拘紧,震颤,面部表情呆滞,躯干及颈肌强硬,运动减少,初迈步时十分困难、缓慢,步伐细小,不能迅速停步,书写困难,咀嚼、吞咽、说话等运动也可发生障碍,胸脘满闷,食少腹胀,或咯痰,倦怠乏力,口干便溏,舌体胖有齿痕,苔黄腻,脉弦滑而数。治以健脾化痰,清热熄风。常用涤痰汤(《济生方》)加减。由制半夏、制南星、陈皮、枳实、茯苓、人参、石菖蒲、竹茹、甘草、生姜组成。

验方妙用

1. 熄风汤

药物组成 天麻12g,全蝎5g,钩藤12g,洋金花0.6g,蜈蚣2条。

加减运用 头晕耳鸣、腰酸腿软者,加龟板、生熟地、山萸肉;面色无华,食少倦怠,头晕乏力者,加人参、白术、当归、熟地;胸脘痞闷、咳痰色黄、苔黄腻者,加胆南星、枳实、竹茹等。

用药方法 水煎服,每日1剂,2煎混合,早、晚分服,重者每日2剂。

适用病证 帕金森综合征(肝肾阴虚型)。肢体震颤、流涎、僵直步

态,有时静坐不能,头晕,耳鸣,腰酸腿软,舌体偏瘦,舌质暗红少苔,脉细数。

病案举例 王某,男,29岁,患者精神失常反复发作20余年,以精神分裂症(偏执型)收入院。给予氯丙嗪治疗25天,日量增至750mg时,出现肢体震颤流涎、僵直步态,有时出现静坐不能,头晕、耳鸣,腰酸腿软,舌体偏瘦,舌质黯红,少苔,脉细数。量表总分12分。诊为帕金森综合征。中医诊断为颤振证。为肝肾阴虚,治则滋补肝肾,熄风止痉。给予上方加僵蚕10g,龟板10g,生、熟地各12g,山茱萸10g,知母10g,甘草6g。服1剂后症状明显减轻,2剂后症状全部消失。后仍以上方治疗15天,停药观察28天,未见复发,出院。

验方来源 山东中医杂志,1989,(3)

临证阐释 本方证乃肝肾阴虚,气血不足,筋脉失养,虚风内动所致肢体震颤,治宜滋补肝肾,熄风止痉。方中天麻、钩藤平肝潜阳,全蝎、蜈蚣熄风止痉,洋金花止痉定挛,共奏熄风止痉,平肝清热之效。

2. 平肝熄风豁痰汤

药物组成 天麻15g,丹参15g,钩藤12g,牛膝12g,黄芩12g,橘皮10g,姜半夏10g,茯苓10g,竹茹10g,生甘草10g,石菖蒲10g,地龙9g,全蝎9g,豨莶草30g。

加减运用 用此方同时,配合外治法。药物组成:桃仁、栀子各7g,麝香0.3g。治法先将桃仁、栀子碾碎过80目筛取其药粉加麝香研成细末,加白酒适量调膏。取药膏1g,男左女右涂于手掌心,外用胶布固定。7天换药膏1次,用药后掌心如起小泡针刺消毒,忌食辛辣。震颤较重者加蜈蚣;纳差者加鸡内金;小便黄赤者加滑石。

用药方法 水煎服,每日1剂。另外,每剂配鲜竹沥汁10ml对服。忌食辛辣。

适用病证 震颤麻痹(风痰内盛型)。四肢震颤,眩晕,心烦易怒,呕吐痰涎不爽,便秘,舌苔黄腻,脉弦滑。

病案举例 吴某,男,64岁。主诉:头昏恶心伴口唇颤抖及两手震颤加重半月。现病史:患者平素身体健康,无高血压病史,两手颤动3年之久,近半月症状加重,尤以静止时明显,别无他恙。诊断为震颤麻痹,冠心病。服西药效果欠佳。查体:体温36.6℃,心率80次/min,

血压 20/12kPa，双唇自发性抖动，颈静脉怒张，心界向左下扩大，心律齐，$P_2 > A_2$。NS：双唇不自觉颤抖，面肌运动功能正常，面神经无麻痹，两手震颤，尤以静止时明显，肌张力正常，生理反射存在，病理反射未引出。舌苔黄腻，两脉弦滑。辨证：痰火内蕴，风痰上扰，窜走经络。治则：平肝熄风豁痰通络，佐以活血化瘀，施上方，每日 1 剂水煎服，分 2 次饭后服。上药加减连续服用 3 个月，临床症状消失，苔黄，脉弦，临床治愈。随访 1 年未再发作。并以上方，倍其量，配成蜜丸，以巩固疗法。外治法配合治疗。

验方来源 陕西中医，1993，(8)

临证阐释 本方证乃肝火偏旺，火动生风，煎熬津液，结而为痰，风火痰盛所致痰火走窜经络。方中天麻、钩藤、豨莶草平肝熄风，橘皮、茯苓、半夏、石菖蒲、远志、黄芩、竹茹清热燥湿豁痰，地龙、全蝎镇痉熄风，丹参祛痰生新。鲜竹沥汁化痰熄风。综合全方有平肝熄风豁痰、祛痰通络作用。

3. 育阴活络汤

药物组成 生地 15g，熟地 15g，何首乌 15g，白芍 12g，枸杞子 10g，麦冬 10g，玄参 10g，丹参 18g，赤芍 10g，钩藤 10g。

加减运用 伴心烦，加黄连、枣仁；伴肢体麻木，加木瓜、鸡血藤；伴气虚，加党参、黄芪；腰膝酸软明显加桑寄生。

用药方法 水煎服，每日 1 剂，每日 2 次口服。

适用病证 四肢震颤（肝肾阴虚型）。四肢间歇性震颤，腰酸软，口干咽燥，头晕耳鸣，形体消瘦，时有盗汗，舌质黯红，少津，脉弦细。

病案举例 钱某，女，60 岁。主诉 1980 年起，有时感左手震颤，未经治疗。自 1981 年下半年开始，震颤时写字有一定困难，走路有时欠稳。刻诊：四肢间歇性震颤，以双上肢明显，生活自理有困难，腰酸软，口干咽燥，头晕耳鸣，形体消瘦，有时盗汗，舌质黯红少津，脉细弦。证属：肝肾阴虚，血瘀风动。治宜：育阴活络熄风。自拟育阴活络汤：生地、熟地、何首乌各 15g，白芍 12g，枸杞、麦冬、玄参各 10g，丹参 18g，赤芍、钩藤各 10g，桑寄生 12g。每日 1 剂，每日 2 次。服 20 剂后，头晕耳鸣减轻，震颤未效，继服上方 15 剂后，四肢震颤稍减轻，走路较前平稳，再进 25 剂后。四肢震颤好转，头晕耳鸣腰酸均消失，盗汗止，但感饮食不馨,上方减桑寄生,加薏苡仁、麦芽各15g,再进30剂,四肢震颤消失,走路平稳,生活能自理,书写自如。但精神较差,四肢无力,舌质稍暗,苔薄白有津,脉缓。拟五味异功散加黄芪、丹参各15g。10剂以善其后。追访3年,一直能照常从事家务劳动。

验方来源 辽宁中医杂志,1990,(6)

临证阐释 本方证乃年老体弱,肝肾不足,津血亏虚,无以荣养筋脉,虚风内动,又由于久病入络,瘀血内阻,血行不畅,筋脉失其濡养,均致四肢震颤。治宜滋补肝肾,育阴活络熄风。方中熟地、何首乌、白芍、枸杞滋补肝肾;生地、麦冬、玄参滋养阴液;丹参、赤芍活血通络;钩藤平肝熄风。诸药合用,共奏育阴活络熄风之效。

4. 周仲瑛熄风定颤方

药物组成 地黄12~15g,石斛15g,白芍15~30g,肉苁蓉10~15g,续断15g,白蒺藜15g,海藻12g,僵蚕10g,炙鳖甲15g(先煎),煅龙骨20g(先煎),煅牡蛎20g(先煎),石决明30g(先煎),炮山甲10g(先煎)。

加减运用 震颤显著时,宜重镇熄风为主,方中可加珍珠母、天麻,亦可酌量加重方中鳖甲、龙骨、牡蛎、石决明之量。此类药品又能镇心、宁神、止汗,对兼有心悸、失眠、多汗之症者尤为合适;筋僵、拘挛、肌张力较高,可选加木瓜及大剂白芍、甘草柔肝解痉,也可重用地龙、全蝎熄风通络解痉;舌质紫黯、脉来细涩、面色晦滞,宜重用祛瘀药,如有中风、手足麻木、半身不利,则选水蛭、当归、鸡血藤、路路通;如兼胸痹心痛,可用丹参、檀香、桂枝。如颈僵肩臂疼痛,宜入葛根、姜黄。糖尿病则宜加鬼箭羽;痰浊内盛、舌苔厚腻或血脂较高时,可重用僵蚕、胆星、海藻,并增荷叶、苍术;内热偏盛、面赤舌红,可酌予白薇、功劳叶、女贞子、墨旱莲、槐花、夏枯草、黄柏、漏芦等滋阴泻火两顾;阴精亏损、体虚显著时,可重用枸杞、首乌、黄精、杜仲、牛膝、桑寄生、楮实子、麦冬。阴损阳或阳气本虚,可配加巴戟天、仙灵脾、黄芪、锁阳之温润,忌用刚燥之属;失眠、心悸、紧张,除用重镇之品外,尚可加五味子、茯神、玉竹、熟枣仁养心宁神或用桂枝加龙骨牡蛎汤通阳宁神两顾之法;反应迟钝、记忆不敏,可重用首乌、续断、石菖蒲、远志、五味子以补肾荣脑、化痰开窍。

用药方法 每日主剂,将标明先煎的药物先煮沸半小时,再纳入其余药物共煎 20 分钟,泌出药汁,再煎时诸药共同煎沸 40 分钟,泌出药汁,与头煎药汁混合,取汁共 200~300ml,分 2 次服。

适用病证 震颤麻痹。

病案举例 张某,男,78 岁。主诉"右手震颤 2 年余,伴反应迟钝半年。患者来诊时右手不停震掉,如搓丸数票;平时不能持筷拿食,经常打碎碗碟,行走不稳,起步维艰,2 年来渐加重。精神不振,反应迟钝,近事过目即忘。腰软足麻,小便淋沥,夜尿频多,面色红面枯杭,舌质黯红、苔薄黄,肪细滑。脑 CT 提示"脑萎缩、腔隙性脑梗死";脑血流图示"两侧供血不平衡、左侧血流速度及流量下降,脑血管外周阻力增大"。患高血压病、高血脂症、糖尿病、腰椎病多年,此乃高年体虚,多病交织,肝肾亏虚为主,兼顾培补肝肾,方用"炙鳖甲 15g(先煎),生石决明 30g(先煎),牡蛎 25g(先煎),炮山甲 10g(先煎),炙水蛭 5g,赤芍 12g,白芍 12g,炙僵蚕 10g,广地龙 10g,制首乌 12g,大生地 12g,制黄精 12g,川石斛 10g,怀牛膝 12g。服药 7 剂,诉精神较前振作,腰膝酸软亦略好转,遂嘱原方连服 2 月。9 月 1 日诊:右手震颤较往昔减轻,但仍难控制。病情不再进展,且有好转之势。原方去炮山甲,加枸杞子 10g 以加重培本之力。10 月 27 日诊:服药 4 月来,精神良好,反应灵敏,舌色改善,面容亦稍丰泽。右手震颤明显减轻,有时已可不抖,生活也已自理,惟下肢仍然有时麻木,转以培补肝肾为主,方用:大生地 15g,制首乌 10g,枸杞子 10g,赤芍 12g,白芍 12g(先煎),潼蒺藜 10g,白蒺藜 10g,黄芪 15g,炙鳖甲 15g(先煎),生石决明 30g,制南星 10g,水蛭 5g,川芎 10g,丹参 12g。又服 2 月,右手震颤基本消失,惟激动或紧张时仍抖,遂以本方稍事加减,予以巩固。连续服药近 5 年,震颤已完全不发,其他自觉症状也均消失,血压平稳,糖尿病也得到控制。

验方来源 米一鹗. 首批国家级名老中医效验秘方精选. 北京:今日中国出版社,1999,211

临证阐释 震颤麻痹的治疗需标本兼顾,风、痰、瘀的兼夹和主次均可以本方为基本方,随症灵活加减。又本病多属内伤积损而来,又常有多病重叠,治疗颇费时日,既要有方有守,不能频更方法,但又宜根据症情的发展适当调整,相机变通。震颤麻痹的主要病机特点是肝肾亏虚,痰瘀内生,阻滞脑络,以致肝风内动。治疗以培补肝肾,化痰通络为

基本方法,临床常见患者有怕热、多汗、烦躁、便秘、舌红、脉弦等阴虚见证。故仿地黄饮子立方,滋肾柔肝,平肝熄风。方用地黄、石斛、白芍、肉苁蓉滋肾柔肝。续断补肾壮骨。白蒺藜、海藻、僵蚕柔肝祛风兼能化痰通络。炙鳖甲滋阴潜阳。煅龙牡、石决明重镇潜阳,平肝熄风。炮山甲活血化瘀。

5. 刘渡舟经验方

药物组成 黄连10g,黄芩10g,竹茹20g,黄柏10g,栀子10g,钩藤15g,天竺黄12g,龙胆草10g,菊花10g,桑叶10g,石菖蒲10g,佩兰10g,半夏12g,羚羊角粉1.8g(分冲)。

用药方法 水煎服,每日1剂。

加减运用 便秘加大黄4g。

适用病证 帕金森症证属痰火动风。

病案举例 陈某,男,75岁,全身震颤,不能自主,某医院诊断为"震颤麻痹"。服用左旋多巴、美多巴、安坦等药,症状未见好转,特请刘老诊治。症见全身颤抖,又以上肢为重,手指节律性震颤,状如"搓丸样",肌肉强直,面部表情呆板,双目直视,口角流涎,步履艰难,伴头痛,口干渴,大便秘结,每周1次。小变色如浓茶,口噤啮齿,言语謇涩,舌红苔黄腻而燥,脉来滑大。辨证为三焦火盛动风,煎灼津液为痰,痰火阻塞经络则阳气化风,治宜清热泻火,平肝熄风,化痰通络。上方14剂后双手震颤减轻,行走较有力,口渴止,小便色淡,大便秘结,头痛眩晕,言语不利,多痰少寐,舌苔白腻夹黄,脉滑数。上方加减治疗3个月,肢体震颤消除,能自己行走,手指屈伸自如,握拳有力,言语流畅,面部表情自然,二便正常。

验方来源 陈明,刘燕华,李芳. 全国名老中医药专家临证验案精华丛书. 刘渡舟临证验案精选. 北京:学苑出版社,1985,86~88

临证阐释 刘老认为本病以心肝为核心,其病因多是火热动风生痰为患。肝热动风,煎液成痰,痰热随肝风窜扰于筋脉,灼伤津液,发为肢体震颤。所见口干、便秘、小便短赤、啮齿、言语不利、舌红、苔黄腻、脉滑大诸症,皆心肝热盛,风动灼痰之变。故治疗首以清心泻火,熄风化痰为法,黄连解毒汤能泻三焦之火,配以铃角钩藤汤则凉肝熄风化痰,屡建奇功。

6. 高辉远经验方

药物组成 玉竹10g,山药10g,炙甘草5g,小麦10g,大枣5枚,怀牛膝10g,木瓜8g,川续断10g,生龙牡10g,天麻10g,白芍10g。

用药方法 水煎服,每日1剂。

加减运用 舌颤、手颤明显加羌活,口涎多加白术,小便失禁加益智仁、诃子,下肢水肿加茯苓皮。

适用病证 帕金森症证属心肝气阴两虚。

病案举例 席某,男,53岁,1989年夏天感到右肩周不适,此年出现右手颤抖,诊断为"震颤麻痹",服用美多巴、安坦等药物治疗病情逐渐加重,逐渐至右下肢发沉,持重力差,舌颤,流涎,后发生尿潴留,病势益重,卧床不起,生活不能自理。诊查:全身颤抖,右侧肢体严重,双下肢中度水肿,右上肢轻度水肿,舌颤,言语低弱吟诗样,表情僵硬,口涎甚多,二便不利,睡眠差,舌尖红,苔薄白,脉沉细。辨证为心肝气阴两虚,虚风内动,病涉及脾肾。治以柔肝熄风,养心安神,佐以健脾益肾。上方6剂后,精神好转,肢体力量较前增,步履更稳,能自行上下楼,双手震颤减轻,右手震颤已不明显,原方加减巩固疗效。

验方来源 王发渭,于有山,薛长连.全国名老中医药专家临证验案精华丛书.高辉远临证验案精选.北京:学苑出版社,1985,84~88

临证阐释 本病特点为本虚标实,病位虽在肝,病久涉及心脾肾,为肝肾不足,虚风内动,脾失健运,心失所养。故投柔肝熄风,养心安神,健脾益肾之剂奏效。

7. 胡建华经验方

药物组成 生熟地各9g,山茱萸9g,川续断12g,明天麻9g,钩藤15g,枸杞子12g,白芍30g,葛根12g,红花6g,僵蚕9g。

用药方法 水煎服,每日1剂。另取蜈蚣粉2g,分2次吞服。

加减运用 精神疲惫,面色无华加当归、党参调补气血,大便干燥加肉苁蓉、何首乌补养肝肾、润肠通便;伴耳鸣、眩晕加枸杞子、石决明平肝潜阳;烦躁、心悸失眠加酸枣仁、百合安神除烦。

适用病证 帕金森症证属肾精亏虚,肝风扰动。

病案举例 殷某,62岁,帕金森病5年。证见头部不自主晃动,肢体僵硬震颤,面容板滞,吞咽时呛咳,言语不清,形体消瘦,情绪急躁,脉

弦细数,苔薄腻。病由肾精亏虚,水不涵木,肝风扰动,筋脉失养所致。治宜益肾养肝,熄风通络。上方加减 45 天,肢体震颤及吞咽时呛咳等症渐次缓解,言语较前清晰,睡眠好转,治疗 2 年余,肢体震颤基本消失,头脑晃动之象罕见。

验方来源 周英豪.胡建华治疗震颤麻痹经验拾萃.上海中医药大学学报,2000,12(2):21

8. 章真如加味补阳还五汤

药物组成 当归、地龙、赤芍、钩藤、僵蚕、全蝎各 10g,黄芪 20g,桃仁、川芎、红花各 8g,生龙骨、珍珠母各 30g。

用药方法 水煎服,每日 1 剂。

适用病证 帕金森症证属气虚血瘀。

病案举例 左某,男,58 岁。头晕,颈项及双手震颤,表情呆板,四肢动作笨拙,行走呈慌张步态,睡眠不安,时作干咳。曾住院治疗,确诊为帕金森病,给予安坦、金刚烷胺治疗,效果不明显。诊查:精神欠佳,面色少华,表情呆板,颈项活动欠利,双手震颤,以左手为甚,步履不稳,上下肢协同动作少,饮食尚可,口不干,大便尚正常,小便余沥不尽,舌黯红,苔薄白,脉沉细。辨证为气虚血瘀证。治宜益气化瘀,镇潜安神。上方连服 2 月余,病情大减。

验方来源 姚英英.章真如治疗震颤麻痹经验案.湖北中医杂志,1998,20(6):43

第七章 多发性硬化

多发性硬化（MS）是以中枢神经系统（CNS）白质的脱髓鞘病变为特点，遗传易感个体与环境因素作用发生的自身免疫病。CNS散在分布的多数病灶与病程中呈现的缓解复发，症状和体征的空间多发性和病程的时间多发性构成了MS的主要临床特点。其病因及发病机制尚不清楚，可能与多病因及环境和遗传因素等有关。女性罹患MS的机会略高于男性，目前全球约有250万MS病患者。MS病变散在多发，可殃及大脑半球、视神经、脑干、小脑和脊髓。症状以肢体瘫痪最为多见，伴有视力障碍、眼球震颤、眼肌和面神经麻痹、眩晕、呕吐、听力减退、感觉障碍等。MS病的诊断和治疗都较难，是一个目前尚不能根治的慢性疾病，但药物可以减少本病发作的次数和严重程度。病程中的缓解和复发是本病的重要特点。缓解期最长可达20年。复发多为急性或亚急性，复发次数可达10余次或数十次，每复发1次均会残留部分症状和体征。感冒发烧、感染、外伤、手术、妊娠、过度劳累、药物过敏等均可诱发或引起MS复发。

MS可急性、亚急性或慢性起病，临床表现复杂。首发症状包括1个或多个肢体局部无力麻木、刺痛感或单肢不稳，单眼突发视力丧失或视物模糊（视神经炎），复视，平衡障碍，膀胱功能障碍（尿急或尿流不畅）等，某些患者表现急性或逐渐进展的痉挛性轻截瘫和感觉缺失。这些症状通常持续时间短暂，数日或数周后消失，但仔细检查仍可发现一些残留体征。首次发病后可有数月或数年的缓解期，可再出现新的症状或原有症状再发。多次复发或不完全缓解后患者的无力、僵硬、感觉障碍、肢体不稳、视觉损害和尿失禁等可愈来愈重。

第七章 多发性硬化

◆ 辨证论治

根据本病临床表现,如肢体瘫、视力障碍、眼肌麻痹、共济失调、感觉障碍等,归属于中医的"痿证"、"内障"、"眩晕"、"喑痱"等范畴。中医学对本病的认识,多认为本虚标实为主要特征,本虚以先天禀赋不足、肾精亏虚,或正气不足,或后天失养;标实是指内生风、湿、火、痰、瘀。脾肾亏虚、肝肾阴虚是本病的主要病理基础,《素问·通评虚实论》谓"精气夺则虚",本病源于先天禀赋不足、后天失调,或内伤劳倦、情志刺激,或疾病失治误治,或病后失养致脾胃受损,肝肾不足累及五脏以致精、气、血亏虚,筋脉失养,髓海空虚,虚则痰、瘀、风、湿、火内生互结,阻滞经络清窍而发为此病。脾胃虚弱,升降枢机不利,则语言不清,吞咽困难;脾虚不能运化水湿,聚湿成痰,痰湿化热,湿热蒙蔽清窍,清阳不升,浊阴不降,发为眩晕;脾主肌肉,脾胃虚弱,四肢沉重无力,故痿软不能随用;肾者藏精,主骨生髓,脑为髓海,先天肾精虚亏,髓海不足,则脑转耳鸣;肾精不足,精血同源,肝血不足,肝开窍于目,血不养目,神志不充,则发为视瞻;肝主筋,筋脉失养,肢体痉挛,抽搐疼痛等。

1. 湿热浸淫

症见肢体逐渐出现痿软无力,肢体沉重,可兼见微肿麻木,或有发热,胸脘痞闷,小便赤涩热痛,舌质红,舌苔黄或微腻,脉滑数。治以清热利湿。常用加味二妙散(《丹溪心法》)加减。由黄柏、苍术、当归、牛膝、防己、萆薢、龟板组成。

2. 气虚血瘀

症见四肢痿软,手足麻木不仁,头晕眼花,面色萎黄,唇紫舌青。肢体或有痛点,舌质黯淡或见瘀点瘀斑,脉细涩。治以益气化瘀,活血通络。常用补阳还五汤(《医林改错》)加减。由当归尾、川芎、黄芪、桃仁、地龙、赤芍、红花组成。

3. 肾阳亏虚

症见头晕,视物昏花,语言謇涩,双下肢无力,严重者其至瘫痪,肢体麻木不仁,小便频数,筋脉拘紧,畏寒肢冷,舌质淡,苔薄白,脉细弱或沉细。治以温补肾阳,填精补髓。常用右归丸(《景岳全书》)加减。由熟地黄、山药、山茱萸、枸杞子、杜仲、菟丝子、附子、肉桂、当归、鹿角胶组成。

4. 肝肾阴虚

症见视力减退，眩晕耳鸣，手部动作笨拙，肢体软瘫，肢体麻木不仁，口干舌燥，舌质红，苔少而干，脉弦细数。治以滋补肝肾，填精补髓。常用左归丸（《景岳全书》）加减。由熟地黄、山茱萸、山药、菟丝子、枸杞子、川牛膝、鹿角胶、龟板胶组成。

5. 脾胃虚弱

症见肢体痿软无力日重，食少纳呆，腹胀，便溏，面浮不华，气短，神疲乏力，舌淡，舌体胖大，苔薄白，脉沉细或沉弱。治以健脾益气。常用参苓白术（《和剂局方》）散加减。由人参、茯苓、白术、桔梗、山药、甘草、白扁豆、莲子肉、砂仁、薏苡仁组成。

吴瀚香经验方

药物组成 生、熟地各15g，枸杞子15g，麦冬15g，当归15g，怀牛膝15g，龟甲15g，生黄芪30g，党参15g，白术10g，茯苓15g，炙甘草10g。

用药方法 水煎服，每日1剂。另嘱：将蹄筋、黄牛肉用葱、姜、酒、盐炖烂，经常服食。

适应病证 多发性硬化证属气阴两虚，筋失所用。

病案举例 王某，男，37岁，患者因高温作业后洗冷水浴，浴后稍有不适，至次日8时左右突然头晕昏仆，继之左侧上、下肢软瘫，于江西某医院诊断为多发性硬化，经服激素治疗后肢体功能逐渐恢复。1989年5月又感头昏，行走不稳，肢体软弱，言语謇涩，吞咽困难，给予康复治疗近5个月。1989年10月初诊：左侧肢体软弱无力，左手不能握物，但无麻木，知觉正常，行走不稳，左右摇摆，肢体颤抖，以足为甚，腰酸，言语謇涩，晨醒口干，头昏，神疲，纳差，呛食，舌边尖红，苔薄白，脉沉细缓。目前，服用泼尼松每日15mg。此属痿证，为肝肾阴虚，脾胃气虚，筋失所用所致。治宜益肾养肝，健脾益气法。上方服用7剂，并撤减激素，每周减1片，直至全部撤除。1989年11月复诊：肢体颤抖减轻，行走稍稳，舌边尖红，苔白腻，守方加苍术、厚朴、石菖蒲各10g。7剂后三诊：行走明显好转，自觉左下肢较前有力，左手能握持轻物，握力尚欠佳，并能说短语，呛食消失，舌太薄腻，脉沉细，守方叠进40余剂,诸症基本消失,生活自理。随访半年病情稳定。

验方来源 梁宏.吴瀚香治疗杂病验案3则.江西中医药,1994,25(4):8

临证阐释 本例属于痿证范畴,因夏季高温作业得之,暑、热之邪多伤津耗气,病延日久则肝肾阴虚,精血亏乏,筋骨经脉失其濡养,故肢体软弱无力,肾阴亏虚,水不涵木,风阳内动,则肢体颤抖,动摇不定。故用地黄、龟甲、枸杞、麦冬、当归、怀牛膝益肾养肝。肝肾精血又有赖于后天脾胃的生化功能,神疲乏力、纳差,均为脾胃虚弱之候,因此选用黄芪、党参、白术、茯苓健脾益气,亦即"治痿独取阳明"之意。另牛肉、蹄筋有补脾胃、养肝补血、强筋骨的作用。药食并进,共奏益肾养肝,健脾益气,强筋壮骨之效。

第八章 重症肌无力

重症肌无力(MG)是乙酰胆碱受体抗体(AchR-Ab)介导的,细胞免疫依赖及补体参与的神经-肌肉接头(NMJ)处传递障碍的自身免疫性疾病。病变主要累及 NMJ 突触后膜上乙酰胆碱受体(AchR)。临床特征为部分或全身骨骼肌易疲劳,呈波动性肌无力,具有活动后加重、休息后减轻和晨轻暮重等特点。

MG 在一般人群中的发病率为 8~20/10 万,患病率约为 50/10 万。估计我国有 60 万名 MG 患者,南方发病率较高。任何年龄组均可发病,常见于 20~40 岁,40 岁以前女性患病率为男性的 2~3 倍;中年以上发病者以男性居多,胸腺瘤多见于 50~60 岁中、老年患者;10 岁以前发病者仅占 10%。家族性病例少见。

研究表明,血清中的抗 AchR 抗体的增高和突触后膜上的沉积所引起的有效 AchR 数目的减少,是本病发生的主要原因。而胸腺是 AchR 抗体产生的主要场所,因此,本病的发生一般与胸腺有密切的关系。所以,调节人体 AchR,使之数目增多,化解突触后膜上的沉积,抑制抗 AchR 抗体的产生是治愈本病的关键。

本病隐袭起病,眼外肌麻痹常为首发症状,出现非对称性眼肌麻痹和上睑下垂,斜视和复视,严重者眼球运动明显受限,甚至眼球固定,瞳孔光反射不受影响。10 岁以下患儿眼肌受累更常见。临床特征是受累肌肉呈病态疲劳,症状多于下午或傍晚劳累后加重,早晨和休息后减轻,呈规律的晨轻暮重波动性变化。受累肌肉明显的局限于某一组,90%以上的病例可见眼外肌麻痹;面积受累表现面部皱纹减少、表情困难、闭眼和示齿无力;咀嚼肌受累使连续咀嚼困难,引起进食经常中断;

第八章 重症肌无力

延髓肌受累导致饮水呛、吞咽困难、声音嘶哑或讲话鼻音；颈肌受累时抬头困难。严重时发展为肢体无力，但很少单独出现，一般上肢重于下肢，近端重于远端。呼吸肌、膈肌受累出现咳嗽无力、呼吸困难，重症可因呼吸肌麻痹或继发吸入性肺炎导致死亡。偶有心肌受累引起突然死亡，平滑肌和膀胱括约肌一般不受累。感染、妊娠和月经前常导致病情恶化，精神创伤，过度疲劳等可为诱因。

辨证论治

根据重症肌无力的临床表现，总体可属于中医的"痿证"，指肢体筋脉迟缓，软弱无力，甚者出现手无力握物，足无力任身，病情迁延渐发生肌肉萎缩，不能随意运动的一类病证。单纯眼睑下垂型，称为上胞下垂，又名睢目、侵风、目睑下垂、睑废。中医认为脾主肌肉，脾虚运化失调，肌肉失养而出现乏力。中气不足则出现咀嚼无力，言语不清，甚至呼吸困难。脾阳靠肾阳温养，所以肾阳不足亦可导致脾阳虚，运化失司。临床上主要表现气虚为主，其病变主要在脾、肾二脏。

1. 中气不足

症见眼睑下垂，早轻晚重，常伴有复视，最后眼球肌可完全固定，谈话时间较长后声音低哑，构音不清，并带鼻音，吞咽困难，咀嚼无力，四肢无力，抬头无力，倦怠乏力，少气懒言，舌质淡，苔薄白，脉细弱。治以补中益气，佐以补肾。常用补中益气汤（《内外伤辨惑论》）加减。由黄芪、甘草、人参、升麻、柴胡、橘皮、当归身、白术组成。

2. 胃阴不足

症见倦怠乏力，神疲懒言，咀嚼无力，胸闷气短，饮水发呛，肢软无力，下肢较重，口燥咽干，心烦纳呆，舌红少苔，或有薄黄苔，脉细数。治以益胃养阴。常用玉女煎（《景岳全书》）加减。由石膏、熟地黄、麦冬、知母、牛膝组成。

3. 肝肾亏损，气血两虚

症见眼睑下垂，视物成双，朝轻暮重，甚至眼球固定，吞咽困难，咀嚼无力，发音不清，四肢无力，抬头无力，呼吸困难，腰酸耳鸣，少寐多梦，目干而涩，口燥咽干，舌红少苔或舌质淡，苔薄，脉细数。治以滋肾养肝，益气养血。常用杞菊地黄汤（《麻疹全书》）合八珍汤（《瑞竹堂经验方》）加减。杞菊地黄汤由枸杞子、菊花、熟地黄、山茱萸、山药、泽泻、丹皮、茯苓组成；八珍汤由当归、川芎、熟地黄、白芍、人参、甘草、茯苓、白术组成。

4. 脾肾气虚

症见全身无力，眼睑下垂，常伴复视。口齿不清，言语不利，饮食呛咳，咀嚼无力，讲话时间久后易疲劳，少气懒言，活动后气短加重，畏寒肢冷，腰膝酸软，夜尿频，便溏或五更泻，舌体胖，舌质谈，苔白或薄白，脉沉细无力。治以温补脾肾。常用右归饮（《景岳全书》）加减。由熟地黄、山药、山萸肉、枸杞子、杜仲、甘草、附子、肉桂组成。

验方妙用

1. 补中益气汤

药物组成 黄芪10g，党参10g，白术10g，甘草6g，当归9g，陈皮9g，升麻5g，柴胡10g。

加减运用 若痰多胸闷，头身困重，加苍术、枳实、厚朴、羌活祛风除湿；偏热者加黄芩、竹茹，偏寒者加白芥子、干姜；若脾虚生湿化热，症见口苦、舌红、苔黄腻者，加茵陈、栀子、藿香、黄柏等；热结便秘者加少许大黄；若食少纳呆，运化失健为主者，加谷麦芽、砂仁、白豆蔻、山楂以助中运；若表气不固，多汗者，加浮小麦、麻黄根、煅牡蛎固表止汗；若损及脾阳，兼见畏寒肢冷，苔白滑，脉沉迟者，可与理中丸加减。

用药方法 水煎服，每日1剂。

适用病证 眼肌型重症肌无力（脾气虚弱型）。症见眼睑下垂，四肢乏力，面色萎黄，形体消瘦，语声低微，食少纳呆，腹胀喜按，大便溏泻，舌质淡或淡胖，舌苔薄白，脉弱无力。

病案举例 杨某，女，12岁。因感冒发热后，突然出现左眼睑无力，沉重不欲睁开，晨轻晚重，继之左眼睑下垂，并双眼复视。近1个月来，经常头痛头晕，神疲体倦，纳差便溏。X片：胸腺不增大，新斯的明试验阳性。诊断眼肌型重症肌无力。曾用抗胆碱脂酶治疗效果不显。药用：黄芪、党参、白术各10g，蔓荆子、当归、橘络各9g，炙甘草6g，升麻5g，生姜3片，大枣3枚。服5剂，眼睑已能眨动，精神亦觉振奋。又在原方基础上加羌活、防风、白僵蚕各9g，木瓜、茯神、远志各6g，山楂 10g。治疗 3 周后,左眼睑下垂痊愈,诸症消失,随访至今,未再复发。

验方来源 辽宁中医杂志,1987,(5)

临证阐释 本方证乃脾主肌肉,眼睑属脾,脾气不足,清气不升所致。治宜补脾益气升阳。方中黄芪甘微温,人脾肺经,补中益气,升阳固表,党参、白术、甘草补气健脾,配黄芪以增补中益气之功,当归养血和营,助参、芪以补气养血,陈皮理气和胃,使诸药补而不滞,升麻、柴胡升阳举陷,助君药以升提下陷之中气,全方共奏补中益气,升阳举陷之效。

2. 保元汤

药物组成 党参 12g,黄芪 18g,柴胡 7g,升麻 7g,干姜 6g,肉桂 6g,防风 8g,生甘草 8g,赤芍 10g,白芍 10g,地龙 10g。

加减运用 畏光、流泪、纳呆加羌活、苍术;复视、斜视、眼球活动受限加川芎、全蝎、蜈蚣;面色晄白,活动乏力,红参易党参;病程长,反复发作,四肢欠温加熟附片、鹿角霜;烦热口渴,舌质红苔黄去防风、干姜,加仙鹤草、旱莲草。

用药方法 水煎服,每日 1 剂,分 3 次温服。

适用病证 眼肌型重症肌无力(脾肾阳虚型)。眼睑下垂不能上抬,伴畏光,活动后乏力,精神不振,食欲减少,舌质淡红,舌苔薄白,脉细缓。

病案举例 胡某,2 岁。患儿半年前,突起双眼睑下垂,伴畏光、头部右斜,活动后易乏力,精神不振,食欲减少。患儿面色苍黄,目光少神,表情欠佳,头部右斜 45°,双眼裂下垂。检查:脉纹淡红,舌质淡红,苔薄白。眼裂:左 0.4cm,右 0.6cm。中医诊断:睑废症。由于久病体弱,脾肾阳虚,致使中气不足,升举无力。治疗当温阳健脾,振奋中土,益气升提。以基本方去防风、地龙,加苍术 7g,熟附片 6g,羌活 7g,鸡内金 10g,蜈蚣 1 条,每日 1 剂,分 3 次服,服方 10 剂,眼睑下垂明显上抬,眼睑左、右均为 0.8cm,早、晚无变化。精神,食纳好转,面色渐渐红润,惟头部右斜不见好转。复诊时,考虑患儿久病,元气不足,督脉失养,治疗仍在原方基础上加鹿角霜、狗脊各 10g,补肾填精,强筋壮骨。继进中药 5 剂,病情好转,双眼睑恢复正常,眼裂在 1 厘米以上,头部右斜明显减轻,治疗月余,患儿活泼如常。

验方来源 湖北中医杂志,1988,(4)

临证阐释 本方证乃久病体弱,脾肾阳虚,致使中气不足,升举无力所致。党参、黄芪、甘草、柴胡、升麻益气和中,升提脾气;肉桂温煦元阳,兼顾脾肾;干姜温肾暖脾,振奋中宫,恢复脏腑功能,促进气血生长;白芍养阴补血;地龙通经络;防风祛风止痉。全方共奏温阳健脾,振奋中土,益气升提。

3. 强肌健力饮

药物组成 黄芪20g,五爪龙15g,党参15g,白术15g,当归10g,升麻5g,柴胡10g,陈皮10g,甘草5g。

加减运用 复视斜视者,可加何首乌以养肝血,或加枸杞子、山茱萸同补肝肾。抬劲无力或腰脊酸软者,加枸杞子、狗脊以补肾壮骨。腰酸、夜尿多者,加杜仲、桑螵蛸固肾缩泉。畏寒肢冷者加巴戟天、淫羊藿以温肾壮阳。吞咽困难者,以枳壳易陈皮,加桔梗一升一降,以调气机。口干、舌苔花剥者,加石斛以养胃阴。舌苔白厚或白浊,加茯苓、薏苡仁以化湿。咳嗽多痰者,加紫菀、百部、橘络以化痰。夜寐多梦,心烦失眠者,加熟枣仁、夜交藤养心宁神。

用药方法 每日1剂,每日2次口服。

适用病证 重症肌无力(脾胃虚损型)。眼睑下垂,四肢倦怠乏力,吞咽困难,纳差便溏,少气懒言,舌淡嫩,齿印,舌苔薄白或浊厚,脉虚大或弱。

病案举例 荣某,男,71岁。患者于1989年11月因眼睑下垂,吞咽困难,全身肌肉无力就诊,诊断为重症肌无力,陈旧性脑梗死,脑萎缩住院治疗。1990年7月,发展为呼吸肌无力,连续2次出现呼吸、心跳骤停,经气管切开、输血等抢救缓解。于1990年11月24日出现黄疸,肝功异常,HBsAg阳性,诊断急性黄疸型肝炎。经治疗后肝功正常。肌无力症状靠呼吸机及吡啶斯的明(早90mg,午90mg,晚75mg,0时75mg)维持。1991年3月给予强肌健力饮加巴戟天、枸杞子、吉林参(另炖对服)。每日1剂。1个月后,颈肌无力情况明显改善,但咀嚼及吞咽仍费力,进食时呛咳。以后数月增加浙贝母、茯苓、何首乌、薏苡仁、枳壳、鸡血藤、淫羊藿等药2~3味加减治疗。1991年12月20日来信告知,患者病情稳定,全身状况及肌力逐渐恢复,能自行走 50m 左右,每天坚持户外活动 1 小时以上。1992 年 4 月 14 日拔除气管插管。7 月 9 日告知,患者体重增加,食欲好,四肢肌力增加,每天户外活动 3 小时左右,自行走 200m。

验方来源 中国医药学报,1993,(2)

临证阐释 本方证乃肌肉在五脏属脾所主,脾为生化之源,脾需则生化无权,气血不足,致肌肉无力。方中重用黄芪,甘温大补脾气,以作君药。五爪龙粤人称之为"南芪",与黄芪南北呼应,功能补脾益肺,生气而不助火,与党参、白术同助黄芪,加强补气之功;因血为气母,故用当归以养血生气,以上 3 味药共助黄芪为臣,脾虚气陷,故用升麻、柴胡司升阳举陷之职;脾虚失运,且重用补气之品,则需防气滞,故用陈皮以反佐,达理气消滞之目的,与升柴共为佐药,甘草和中,调和诸药,任使药之职。全方共奏补脾益肺,益气强肌之功。

4. 八珍汤

药物组成 党参 10g,茯苓 10g,白术 10g,炙甘草 3g,川芎 3g,当归 10g,白芍 10g,生地 15g。

加减运用 若见眼睑下垂,抬头无力,便溏,脱肛者,加黄芪、升麻、柴胡、葛根等升阳举陷;若肢体麻木,手足蠕动,属血虚生风者,加桑枝、鸡血藤、天麻、木瓜养血祛风;若失眠多梦,加生龙齿、炒枣仁、远志等养血安神;若气不行血,血脉瘀阻,症见面色晦黯,口唇青紫,青筋显露,舌黯有瘀斑,脉细涩或沉涩,可加川芎、桃仁、红花、丹参,以赤芍易白芍,共奏活血化瘀之功。

用药方法 水煎服,每日 1 剂,每日 2 次口服。

适用病证 重症肌无力(气血两亏虚)。症见肌无力,伴面黄或苍白,瘦弱,饮食无味,食少神疲,声低气短,头晕,贫血乏力。舌淡嫩、苔薄白,脉软弱或沉细沉弱。

病案举例 (疗效观察)陈氏辨证分 3 型:肝肾阴虚型、脾为气虚型、气血两亏型,并分别给予六味地黄汤、六君子汤、八珍汤。临床共治疗 371 例重症肌无力患者,其中眼肌型 243 例,躯干型 93 例,全身型 34 例,延髓肌型 1 例。用上述 3 种方法治疗后眼肌型痊愈 145 例,基愈 24 例,好转 9 例,无效 65 例,总有效率 73%;全身型痊愈 13 例,基愈

2例,好转4例,无效15例,总有效率55%;延髓肌型1例,无效。治愈病例有44例复发,经再次治疗绝大多数仍治愈。

验方来源 浙江中医杂志,1988,(2)

临证阐释 本方证乃先天不足,病后失调,久病失治而致气血不足,机体失养所至肌无力。治以益气补血。方中党参、熟地益气养血,白术、茯苓健脾渗湿,助党参益气补脾,当归、白芍养血和营,助熟地补益阴血,川芎活血行气,使之补而不滞,炙甘草益气和中,调和诸药。全方共奏益气养血之功。

5. 补肝强肌汤

药物组成 钩藤10g,僵蚕10g,牡蛎20g,佛手10g,珍珠母20g,熟地10g,牛膝15g,菖蒲10g,伸筋草15g,山茱萸15g。

加减运用 兼痰者加胆星10g,姜黄10g,陈皮10g;兼瘀者加桃仁10g,丹参12g;兼气虚者加党参15g,黄芪15g;兼血虚者加当归14g,炒枣仁20g。

用药方法 上方煎2次混合后每日1剂,3次/日,150ml/次,儿童药量减半。

适用病证 眼肌型重症肌无力。

病案举例 李某,女,6岁,病历号:41574,于1990年11月22日入院。患儿于1989年7月无明显诱因出现双侧眼睑下垂,在白求恩医科大学附属医院诊治,经作新斯的明试验及其他有关检查,诊断为:重症肌无力,给予吡啶斯的明治疗,症状基本消失。3个月后无明显诱因,患儿双侧眼睑下垂再度复发,并且双侧眼睑下垂症状交替加重伴有复视及轻度抬颈无力。当地医院再予吡啶斯的明治疗,疗效不显,又加用激素进行治疗仍不显效。以后又在当地医院服用中药数剂,病情一直没有改善。1990年7月,患儿父亲来我院求治,详叙病情(患儿当时未来),据其父所述病情,并详细参考了白求恩医科大学附属医院的有关检查,给予复肌宁片及复肌宁Ⅰ号方带回去给患儿服用,服药1个月后,患儿病情好转,双眼睑下垂交替加重的现象明显减轻,眼睑下垂基本固定在右眼上,复视基本消失,抬颈有力接近正常,于当年11月22日来我院再次治疗。据证于1990年11月22日收入我院儿科病房住院。

第八章　重症肌无力

入院体检：

(1)双侧眼睑下垂，以右眼为重，眼裂减小：(双目上视时，测量上、下睑缘间最大距离即为眼裂)左眼 6mm，右眼 4mm。

(2)右眼球活动受限：右眼外展露白 2mm，内收露白 2mm(正常人外展内收均不露白)，左眼球活动尚可，无复视。

(3)四肢肌力正常，生理反射存在，病理反射未引出。

(4)颈肌正常，无吞咽困难及咀嚼无力现象，呼吸均匀，言语清晰，面部肌肉正常。

实验室检查：

(1)免疫球蛋白测定：IgG：8.26mg/ml(正常值：6.05～10.41mg/ml)，IgA：1.36mg/ml(正常值 0.7～1.38mg/ml)，IgM：1.36mg/ml(正常值：0.77～1.37mg/ml)。

(2)补体 C_3 测定：1.26U/ml。

(3)AchR. Ab 未测。

入院时全身情况：双侧眼睑下垂，以右眼为重，右眼眼球活动受限，面色㿠白，动则汗出，时有盗汗，食欲不振，且有偏食习惯，二便尚可，舌质暗红，苔薄白脉细弱。

入院诊断：重症肌无力(眼肌型)。

中医病名：睢目。

辨证：肝脾肾俱亏，肝风内动，风痰阻络。

治则：镇肝熄风，健脾化痰通络。

处方：胆星 3g，菖蒲 6g，麦冬 10g，伸筋草 10g，牡蛎 10g，珍珠母 10g，赤芍 6g，僵蚕 6g，牛膝 6g，龙齿 6g，云苓 10g，佛手 6g，黄芪 10g，党参 6g，桃仁 6g，钩藤 10g，姜夏 6g，陈皮 6g，升麻 3g，内金 5g(炒)，焦三仙各 10g，炙甘草 3g。

入院前及入院后服药 2 个月，患儿左眼基本恢复正常，右眼睑在劳累及睡眠不足情况下仍有轻度下垂，但双侧眼睑接近正常大(7mm)。右眼眼球活动受限较入院时明显减轻，右眼外展露白由入院时 2mm 成为 1mm，右眼内收基本不露白。全身其他情况良好，病情显著好转，准予出院。

验方来源　尚尔寿．神经肌肉疾病临证精华．北京：中国医药科

技出版社,1994,147~156

6. 欧阳锜柔肝润筋汤

药物组成 白芍 15g,蝉蜕 3g,葛根 12g,丝瓜络 10g。

加减运用 若阴亏明显者加制首乌、桑椹,阳亢明显者加石决明、天麻、钩藤,目疾加菊花、谷精草、盗汗者加煅牡蛎,便结加草决明,关节僵硬疼痛者加木瓜、薏苡仁。

用药方法 每日1剂,水煎2次分服。

适用病证 柔肝润筋,治疗重症肌无力证属肝不主筋者,表现为阴虚,偏于热,症见口干,便结,舌质红。须与脾虚气陷者相鉴别,表现气虚,略偏于寒,症见口中和,大便溏,舌质淡。

病案举例 陈某,女,4岁。双睑下垂半个月,伴白眼时翻,磨牙,夜寐不安;盗汗,口干,舌红,乃肝阳上亢化热所致;夜寐不安、盗汗,乃因肝经虚热,热迫阴液外出;磨牙、白眼时翻,为阳亢而欲动内风之象。治宜平肝以熄其风,清热以通其络,升津以润其燥。药用:白芍 9g,蝉衣 3 个,葛根 7g,丝瓜络 1.5g,煅石决明 6g,煅牡蛎 6g,菊花 3g,谷精草 3g,天麻 0.5g,桔梗 3g。服 14 剂后眼睑下垂已不明显,诸症亦明显减轻,守上法,加甘草 0.3g 以善后。

验方来源 米一鹗. 首批国家级名老中医效验秘方精选. 北京:今日中国出版社,1999,207

临证阐释 重症肌无力的病机一般认为脾虚气陷为主,主张用补中益气汤加减以升阳举陷。欧阳锜研究员积 50 余年的临床经验,认为本病病机除脾虚气陷这一方面外,肝不主筋亦是重病肌无力的重要病机。肝主藏血,"主身之筋膜"(《素问·痿论》),而筋膜附于骨而聚于关节,直接联结关节、肌肉,影响着肌肉的收缩弛张、关节的屈伸转侧,故《素问·五脏生成篇》称之为"诸筋者,皆属于节"。因此,肝之血液充盈,筋得其养,则筋得其养,则筋强而能主其用,肌腱而运动有力;如果肝之气血衰少,筋膜失于濡养,则筋软失用而肌萎无力矣。正因为肝与肢体的动关系密切,因此《素问·六节茂象论》称肝为"罢极之本"而《素问·上古真论》也谓之"肝气衰,筋不能动",因之认为肝不主筋是重症肌无力的重要病机。同时,肝主疏泄,具有主升、主动的生理特点,直接调节气机的升降出入,对脾胃之升清降浊也起着协调平衡作用,如果肝之疏泄功能异常,则可使脾之升清功能受到影响,从而出现胞睑下垂等现象。因而重视柔肝润筋。方中白芍柔肝缓急,蝉衣熄风,葛根升津润燥,丝瓜络疏肝通络。

7. 阎卓如温肾培中汤

药物组成 百合31g,生地15g,麦冬12g,石斛10g,牛膝12g,黑附子18g,炒知母10g,山萸10g,炒白术10g,党参25g,粳米31g。

用药方法 每日1剂,水煎2次,各取150ml混合后2次温服。

适用病证 重症肌无力。

病案举例 兰某,男,42岁。患"重症肌无力"行"胸腺瘤"手术后5月。现两眼下垂,视物偶有斜视,语言滞涩且仅能说短语,吞咽利,每日不仅能吃稀饭250g左右,偶有作呛,伴有呼吸困难,四肢无力,不能持重抬举。臂抬起随之垂下,握力尚可,自己不能上楼,便溏、尿频。苔白、舌淡粉红。脉沉弦缓。予温肾培中汤连服半年,黑附子由18g逐渐增至30g,症状明显改善。后又以原方加金匮肾气丸方、陈皮、黄柏制成蜜丸,每丸重10g,日服二三次,每次1丸,用粳米煎水送服。继服半年后复查体征,一切正常,行走稳健有力,两臂抬举自如,能持八磅之重物。

验方来源 米一鹗.首批国家级名老中医效验秘方精选.北京:今日中国出版社,1999,208

临证阐释 "重症肌无力"属神经肌肉间传递功能障碍所致。其病因尚无专门论述,治疗正在实践中摸索,中医认为"命门"是生命的根本,对于人的生命关系十分重要,若命门火衰不能温煦脏器,则影响脏器的功能而发病。"脾主肌肉",脾虚则肉失其温煦无力;"肺主治节",肺气虚则影响呼吸,排痰不利可引起窒息;肝主筋为罢极之本,肝不得温煦则疲倦无力,亦有"久病无不损其命门"之说。因此,本方取填补命门真阴真阳的培本之法,以平调阴阳。避免有所偏衰之弊,因纯补津液,必耗伤阳气;纯补阳气,必耗伤津液,故采取平调之法。在疗程上"眼肌型"需用1~2个月,"全身型"往往经年方能收效。方中百合配生地,益心肺之阴;麦冬、石斛滋阴以养肝;石斛配生膝为健足之剂;山萸平补肝肾;党参、白术健脾益气;黑附子补命门真阳;炒知母苦寒,以济附子之大热;粳米益胃生津而保胃气。共奏补肾之真阴真阳,补中益气健脾之功。

8. 邓铁涛强肌健力饮

药物组成 黄芪 30g,五爪龙 15g,党参 15g,白术 15g,当归 10g,升麻 10g,柴胡 6g,陈皮 10g,甘草 5g。

加减运用 复视斜视者,可加首乌以养肝血,或加枸杞子、山萸肉同补肝肾;抬颈无力或腰脊酸软,加枸杞子、狗脊以补肾壮骨、腰酸;夜尿多者,加杜仲、桑螵蛸肾缩泉;畏寒肢冷者加巴戟天、淫羊藿以温壮肾阳;吞咽困难者,以枳壳易陈皮,加桔梗一升一降,以调气机;口干、舌苔花剥者,加石斛以养胃阴;舌苔白厚或白浊,加云苓、薏苡仁以化湿;咳嗽多痰者,加紫菀、百部、橘络以化痰;夜寐多梦,心烦失眠者,加熟枣仁、夜交藤养心宁神。

用药方法 每日 1 剂,水煎 2 次,早、晚分服。

适用病证 重症肌无力。其主证为脾胃虚损,证见眼睑下垂,四肢倦怠乏力,吞咽困难,纳差便溏,少气懒言,舌胖嫩,齿印,苔薄白或浊厚,脉虚大或弱。

病案举例 胡某,女,23 岁,未婚,护士。周身软弱无力,极易疲劳,不能梳头穿衣,下蹲无力站起吞咽困难,上眼睑下垂,复视 9 个月,关节疼痛 4 年。舌红少苔,脉尺沉寸弱。诊断为:①全身型重症肌无力;②类风湿性关节炎(缓解期)。辨证为气阴两虚,脾肾不足。给予强肌健力饮,选加紫河车、石斛、生地、杞子、首乌、云苓、山萸肉等二三味随症加减。每日 1 剂,服药 20 天后,能自己梳头,下蹲能立起。服药 4 个月后生活完全自理,嘱其继续服中药巩固疗效。

验方来源 米一鹗. 首批国家级名老中医效验秘方精选. 北京:今日中国出版社,1999,210

临证阐释 邓师拟本方治疗重症肌无力旨在抓住脾胃虚损这个主要矛盾,顾及五脏兼证,以一方统治,随症加减。并强调,因虚损难复,故本病缠绵难愈,容易反复,亦易再发,治疗不要随便更弦换辙,即使临床治愈后,还需坚持服中药 2 年左右,方能根治。这对临床有重要的指导意义。方中重用黄芪,甘温大补脾气,以作君药;五爪龙粤人称之为"南芪",与黄芪南北呼应,功能补脾益肺,生气而不助火,与党参、白术同助黄芪,加强补气之功;据"血为气经"之理,用当归以养气血生气,与

上3药共助黄芪为臣,脾虚气陷,故用陈皮以反佐,达理气消滞之目的,与升柴共为佐药;甘草和中,调和诸药,任使药之职,本方源于李东垣之补中益气汤,但又异于原方,东垣用药偏轻,意在升发脾阳,以达补益中气,健运脾胃;老师之强肌健力饮中参、芪、术之用量较大,针对脾胃虚损而设,虽只增五爪龙1味。其益气强肌之力倍增。

第九章 癫痫

癫痫系多种原因引起脑部神经元群阵发性异常放电所致的发作性运动、感觉、意识、精神、自主神经功能异常的一种疾病。

现代医学认为发生癫痫的原因可以分为两类：原发性（功能性）癫痫和继发性（症状性）癫痫。

1. 原发性癫痫

又称真性或特发性或隐原性癫痫。其真正的原因不明。虽经现代各种诊查手段检查仍不能明确。

2. 继发性癫痫

又称症状性癫痫。指能找到病因的癫痫。见下述常见病因。根据发作情况主要可分为大发作、小发作、精神运动性发作和局限性发作。

（1）大发作，又称全身性发作，半数有先兆，如头昏、精神错乱、上腹部不适、视听和嗅觉障碍。发作时（痉挛发作期），有些患者先发出尖锐叫声，后既有意识丧失而跌倒，有全身肌肉强直、呼吸停顿，头眼可偏向一侧，数秒钟后有阵挛性抽搐，抽搐逐渐加重，历时数秒钟，阵挛期呼吸恢复，口吐白沫（如舌被咬破出现血沫）。部分患者有大小便失禁、抽搐后全身松弛或进入昏睡（昏睡期），此后意识逐渐恢复。

（2）小发作，可短暂（2～15秒）意识障碍或丧失，而无全身痉挛现象。每日可有多次发作，有时可有节律性眨眼、低头、两眼直视、上肢抽动。

（3）精神运动性发作，可表现为发作突然，意识模糊，有不规则及不协调动作（如吮吸、咀嚼、寻找、叫喊、奔跑、挣扎等）。患者的举动无动机、无目标，盲目而有冲动性，发作持续数小时，有时长达数天。患者对发作经过毫无记忆。

（4）局限性发作，一般见于大脑皮层有器质性损害的患者表现为一侧口角、手指或足趾的发作性抽动或感觉异常，可扩散至身体一侧。当发作累及身体两侧，则可表现为大发作。

很多原因都可以引起癫痫，特别是大脑皮质的病变，一般认为与下列4种因素有关：①遗传因素：在一些有癫痫病史或有先天性中枢神经系统或心脏畸形的患者家族中容易出现癫痫；②脑损害与脑损伤：在胚胎发育中受到病毒感染放射线照射或其他原因引起的胚胎发育不良可以引起癫痫；胎儿生产过程中产伤也是引起癫痫的一个主要原因；颅脑外伤也可引起癫痫；③颅脑其他疾病：脑肿瘤、脑血管病、颅内感染等；④环境因素：男性患者较女性患者稍多，农村发病率高于城市，另外发热、精神刺激等也是癫痫发生的诱因。

辨证论治

本病相当于中医的"痫证"，又称"癫痫"、"羊痫风"，其特征为发作性精神恍惚，甚则突然仆倒，昏不知人，口吐涎沫，两目上视，四肢抽搐，或口中如作猪羊叫声，移时苏醒。其病因病机，大多由于七情失调，先天因素，脑部外伤，饮食不节，劳累过度，或患他病之后，造成脏腑失调，痰浊阻滞，气机逆乱，风阳内动所致，而尤以痰邪最为重要。

痫之为病，病理因素总以痰为主，每由风、火触动，痰瘀内阻，蒙蔽清窍而发病。以心脑神机失用为本，风、火、痰、瘀致病为标。其中痰浊内阻，脏气不平，阴阳偏胜，神机受累，元神失控是病机的关键所在。而痫病之痰，具有随风气而聚散和胶固难化两大特点，因而痫病之所以久发难愈，反复不止，正是由于胶固于心胸的"顽痰"所致。至于发作时间的久暂，间歇期的长短，则与气机顺逆和痰浊内聚程度有密切关系。

1. 风痰闭阻

症见发病前常有眩晕，头昏，胸闷，乏力，痰多，心情不悦。发作呈多样性，或见突然跌倒，神志不清，抽搐吐涎，或伴尖叫与二便失禁，或短暂神志不清，双目发呆，茫然所失，谈话中断，持物落地，或精神恍惚而无抽搐。舌质红，苔白腻，脉多弦滑有力。治以涤痰熄风，开窍定痫。常用定痫丸（《医学心悟》）加减。由天麻、川贝、胆南星、姜半夏、陈皮、茯神、丹参、麦冬、石菖蒲、远志、全蝎、僵蚕、琥珀、辰砂、茯苓、竹沥、生姜汁、甘草组成。

2. 痰火扰神

症见发作时昏仆抽搐,吐涎,或有吼叫,平时急躁易怒,心烦失眠,咯痰不爽,口苦咽干,便秘溲黄,病发后,症情加重,彻夜难眠,目赤,舌红,苔黄腻,脉弦滑而数。治以清热泻火,化痰开窍。常用龙胆泻肝汤(《兰室秘藏》)合涤痰汤(《济生方》)加减。龙胆泻肝汤由龙胆、泽泻、木通、车前子、当归、柴胡、生地、黄芩、栀子组成;涤痰汤由制半夏、制南星、陈皮、枳实、茯苓、人参、石菖蒲、竹茹、甘草、生姜组成。

3. 心脾两虚

症见反复发痫,神疲乏力,心悸气短,失眠多梦,面色苍白,体瘦纳呆,大便溏薄,舌质淡,苔白腻,脉沉细而弱。治以补益气血,健脾宁心。常用六君子汤(《医学正传》)合归脾汤(《正体类要》)加减。六君子汤由人参、炙甘草、茯苓、白术、陈皮、制半夏组成;归脾汤由白术、当归、白茯苓、黄芪、龙眼肉、远志、酸枣仁、木香、甘草、人参、生姜、大枣组成。

4. 心肾亏虚

症见痫病频发,精神恍惚,心悸,健忘失眠,头晕目眩,两目干涩,面色晦黯,耳轮焦枯不泽,腰膝酸软,大便干燥,舌质淡红,脉沉细而弱。治以补益心肾,潜阳安神。常用左归丸(《景岳全书》)和天王补心丹(《校注妇人良方》)加减。左归丸由熟地、山药、山茱萸、菟丝子、枸杞子、川牛膝、鹿角胶、龟板胶组成;天王补心丹由人参、玄参、丹参、茯苓、五味子、远志、桔梗、当归、天冬、麦冬、柏子仁、酸枣仁、生地黄、朱砂组成。

验方妙用

1. 刘渡舟经验方

药物组成　桑叶 10g,菊花 10g,牡丹皮 10g,白芍 30g,钩藤 10g,夏枯草 10g,栀子 10g,龙胆草 10g,生地黄 10g,生石决明 30g,甘草 6g,竹茹 12g,黛蛤散 10g,玄参 12g。

用药方法　水煎服,每日 1 剂。

适应病证　癫痫证属肝火挟痰。

第九章 癫痫

病案举例 史某,男,22岁。患癫痫病,每月发作2次,发作时人事不知,手足抽搐,头痛目赤,喉中痰鸣。视其舌质红绛,苔黄,切其脉沉弦滑数。辨为肝火动风、动痰,上扰心宫,发为癫痫。脉弦主肝病,滑数为痰热,而舌苔色黄故知其然也。法当凉肝熄风,兼化痰热。上方服后颓然倒卧,鼾声大作,沉睡2日,其病竟愈。

验方来源 陈明,刘燕华,李芳.全国名老中医临证验精华丛书.刘渡舟临证验案精选.北京:学苑出版社,1996,45

临证阐释 本案证属肝脏火热为患。热盛动风,火盛炼痰,风助火势,火借风威,痰随风动,则风、火、痰三者随肝气俱升,直犯高巅,发为癫痫。故并见有头痛目赤,喉中痰鸣,舌红苔黄,脉弦滑而数等症。因本案肝火上炎为主要矛盾,故治疗以清泻肝火为主,兼以熄风化痰为辅。方以桑叶、菊花、钩藤辛寒轻清之品,熄风宣上,以散上炎之火;龙胆草、夏枯草、黛蛤散清泻肝火并化痰浊;栀子发火之郁,牡丹皮凉血行血,诸药皆苦寒,可直折上炎之势;用生石决明在于潜阳熄风,佐以生地、白芍、玄参凉血养阴护肝,意在安未受邪之地;竹茹化痰和胃,甘草益脾胃和诸药。全方辛散、苦折、酸泻、甘缓并用,切合"干苦急,急食甘以缓之"。"肝欲散,急食辛以散之,用辛补之,酸泻之"之宗旨。

2. 祝谌予经验方

药物组成 葛根10g,红花10g,丹参30g,川芎10g,赤芍15g,茺蔚子10g,钩藤15g,地龙10g,石菖蒲10g,远志10g,五味子10g。

用药方法 水煎服,每日1剂。

适应病证 癫痫证属痰瘀互结。

病案举例 张某,1986年以来经常性目昏,不省人事,曾在香港经脑电图等检查诊断为癫痫发作,长期服用苯妥英钠、本巴比妥等治疗,但病情控制不理想,仍时有发病。刻症:约每周癫痫小发作1次,发病时两目昏暗,继则不省人事,但无抽搐及二便失禁。数分钟清醒,自觉乏力神疲,口干心悸。情绪紧张或劳累易于诱发,舌红黯,脉沉细,脉律不整。辨证立法:痰瘀互结,上蒙脑窍。治宜活瘀化痰,熄风开窍。上方连服14剂,一直未发癫痫,守方加减再服1个月。服药期间一直稳定,坚持正常工作,精力充沛。

验方来源 董振华等.祝谌予临证验案精选.北京:学苑出版社,

1996:100

临证阐释 癫痫以暴然昏仆、四肢抽搐、二便失禁为主症,中医认为与风、火、痰、气导致气机逆乱,阴阳失调,风痰上犯神明之府有关,故有无痰不作痫之论,祝师认为本病部分患者由于其母生产时脑部受挤或后天脑外伤后,导致脑络瘀阻。脑为元神之府,瘀血内阻、风痰上扰则机窍失灵,是以昏仆抽搐反复发作,治疗必以活血化痰为主。本案虽脑外伤史不详,但据舌质黯红,脉律不整等特点,祝师断为痰瘀互结,脑窍被蒙,治用葛根、红花、丹参、川芎、赤芍、茺蔚子化瘀通络,逐其死血;石菖蒲、远志、五味子豁痰开窍,安神定志;钩藤、地龙平肝熄风。本案以活血化瘀为主,辅以化痰清热、平肝熄风治疗,瘀血得逐,津液流畅,则痰浊不生,诸症得以控制。

3. 魏长春经验方

药物组成 制半夏9g,陈皮9g,茯苓12g,炙甘草6g,竹茹9g,枳壳9g,石菖蒲(鲜)6g,广郁金9g,僵蚕9g,白金丸9g(分吞)。

用药方法 水煎服,每日1剂。

适应病证 癫痫证属风痰闭阻。

病案举例 王某,男,17岁,4月前麻疹高热之后,又因跌仆致手臂骨折,继而突然昏仆,口吐白沫,四肢抽搐。近来发作频繁,面容虚浮,头昏,便溏,不咳有痰,脉沉弦,舌淡红,此乃高热灼津,炼液成痰,痰蒙心窍而成痫病。上方服用5剂后,头昏,目花,便溏,面虚浮,舌淡红。上方去郁金,加制天南星、薏苡仁各15g,天麻6g,续服半月,精神好转,病症已有2个月未发。后拟化痰熄风之法巩固疗效。

验方来源 浙江省中医院.魏长春临床经验选辑.杭州:浙江科学技术出版社,1984,129~130

临证阐释 本患者因痰浊上蒙而成痫证,治用温胆汤合白金丸,熄风开窍、顺气化痰而见效。

4. 赵心波经验方化痫饼

药物组成 礞石、法半夏各24g,天南星21g,海浮石18g,沉香9g,生、熟牵牛子各45g,炒建曲120g。

用药方法 共研细末,每用250g细末加625g面粉,用水调拌,烙成30张薄饼,每日早晨空腹吃1张。

适应病证 癫痫证属痰热夹滞。

病案举例 杨某,男,11岁,患儿因患病毒性肝炎后即发抽搐每个月1次,多在夜晚发作。曾到医院经脑电图检查确诊为癫痫,长期服用苯妥英钠、本巴比妥,曾一度控制了发作,但停药后病情加重。发病时突然昏倒,四肢抽搐,口吐痰涎持续10多分钟,连续2日大发作,且每日嘴角抽动,再服苯妥英钠、本巴比妥治疗,但无效。诊视:脉沉弦,舌质边红,无垢苔。诊断:癫痫大发作。辨证:痰热内蕴,中焦阻滞。治则:清热化痰,通里导滞。上方连续服用半年,癫痫一直未发,随诊1年零9个月无反复。

临证阐释 此病发生于痰热内蕴、脾胃不和(病毒性肝炎后)。临床表现为突然晕倒,口吐痰沫,四肢抽搐,脉沉弦,舌质边红,无垢苔。辨证为痰热内蕴,中焦阻滞,方中礞石坠痰清热,专治积痰惊痫,与半夏、天南星、海浮石、沉香配伍,其内外之痰皆可荡涤;兼有生、熟牵牛子、炒建曲通里消导,断痰之源。用面粉相拌烙饼既便于服用,又能理中,所以空腹服无不良反应,用药半年,使此顽固之痰获得临床缓解。

5. 朱矾散

药物组成 朱砂30g,煅磁石30g,石矾240g。

加减运用 若癫痫痰多者,可配合胆南星、制半夏、天竺黄等祛痰药;若兼见遗精盗汗,骨蒸潮热,手足心热,消渴,舌红少苔,脉沉细数之肝肾阴虚,虚火上炎者可加熟地、山茱萸、山药、泽泻、牡丹皮、茯苓等汤剂口服。

用药方法 研末,装胶囊服用。

适用病证 痫证心肾不交,心阳偏亢夹痰之心悸头晕目眩、腰膝酸软、神疲乏力,苔薄腻,脉细弱。

病案举例 郑某,女,42岁。该患者8岁时无明显诱因突然尖叫一声,卒然倒地,神志不清,头后仰,四肢抽搐,口吐白沫,伴小便失禁,约4分钟后停止,继而转入深睡,伴小时后转醒,醒后头痛,疲乏。每月发作3~5次,诊断为原发性癫痫,服中西药10余年,效果不佳,且有频增趋势,严重时每天发作3~5次,甚至呈持续状态入院抢救。于1970年4月服用本药,服完第一阶段发作明显减少,服完第二阶段发作完全停止,继服第三阶段以巩固,随访至今20年未复发。

验方来源 黑龙江中医药,1991,(4)

临证阐释 本方乃由肾阴不足,心阳偏亢所致。治宜重镇安神、潜阳明目。方中磁石入肾,能镇摄安神,益阴潜阳;朱砂入心,能清心安神。二药合用,既能加强重镇安神之效,又能镇摄浮阳,交融水火,使心肾相交,精气得以上输,心火不致上扰,又取白矾之燥湿化痰,解毒杀虫,以除痰邪作祟,正中痫证痰闭心窍,流窜经络之发病因素。

6. 抗痫丸

药物组成 白术 20g,茯苓 20g,天竺黄 20g,胆南星 20g,陈皮 10g,半夏 10g,石菖蒲 20g,冰片 2g,天麻 20g,羚羊角 20g,珍珠粉 20g,地龙 15g,琥珀 15g,僵蚕 15g,蜈蚣 15g。

加减运用 痰热盛加礞石 20g,大黄 15g,牵牛子 20g;瘀血阻滞加水蛭 20g,炮穿山甲 20g;心肝火旺加栀子 10g,黄连 10g,龙胆草 10g;脾胃虚寒加人参 10g,白胡椒 10g;肾虚加紫河车 20g,鹿角 15g,龟板 20g;阴虚风动加生牡蛎 30g,白芍 30g,鳖甲 30g;月经期发作增多加巴戟天 15g,红花 20g;因饮食积滞诱发加莱菔子 20g,牵牛子 20g。

用药方法 研为极细末,水泛为丸,如绿豆大,成人每次服 3～6g,每日 3 次。儿童用量酌减。

适用病证 癫痫之风痰闭壳型。在发作前常有眩晕,胸闷乏力等症。发则突然跌倒,神志不清,抽搐吐涎,或伴尖叫与二便失禁。亦有短暂神志不清或精神恍惚而无抽搐者。舌苔白腻,脉多弦滑。

病案举例 刘某,女,28 岁。主诉:癫痫病史 11 年余。既往发作减少,每年发作 3～5 次。近 1 年来,由于受精神刺激而致病情加重,发作转频,每月发作 2～5 次。表现为突然意识丧失,口吐涎沫,牙关紧闭,四肢抽搐,小便失禁。每次发作持续 2～3 分钟。发作过后两手乱摸如寻物状咂嘴,意识障碍约 1 分钟。醒后疲乏倦怠,关节酸痛。服苯妥英钠、癫健安、安定初有效,后无效。平时头晕、乏力,纳呆,干呕欲吐,腰酸,带下清稀量多,舌淡嫩,苔白滑,脉沉弱。脑电图提示广泛中度异常,颞部为著,头颅 CT 未见异常。诊为原发性癫痫强直-阵挛性发作。证属脾肾两虚,聚湿生痰动风。治宜健脾补肾,化痰祛风镇惊。原方加紫河车 20g,水泛为丸,每日 3 次,每次 5g。用药半月,发作 2 次,第一次较重,第二次明显减轻。继服半月,西药已安全停用,轻发作1次。其后连续服药6个月未发作。嘱以抗痫丸原方长期巩固治疗。迄今2年无复发。

验方来源 河北中医,1995,(2)

临证阐释 本方证乃肝郁所致脾不健运,痰浊上涌而吐涎沫,肝风内动,痰随风动,风痰阻闭,心神被蒙所致痫证。方中白术、茯苓、天竺黄、胆南星、陈皮、半夏、冰片健脾化湿开窍,天麻、羚羊角、珍珠、石菖蒲、地龙、僵蚕、蜈蚣、琥珀平肝熄风镇惊,活血化瘀全方共奏健脾涤痰,平肝熄风解痉之功。

7. 柴胡桂枝汤

药物组成 柴胡9g,半夏9g,黄芩6g,党参6g,桂枝6g,白芍12g,甘草3g,生姜2g,大枣4g。

加减运用 风痰加白附子、蜈蚣、全蝎、僵蚕;热痰加天竺黄、胆星、川贝;寒痰加南星、石菖蒲、皂荚;惊痰加生龙齿、朱砂、夜交藤、钩藤;心肝火旺加黄连、栀子、龙胆草、大黄;舌边有瘀加丹参、赤芍、郁金。

用药方法 每日1剂,水煎2次分服。以上为成人剂量,小儿酌减。

适用病证 癫痫(痰气上逆型)。症见癫痫发作频繁,醒后头晕头痛,胸胁苦满,心烦,咽干,口苦,苔薄腻,脉弦滑。

病案举例 郭某,男,29岁。患者14岁时不慎跌伤,伤愈后患发癫痫,服用中西药,证情有所缓解。但近年来发作频繁,稍受精神刺激,即猝然仆倒,不知人事,两目僵直,面色苍白,喉中痰鸣,作猪羊叫,小便失禁,3~5分钟后苏醒。醒后自觉精神疲惫,对发作过程不能回忆。舌苔黄腻,脉象弦滑。先用温胆汤加味治之,2个月无功,乃改用此方加龙骨、牡蛎、浙贝等治疗,1个疗程后发作次数锐减,连服6个半月,痊愈出院。随访3年未复发。

验方来源 辽宁中医杂志,1990,(6)

临证阐释 本方证乃肝胆气机不利,脏腑失调,引起阴阳紊乱。气逆痰扰所致癫痫发作。方中柴胡苦平,入肝胆经,透泻与清解少阳之邪,并能疏泄气之郁滞,黄芩苦寒清泄少阳之热,半夏、生姜和胃降逆,党参、大枣益气健脾,桂枝温阳化痰,白芍柔肝止痉。全方共奏疏利气机、镇静安神之效。

8. 交济除痫丸

药物组成 干紫河车1具,生晒参45g,水牛角浓缩粉45g,玳瑁45g,石菖蒲30g,僵蚕30g,全蝎30g,水蛭30g,地龙30g,胆南星30g,檀香15g,益智仁15g,硼砂15g,蜈蚣15条。

加减运用 若火盛伤阴,给与生地、麦冬、玄参以养阴清热;阴不足不能制心火,心火上炎,以黄连、木通、竹叶、灯心草以泄热清心安神。

用药方法 共研细粉。以丹参120g,远志、桑椹、神曲各60g,鲜猪苦胆2个,水煎浓缩收膏,合药粉制成黄豆大丸,用朱砂、琥珀、人工牛黄各等份研粉挂丸衣,阴干。每次服6g,每8小时服1次,以生姜大枣汤送下。儿童酌减。女性患者月经前1周内服药量增至每次9g,癫痫症状被控制半年后,可根据临床表现和脑电图改善情况,适当减少药量,然后逐渐停药。治疗期间均忌辣、酒、羊肉等燥热肥甘食物,并避免精神刺激,节制房事。

适用病证 癫痫(气虚血瘀)。症见发作时双目凝视,牙关紧闭,频摇上臂,事后对发作经过一概不知。发作休止期症见形羸体弱,面色苍白,少气懒言,舌质淡,舌边有瘀斑,脉象细弦无力。

病案举例 毕某,男,16岁。患者病起"小儿惊风",治不彻底,留下夙根,发作时不动不语,呆若木鸡,或活动突然中止,手中之物落地,或头部前倾忽又抬起,双目凝视,牙关紧闭,频摇上臂,须臾恢复常态,旋即复作,事后对发作经过一概不知。诊见患者形羸体弱,面色苍白,少言懒语,舌质淡,舌边有瘀斑,脉象细弦无力。证属气虚血瘀,风痰上扰为恙。治当扶正益气,活血涤痰熄风,予交济除痫丸。服药1个月,痫发次数锐减;服至1剂,精神体力日臻增强,痫证得以控制。遂改为服2周休息1周,缓缓图功。共服3剂,诸恙悉平。跟踪至今,未见复发。

验方来源 山东中医杂志,1992,(6)

临证阐释 本方证乃病延日久,正气渐衰,痰浊郁结日重,则痫发愈频,使正气更虚,虚则致瘀,瘀因经络不通,造成本虚标实,痫疾难愈。治以涤痰祛痰熄风治其标,扶正益气,交济心肾治其本。方中紫河车填肾精、益真阴;人参祛虚邪、补元气;桑椹、益智仁补肝肾而摄水液;水牛角、玳瑁、人工牛黄抑肝阳,清肝热,透络醒脑;檀香、石菖蒲、胆南星、远志、琥珀、朱砂宽膈理气,豁痰开窍,定精安神;硼砂、猪苦胆、僵蚕清热解毒、化顽疾;神曲、生姜、大枣消食导积、顾护胃气而和调营卫;丹参祛痰生新;全蝎、地龙、水蛭、蜈蚣则长于搜剔经络之阻滞以增强活血熄风之功。

9. 生铁落饮

药物组成 生铁落 30g(先煎),麦冬 10g,贝母 10g,胆南星 3g,石菖蒲 15g,橘红 10g,远志 10g,连翘 10g,茯苓 10g,茯神 10g,玄参 20g,钩藤 10g,丹参 15g,朱砂 3g(包煎)。

加减运用 痰火壅盛而舌苔黄腻者,同时服礞石滚痰丸;脉弦实,肝胆火盛见干口苦者,加龙胆草、栀子清泻肝火;如用药过程中,出现阳明热盛,大便秘结,舌苔黄糙,脉实大者,加大黄、枳实、芒硝;烦渴引饮者,加生石膏、知母;如面色晦滞,舌质紫黯,舌下脉络瘀阻,脉搏沉涩者,加当归、赤芍、桃仁、红花、川芎等。

用药方法 1个月为1个疗程,1个疗程完后接服第2疗程,治疗期间服药不间断,逐渐减少其他抗癫痫药。

适用病证 癫痫(痰火上扰型)。症见病起急骤,先有性情急躁,头痛失眠,两目怒视,面红目赤,舌质红绛,苔多黄腻,脉象弦大滑数。

病案举例 尚某,男,16岁。患者与同学争吵后突然意识丧失,两目上视,继而口中吐白沫,四肢抽搐,牙关紧闭,每天发作 3～5 次,每次约 2～3 分钟,作脑电图检查见多棘波及棘慢综合波,诊断为癫痫(大发作),以苯妥英钠治疗。本次发作持续 5 分钟,发作时除上述症状外,患者意识丧失,咬舌,二便自遗。发作前无精神因素,亦无头外伤及其他病史。舌质红,苔黄腻,脉滑数。证属癫痫痰火上扰型,治宜镇心涤痰,安神定志,用原方 10 剂,水煎分 2 次服。嘱其继续服用苯妥英钠 0.1g,每日 1 次。经上述治疗后,症状控制。停服西药,守原方治疗 1 个月未发作。1 年后随访,病情未复发,脑电图检查:广泛轻度损害,未见棘波。

验方来源 湖南中医学院学报,1988,(4)

临证阐释 本方证乃肾虚则肝失濡养;脾虚则精微不布,痰湿内生,如因情志抑郁,导致肝火挟痰,随气上逆,清窍被蒙而突然发作痫证。治以祛痰清热为主,并重镇安神。方中生铁落重镇降逆;胆南星、贝母、橘红清涤痰浊;石菖蒲、远志、茯神、朱砂宣窍安神;麦冬、玄参、连翘养阴清热;钩藤平肝熄风。全方共奏祛痰清热,重镇安神之效。

10. 续气丸

药物组成 生黄芪150g,当归150g,白芍150g,巴戟天150g,白糖参100g,朱茯苓100g,白术100g,山茱萸100g,桑螵蛸100g,砂仁30g,补骨脂30g,山药15g,芡实15g,柴胡15g,远志15g,熟地350g。

加减运用 若癫痫日久不愈,而见神志恍惚,恐惧,抑郁,焦虑,可加甘草、淮小麦、大枣以养心润燥。

用药方法 研粉以蜜为丸(每丸重9g),每日2次,每次1丸,1个月为1个疗程,一般3～6个疗程。

适用病证 癫痫(气虚痰阻型)。症见面色萎黄,形体消瘦,精神疲惫,表情抑郁,反应迟钝,脉细弱,舌淡苔薄。

病案举例 袁某,女,23岁。患癫痫7年,严重时发作持续半小时以上,1个月发作2次。曾服用苯妥英钠等治疗半年,因用药后头痛、呆滞而停药。查体面色萎黄,形体消瘦,精神疲惫,表情抑郁,反应较迟钝,脉细弱,舌淡苔薄。属中医痫证,气虚痰阻型,给续气丸半年,未再复发,伴随症状皆除,精神神志复常。

验方来源 陕西中医,1993,(8)

临证阐释 本方证乃先天不足,宗气断续,痰饮郁火所致痫证。治宜益气续气,豁痰开窍。方中黄芪、白术、人参、山药益气补气;巴戟天、芡实、补骨脂、山茱萸、熟地、桑螵蛸补肾壮阳,纳气生髓;柴胡疏肝解郁;茯苓、远志、朱砂镇静安神豁痰。全方有补血生髓,补脾固肾,益气续气,豁痰开窍等功能,以固本治标,促进病愈和预防发作。

11. 甘松汤

药物组成 甘松10g,凌霄花10g,附子10g,石菖蒲10g,代赭石30g,藜芦3g。

用药方法 水煎内服,每日1剂。

适应病证 癫痫。

疗效观察 治疗41例,显效17例,有效11例,无效13例。

病案举例 曾某,女,15岁,1971年2月14日初诊。13岁患脑膜炎,愈后1周突然昏倒,不知人事,牙关紧闭,两眼上视,口吐白沫,肢体

抽搐,抢救1昼夜始苏醒。诊为脑膜炎后遗症,嘱服苯妥英钠,服后1年无效。发作次数由每周1次到1天数次不等。诊时发作1次,昏迷不醒,二便自遗,舌苔薄白,脉弦紧。诊为癫痫大发作。处以甘松汤加蜈蚣2条,服30剂症状控制。追访8年未发。

验方来源 增广盛.浙江中医杂志,1981,(11):52

12. 朱砂一粒丹

药物组成 炒牙皂10g,炒乳香10g,炒没药10g,陈皮10g,醋郁金8g,广木香8g,紫菀8g,巴豆霜8g,甘草6g,朱砂5g,真牛黄1.2g,麝香1g。

用药方法 上药共研细末,醋面糊为丸,绿豆大小,朱砂为衣。成人开始每晚服用10～15粒,儿童酌减,随发作减轻而相应减少药量。

适应病证 癫痫。

疗效观察 治疗60例,痊愈37例,好转5例,无效18例。

病案举例 张某,女,5岁。1976年5月就诊。患者6个月时因受惊出现抽风1次,后每月发作1～2次,发作时四肢抽搐,两目上翻,口吐涎沫,3～5分钟后苏醒,经某医院确诊为癫痫,服抗癫痫药效果不佳。给予本药每晚服用5粒,服至8个月后发作停止,随访3年未见复发。

验方来源 山东泰安地区中医院王裕民.山东中医杂志,1982,(3):145

13. 止痫灵

药物组成 丹参15g,珍珠母15g,青礞石15g,生龙骨15g,生牡蛎15g,黄精10g,柴胡10g,黄芪10g,菖蒲10g,三棱6g,莪术6g,川芎6g,黄芩6g,二丑末各3g,川连面3g,蜈蚣3条。

用药方法 以上诸药制成冲剂,每袋相当于中药2剂剂量,每次冲服1/4袋,每日2次,夜间发作者睡前服用半袋,1次顿服。对发作频繁、体质壮实的患儿可辅以平肝熄风的汤剂。

适应病证 癫痫。

疗效观察 治疗57例,发作完全控制者23例,发作控制50%以上21例,发作控制30%～50%者7例,无效6例。

病案举例 罗某,女,4岁。1983年11月7日初诊。患者1983年

10月24日至11月5日,突然抽搐3次,无明显诱因。首次发作时四肢抽搐,小便失禁,口吐涎沫,牙关紧闭,双目凝视,意识丧失,约3～5分钟缓解,第7天和第12天又各发作1次,症状同前。脑电图中度异常,诊为癫痫大发作。予止痫灵,每次1/4袋,每日2次。诊疗初3个月,患儿有肝经郁热之象,辅以龙胆泻肝汤清肝熄风镇惊。用药1个月内发作2次,以后11个月未复发。1985年6月随访,患儿精神饮食智力体格发育均正常。

验方来源 北京中医学院第一附属医院儿科王允荣等.中医杂志,1986,(3):20

14. 癫痫丸

药物组成 赤石脂50g,代赭石50g,杏仁20g,巴豆霜5g。

用药方法 取巴豆去外壳,巴豆仁挤压去油,待油尽取渣制成巴豆霜,再加入余药,共为细末,蜜丸如小豆粒大小,备用。成人每服3粒,每日3次,饭后服,如服药过程中无不良反应,则可逐渐加量,但每次不得超过5粒,儿童酌减,孕妇忌服。

适应病证 癫痫。

疗效观察 治疗324例,痊愈247例,好转59例,无效18例。总有效率94.44%。

病案举例 石某,男,37岁。农民。1976年6月12日来诊。患痫症7年,每隔10余日发作1次,或日发5～6次,每次持续30分钟,每逢10余日发作1次,或日发5、6次,每次持续30分钟左右,每逢过劳则发作次数增多,曾服西药治疗,效果不显。诊见神情萎靡,面色无华,舌质淡,脉细弱,辨其脉证,乃肾亏肝旺,脾失健运,湿凝生痰而致痫症,劳累过度,耗伤正气,风劳痰涌则痫症益发。服用本药2个疗程后只发作1次,持续10分钟,症状减轻,续服药2个疗程后未再复发。随访4年未再复发,告愈。

验方来源 吉林省通化市中医院王宗起.吉林中医药.1988,(1):10

15. 任继学自拟痫宝丹

药物组成 白花蛇头3具,玳瑁20g,郁金25g,天麻15g,天竺黄30g,沉香10g,胆南星15g,白芍5g,清半夏10g,全蝎10g,蜈蚣5g,全

蝎 15g,牛黄 1.5g,麝香 0.3g,琥珀 0.5g,红花 5g,动物脑 1 具。

用药方法 上药制成散剂,每服 10g,每日 2 次口服,儿童酌减。

验方来源 任继学.悬壶漫录.北京:科学技术出版社,1990,345~346

临证阐释 原发性癫痫的原因颇多,其起病原委主要有二:一为先天所生;二为后天所成。所谓先天者,是因父母受惊恐之扰或患癫痫之疾,将其内在的邪气遗于胞胎,传至婴儿,潜而未发,待机而作;所谓后天成者,是由惊恐不解,或郁怒忧思不除所为。因怒为肝志,主疏,其邪为阴。所以怒而不止,必然郁滞肝气,肝气内郁则疏泄不达,脾土壅塞,中焦气机失于条达,运化腐熟水谷之能不利,水津不布,聚而化痰生饮。复因情志诱发,痰气交争,引邪内动,上犯于脑。则脑为邪气所扰,则神明无权,神机舒发不利,魂魄失统,进而造成脏气不平,阴维阳维失职,阴跷阳跷失健而发。其发于忧思惊恐者,必然引起脾肾失调,脾伤则不运不化,痰浊内生;肾上则精气内乏,气血必由之而失衡,气机逆乱,诸邪延肾脉上注脑窍而为本病;故见突然昏倒,不省人事,口吐痰涎,两目上视,肢体抽搐,并伴有异声怪叫。发作终止则清醒如常,而无肢体瘫痪,但见有精神不振,倦怠乏力,神志迟钝之象。其为病也,有一日数发,三日三发或数日一发或数月一发者,周期不定。任老参合诸法,以为本病治宜调整阴阳、协调脏腑,镇静安神为主。组方如次,以白花蛇头、玳瑁、郁金、天竺黄、天麻、沉香理气散结,平熄内风,镇静安神为君;臣以胆南星、白芍、清半夏疏达肝气;化痰散结佐以全蝎、蜈蚣、天虫熄风止抽;使以牛黄、麝香、琥珀、红花、动物脑安神镇静、复理阴阳。

16. 李少川治疗癫痫经验方

(1)大发作

药物组成 石菖蒲 9g,茯苓 9g,太子参 10g,胆南星 9g,半夏 9g,橘红 6g,青果 9g,竹茹 6g,琥珀 0.5g(分冲)。

加减运用 苔黄便秘,痰声漉漉,加瓜蒌、黄连、郁金以涤痰开胸散结;面㿠白汗出正气偏虚者可重用太子参,或易党参,以扶其正;若情绪急躁,肝经热盛者,可加钩藤、生石决明以镇肝熄风。

(2)小发作

药物组成 石菖蒲 9g,茯苓 9g,陈皮 6g,胆南星 9g,炒白术 6g,半夏 9g,太子参 9g,知母 5g,当归 6g,龙齿 10g,琥珀 0.5g(分冲)。

加减运用 头晕目眩重者加天麻以疏肝风;夜寐汗出者加糯稻根、小麦、生龙牡以敛液止汗,滋阴潜阳;胃不思纳者加厚朴花、佛手、荷梗以调和胃气。

(3)精神运动性癫痫

药物组成 石菖蒲 10g,胆南星 10g,茯苓 10g,青礞石 25g,陈皮 6g,半夏 10g,生铁落 25g,桃仁 9g,朱砂 0.5g(分冲)。

加减运用 胸膈痰盛加瓜蒌、黄连;便秘加风化硝;肝经热盛,烦扰不宁加龙胆草、代赭石等;头痛加菊花、川芎清头风;腹痛加川厚朴、白芍、甘草以调理胃肠;肢体疼痛加桑枝、桑寄生宣痹通络。

验方来源 单书健,陈子华. 古今名医临证金鉴. 癫狂痫卷. 北京:中国中医药出版社,1999,247~249

临证阐释 小儿癫痫主要病机应责之痰,而脾虚不能运其津液,又是痰产生的主要根源。所以"痫由痰致,痰自脾生,脾虚痰伏"为小儿痫症的主要病理基础。由于痰浊内阻,气机逆乱,涉肝动风则抽搐不已,犯及心宫则神昏目瞑,蒙迷轻窍则头晕目眩,因此豁痰熄风,豁痰开窍,豁痰镇惊,已成为常用之法则。癫痫患儿,大多反复发作,缠绵不愈。病延时久必然伤其正气,从而导致脾运不健,升降气化失司。临床多表现面晄神疲,沉默寡言。所以虽有抽搐痰鸣,也不能单以清热镇惊,或镇肝熄风,取效于一时而治其标。应考虑到小儿癫痫为本虚标实,痰气上逆,应在治标之时并调其本。治标多从心肝入手,以祛风热痰火之实邪,扶正固本多以益气健脾,养心、滋肝、益肾。益气健脾以绝生痰之源,养血宁心以安神定志,补益肝肾意在滋水涵木,以防肝气横逆。故针对小儿癫痫发生发展的特异性,标本论治,不可截然分开,标本兼顾,方能恰到好处。

17. 胡建华癫痫病方

药物组成 铁落 60g,丹参 15g,生南星 12g,菖蒲 9g,炙远志 4.5g,白芍 15g,蜈蚣 1g,全蝎 1g。

用药方法 每日 1 剂,水煎 2 次,2 次分服。方中蜈蚣、全蝎等份研成粉末制成胶囊或片剂,每颗 0.3g,成人 6~9 颗/d,小儿 3~6 颗/d,

分2次吞服。

适用病证 癫痫。

病案举例 艾某某,女,5岁,1977年12月29日初诊。1976年7月首次癫痫大发作,每月发作7~8次,以后1~2天大发作1次。发作时抽搐、吐沫、昏迷、意识障碍、小便失禁,约3~5分钟苏醒,醒后疲乏嗜睡。小发作,短暂性的失神每天达20~30次,每次数秒钟。初发时服用苯妥英钠0.1g,每日3次;鲁米那0.03g,每日3次。治疗1年多未见好转。脑电图显现"阵发性高电位波活动",脉细,苔薄腻。症属肝风内动,痰浊上蒙清窍。治拟平肝熄风,宣窍豁痰。处方:生铁落60g,陈胆星9g,丹参12g,菖蒲9g,炙甘草9g,郁金9g,蜈蚣60g,磨粉,每服1.2g,每日2次。服药1周后,癫痫大发作控制,同时服西药。到1978年3月初,小发作亦由每天20余次减到10余次。原方陈胆星改为生南星9g,蜈蚣粉改为星蜈片,每次5片,每日服2次。不久小发作亦控制。随访5年,病情稳定,无大小发作,在校读书,成绩优秀。

验方来源 米一鹗.首批国家级名老中医效验秘方精选.北京:今日中国出版社,1999,392

临证阐释 胡老认为癫痫的病因病机常与惊、风、痰、瘀有关,而与心、肝、脾三脏关系较大。或因精神因素,或因饮食因素,或因外伤因素,可引起风阳内动,气郁生痰,瘀阻脉络,扰乱神明,发生昏倒抽搐,面唇青紫等症。治疗原则意平肝熄风,镇惊豁痰,祛瘀为主。方中用南星苦辛温有毒,具有祛风化痰解痉作用。胡老临床常用生南星,一般成人12g,儿童酌情递减。一般认为生南星有毒,对口腔黏膜刺激较大,需用明矾漂洗后为制南星。胡老认为生南星经煎煮后,已无毒副作用。久煎后可以大胆使用。方中铁落,地龙平肝镇惊熄风。南星豁痰镇惊,与铁落相配,镇惊作用尤胜。菖蒲、远志既能化痰浊,又能开心窍而安心神,有提神醒脑作用。丹参镇惊,安神,养血,活血。白芍柔肝以解痉。蜈蚣、全蝎均有熄风镇惊阵痛之功。

18. 何世英抗痫灵方

药物组成 天竺黄9g,胆南星9g,僵蚕9g,白附子4.7g,全虫3g,钩藤9g,白矾1.6g,郁金4.7g,青礞石9g,煅磁石31g,朱砂1.6g,半夏9g,菊花9g,盔沉香1.6g,龙胆草3g,竹沥15.6g,神曲15.6g,紫石英

18.8g,牛黄0.6g,羚羊角粉0.6g。

用药方法 方中药物研成极细末,制成蜜丸,每丸重1.6g。每日总量:周岁以内,1～2丸;1～2岁,2～4丸;3～6岁,4～6丸;7～10岁,6～9丸;11～14岁,9～12丸。2～3次温水吞服。

适用病证 癫痫。

病案举例 何某某,男,13岁,1977年11月25日初诊。癫痫3年,前2年约间隔2～3个月大发作1次。近1年次数加多,特别是近3个月最长时间间隔3天发作。近10天每天发作1～3次。发作以后头疼嗜睡,全身无力。长时间服用苯妥英钠及鲁米那,单服鲁米那0.015g,每日3次。诊察患儿精神不振,答问比较迟缓。自述夜眠不实,有时被喉中痰液堵醒。舌质红,苔白腻,脉沉弦。辨证:心肝热盛,发为痫症。拟清心平肝,化痰止痫。处方:抗痫灵84丸,每日3次,1次服4丸。西药鲁米那原量继续服用。12月2日复诊:近4天来癫痫发作2次,程度轻,时间短,仍继续服上药2周。12月16日复诊:近2周癫痫未发作,一般情况良好,夜间很少被痰堵醒。再开原药服2周。12月30日复诊:癫痫未发作近1个月,一般情况良好,暂停鲁米那,继续开抗痫灵2周。1978年1月13日复诊:癫痫仍未发作,开给抗痫灵继续服1个月观察。

验方来源 米一鹗.首批国家级名老中医效验秘方精选.北京:今日中国出版社,1999,394

临证阐释 癫痫发作时无法给口服药,只能在稳定期长时间服药,控制发作,以求远期疗效,所以制成丸药治疗比较适宜。本方经天津儿童医院脑系科用于小儿癫痫,服药1个月后,可减少并减轻发作。坚持服用半年以上可控制癫痫发作。方中白矾,青礞石,郁金逐顽痰,祛恶血;煅磁石、紫石英、朱砂镇惊安神;菊花、胆草、钩藤平肝;天竺黄、半夏、竹沥、胆星、牛黄清热化痰,配神曲、沉香消痰下气;白附子、羚羊角粉、僵蚕、全虫熄风止痉。诸药协同,共奏攻逐顽痰,清化热痰,熄风止痉之效。

19. 加减凉膈散

药物组成 大黄6g,栀子10g,连翘10g,黄芩10g,薄荷6g,竹叶6g,槟榔10g,甘草10g。

加减运用 若睡眠较少者加磁石30g,天麻30g;食欲不佳、舌苔黄厚者,加焦三仙各6g;大便稀者,加大枣6枚;易患上呼吸道感染者,加桑叶10g,菊花10g。

用药方法 每日1剂,水煎至200ml,每日2次,每次服200ml。发作控制后,坚持服药0.5~1年。

适用病证 小儿原发癫痫。

疗效观察 治疗10例.追访5年至今未发作者5例,3年未发作者2例,2年未发作者2例,1例半年后复发。

验方来源 王作林.凉膈散加减治疗小儿原发性癫痫10例.中国医药学报,1991,(2):40

临证阐释 上、中二焦热盛,为小儿原发性癫痫的主要病机。作者认为,小儿为稚阳之体,阳热亢盛,最易引动肝风。本报到10例患儿,临床均有大便干燥,易患上呼吸道感染,舌红苔黄等见证,辨证以上、中二焦热盛为主证。故治疗以清泻中、上二焦之热的凉膈散为主方,使热清风熄,不用熄风而风自平,痫自止。

20. 醒神化痰丸

药物组成 太子参,寸冬,五味子,橘红,胆南星,茯苓,白僵蚕,钩藤,珍珠母,丹参。

加减运用 癫痫缓解期用益智聪明丹:太子参、寸冬、五味子、菖蒲、益智仁、黄芪、枸杞子、黄精、广陈皮。

用药方法 每日1剂,水煎至200ml,每日2次,每次服200ml。

适用病证 癫痫发作期。

疗效观察 治疗30例,显效11例,好转14例,无效5例,总有效率83%,无效率17%。

验方来源 刘殿文,等.运用强心豁痰法治疗小儿癫痫30例.辽宁中医杂志,1987,(1):19

临证阐释 癫痫虽有比较典型的症状,但病情各有不同,发作持续时间有长有短,发作程度有轻有重,其发作持续时间及发作程度的轻重与正气的盛衰,痰结的深浅密切相关。一般在发病初期较轻,如反复发作日久正气渐衰,痰结不化,越发作越频繁,则正气越虚,病情越重。所以,治疗时按癫痫的发作期与缓解期的临床特征,以"急则治其标",重在涤痰开窍,熄风解痉;"缓则治其本",重在益气强心,健脾益肾,为治疗原则。再结合具体病情、随症施治,可使痫作平息,从而取得较为满意的效果。

21. 健脑镇痫散

药物组成 方一:天麻6g,钩藤20g,天竺黄10g,石菖蒲15g,丹参15g,赤芍9g,何首乌15g,胆南星9g,细辛1g。

方二:白胡椒3g,月石1g,麝香0.05g。

用药方法 方一每日1剂,水煎至200ml,每日2次,每次服200ml。发作控制后改为散剂继续服以巩固疗效,巩固3个月。方二共研细末,贴敷神阙穴。发作期每3日换1次,发作控制后每7日换1次,巩固3个月。

适用病证 小儿癫痫。

疗效观察 54例中,显效35例,占64.8%;有效15例,占27.8%;无效4例,占7.4%,总有效率92.8%。

验方来源 郭玉环,等.健脑镇痫散治疗小儿癫痫54例.河南中医,1993,13(2):71

临证阐释 健脑镇痫散中天麻熄风定惊;钩藤清热平肝熄风定惊;天竺黄清热豁痰开窍,心热清而惊自平;石菖蒲具有开窍豁痰,镇静作用;地龙药理研究证明有镇静、抗惊厥和营养脑神经细胞的作用;胆南星有抗惊镇静作用;赤芍活血、熄风、解痉、镇静、抗惊厥;丹参活血化瘀,扩张毛细血管改善脑血液循环,增加脑血流量,以营养脑神经细胞;何首乌补肝肾、益精血;细辛能祛头风通经络、开心窍,并能引诸药直达巅顶,其走而不守。全方标本兼顾,共奏活血化瘀、平肝熄风、豁痰开窍、镇静定痫,对小儿癫痫有较为满意的效果。

22. 止痫灵

药物组成 黄芪10g,黄精10g,柴胡10g,三棱6g,莪术6g,丹参15g,川芎6g,二丑末3g,青礞石15g,菖蒲10g,川连面3g,黄芩6g,蜈蚣3条,生地牡15g,珍珠母15g。

用药方法 以上诸药制成冲剂,每袋相当于2剂中药剂量。每次1/4袋,每日2次,夜间发作者睡前服半袋,1次顿服。对发作频繁,体质壮实的患儿可辅以平肝熄风之汤剂。

适用病证　小儿癫痫。

疗效观察　57例中,服药最短3个月,最长2年,其中24例在1年以上。发作完全控制23例,发作控制50%以上21例,发作控制30%~50%7例,发作频率无明显改善6例。总有效率89.4%。

验方来源　王允荣,等.止痫灵为主治疗小儿癫痫57例临床观察.中医杂志,1986,(2):20

临证阐释　止痫灵扶正祛邪,标本兼施。对久服抗癫痫药物效果不显著者,尤其对于平素体弱的患儿,以及抽搐间隔较长,抽时力缓,虚实交错的癫痫患儿,效果较好。

23. 甘麦大枣汤合明矾

药物组成　甘草9g,淮小麦、大枣各30g,明矾米粒大1枚。

用药方法　每日1剂,水煎至200ml,每日2次,每次服200ml。同时每晨空腹开水冲服明矾米粒大1枚。

适用病症:小儿痫症。

疗效观察　临床治疗多例,效果较佳。

验方来源　陈汉云.甘麦大枣汤合明矾治疗小儿痫症病例.浙江中医,1980,(10):455

临证阐释　本病见于儿童时期者,多因先天因素有关,发作前往往有多种内外因素所致;甘麦大枣汤有养心宁神之功,合明矾涤痰祛浊,两者合用,痰祛则风熄,心宁而气顺,故痫症得愈。

24. 顺气豁痰汤

药物组成　石菖蒲10g,青果9g,半夏9g,青礞石15g,胆南星15g,陈皮6g,枳壳6g,川芎3g,沉香2g,六曲6g。

加减运用　因惊致痫者,选加琥珀、朱砂、远志;痰浊动风型加僵蚕、钩藤、生铁落;痰火壅盛型加黄芩、栀子、代赭石;正气偏虚型加太子参、茯苓。

用药方法　每日1剂,水煎至200ml,每日2次,每次服200ml。每周复诊1次。3~6个月后部分患儿改散剂(由半夏、石菖蒲、胆南星、青果、陈皮、枳壳、沉香等组成),随症加用"药引"(如脾虚用太子参,动风用钩藤,便秘用草决明,4岁以下,1~2g/次,4~7岁,2~3g/次,7岁以上,3~5g/次),沏汤送服,每日3次。

适用病证 小儿精神运动性痫症。

疗效观察 显效 24 例,占 63.2%,有效 5 例,占 13.1%,效差 3 例,7.9%,无效 6 例,占 15.8%。总有效率 76.3%。

验方来源 李新民,等. 顺气豁痰法治疗小儿精神运动性癫痫. 中医杂志,1991,(4):26

临证阐释 有关痫证的病机,历代医家多从痰立论。若痰邪上逆,迷闷心窍,心失所主,则神志恍惚,甚则神志丧失。若痰浊壅盛,引动肝风,则合并肢体抽搐。若痰郁化火,"痰火充盛,上并于心,神不宁舍,故作狂笑"若痰降气顺,则发作渐息,甚至逐渐苏醒。由此可见,痰阻气逆是小儿精神运动性癫痫的基本病机,痰浊动风或痰火壅盛为其病机演变。针对这一病机,作者认为,顺气豁痰法为小儿精神运动性癫痫的治疗之常。因此,在用石菖蒲、胆南星、礞石、半夏之类的同时,常伍枳壳、沉香等味以调顺气剂,豁痰开窍,从而调整机体,达到抗痫效应。

25. 抗痫珍羚丸

药物组成 珍珠 15g,羚羊角 15g,牛黄 5g,黄连 25g,山栀 30g,胆草 30g,冰片 3g,朱砂 5g,白芍 75g,天竺黄 15g,胆南星 10g,川芎 20g,丹参 50g。

用药方法 配研,过筛,混匀,炼蜜制成 3g 重丸。1 岁以下每次服 1/3 丸,每日 2 次,1～9 岁每次服 1/2 丸,每日 2 次,10～15 岁每次服 1 丸,每日 2 次。

适用病证 小儿癫痫。

疗效观察 24 例中,痊愈 20 例(大发作 5 例,小发作 8 例,间断发作 7 例)占 83%,4 例显效,占 17%,总有效率 100%。

验方来源 杨占林,等. 抗痫珍羚丸治疗小儿癫痫 24 例临床观察. 黑龙江中医药,1987,(5):38

临证阐释 抗痫珍羚丸中以珍珠、羚羊角清热、平肝熄风、豁痰开窍;黄连、山栀子、龙胆草清心除烦,清肝胆湿热而镇惊;冰片芳香开窍;朱砂镇心安神;天竺黄、胆南星祛风解痉,清热豁痰;白芍柔肝养血;川芎、丹参活血行气、祛痰、清血热而镇惊。上药配伍,确有泻火解毒,定痫熄风,育阴潜阳,豁痰开窍,活血化瘀之效。

26. 张立生镇心安神汤

药物组成　远志 10g,柏子仁 10g,茯苓 10g,菖蒲 60g,郁金 10g,钩藤 12g,益智仁 10g,莲子心 6g,厚朴 6g,枣仁 10g,香附 10g,朱砂 3g,琥珀 1.5g。

加减运用　狂躁患者,加天竺黄,胆星以增强清热化痰,清心利窍的作用,还可以酌加川连清心热。病情严重者加羚羊角粉,以清心,肝之邪热。如肝阳上亢烦躁不安者,可以加生龙牡,生石决,生玳瑁等以滋阴潜阳,镇肝安神。如胸中郁闷不舒,喜悲伤欲哭,可加合欢花,玫瑰花,夜交藤等和肝解郁,散结安神。如心悸自汗者,加生黄芪,龙眼肉,浮小麦等以养心止汗。如食少纳呆,呕呃者,加鸡内金,焦三仙,生谷麦芽,生姜,竹茹,可健胃止呕,消食导滞。如妇女月经不调,闭经等,治疗中多家以养血调经。痫症的治疗,常加全蝎,僵蚕,天麻,钩藤(重用),并多配合羚羊角粉以镇惊定痫,化痰解痉。

用药方法　每日 1 剂,水煎 2 次,分早、晚服,方中朱砂,琥珀不入药煎,另研末服。

适用病证　癫痫,精神分裂症,抑郁症。

病案举例　冉某某,男,12 岁。1975 年次月 17 日初诊。患儿 1974 年夏季游戏,不慎从高处落下,跌伤头部,当时曾有短时间昏迷,诊断为"轻度脑震荡";2 个月后的一天,突然昏倒,痉挛性抽搐,两眼直视。口吐涎末,呼吸急促,以后每隔 4～5 日即发作 1 次,有时每日发作 1～2 次,经治疗无效于 1975 年 2 月来京治疗,经××医院脑电图检查为颞叶性癫痫,虽经治疗月余,仍 10 余日发作 1 次,经人介绍来我院门诊。患儿面色苍白,黯红,苔薄白,脉弦紧。辨证:肝肾阴虚,风痰内扰。治法:安神镇肝,定惊熄风。方用:远志 10g,柏子仁 10g,茯苓 12g,菖蒲 6g,郁金 6g,钩藤 12g,天麻 6g,全蝎 4g,僵蚕 4g,竺黄 6g,玳瑁 10g,白芷 6g,莲心 6g,朱砂面 1g,琥珀面 1.5g,羚羊角粉 1g,金黄龙袍丸 1 丸,分 2 次服。二诊时,病已 1 日未发作,原方加胆星,5 剂。三诊时痫症月余未发,面色较前好转,说明肝气平息,原方去薄荷,加枸杞,以此法加减共治疗 5 个月,病未再发作。

验方来源　米一鹗.首批国家级名老中医效验秘方精选.北京:今日中国出版社,1999

临证阐释 本方由柏子养心汤、朱砂安神丸、归脾汤及菖蒲郁金汤等组合而成。在镇心安神的基础上，着重疏肝解郁，涤痰清热。方中以远志、柏子仁、茯苓、枣仁、朱砂、琥珀益心气，安心神；菖蒲、郁金、益智仁、钩藤、莲子心清心避秽，开窍涤痰；香附、川厚朴疏肝理气解郁。

第十章 进行性肌营养不良

进行性肌营养不良（PMD）是一组以缓慢进行性加重的对称性肌无力和肌萎缩为特点的遗传性肌肉病变。大多数病例有明确的家族史，约1/3的患儿为散发病例。病变累及肢体肌、躯干肌和头面肌，少数累及心肌。

按照典型的遗传形式和主要临床表现，可将肌营养不良症分为下列类型：

1. **假肥大型**

属 X-连锁隐性遗传，是最常见的类型，根据临床表现，又可分为 Duchenne 型和 Becker 型。

（1）Duchenne 型营养不良症（DMD）：也称严重性假肥大型营养不良症，几乎仅见于男孩，母亲若为基因携带者，50%男性子代发病，常起病于 2～8 岁，初期感走路笨拙，易于跌倒，不能奔跑及登楼，站立时脊髓前凸，腹部挺出，两足撇开，步行缓慢摇摆，呈特殊的"鸭步"步态，当由仰卧起立时非常困难，必先翻身俯卧，再双手攀缘两膝，逐渐向上支撑起立（Gower 征）。亦可见于肢近端肌肉、股四头肌及臂肌。

（2）Becker 型（BMD）：也称良性假肥大型肌营养不良症，常在 10 岁以后起病，首发症状为骨盆带及股部肌肉力弱，进展缓慢，病程长，出现症状后 25 年或 25 年以上才不能行走，多数在 30～40 岁时仍不发生瘫痪，预后较好。

2. **面肩-肱型肌营养不良症**

男女均有，青年期起病，首先面肌无力，常不对称，不能露齿，突唇、闭眼及皱眉，口轮匝肌可有假性肥大，以致口唇肥厚而致突唇，有的肩、肱部肌群首先受累,以致两臂不能上举而成垂肩,上臂肌肉萎缩,但前臂及手部肌肉不被侵犯。病程进展极慢,常有顿挫或缓解。

3. 肢带型肌营养不良症

两性均见,起病于儿童或青年,首先影响骨盆带肌群及腰大肌,行走困难,不能登楼,步态摇摆,常跌倒,有的则只累及股四头肌。病程进展极慢。

4. 其他类型

股四头肌型、远端型、进行性眼外肌麻痹型、眼肌-咽肌型等,极少见。

辨证论治

本病属中医"痿症"范畴,如《素问·痿论》曰:"脾气热,则胃干而渴,肌肉不仁,发为肉痿。"中医学认为本病发生主要与脾、胃、肾三脏有关。经云:"真气与谷气并而充身"。又云:"阳明为脏腑之海。阳明虚,则五脏无所禀,不能行气血,濡筋骨,利关节,固自体中随其不得受水谷处不用而成痿。"说明脾胃虚,水谷精微不能达于肌肉四肢而成痿。由于脾气热,阳明津液不生,不能营养肌肉,亦可成痿。古人还认为,湿邪可使人致肉痿,《素问·痿论》指出:"有渐于湿,以水为事。若有所留,居处相湿,肌肉濡渍,痹而不仁,发为肉痿。"以上可看出,中医认为脾胃虚或兼有热,以及湿伤脾胃,是造成肌肉萎缩的主要原因。同时,由于肾之精髓不足,水不胜火,则骨枯而髓虚,足不任身,发为骨痿。另外,由于气血虚,不能营养筋骨肌肉,而出现肢体无力和肌肉萎缩。

1. 气血两虚

症见肢软无力,肌肉萎缩,筋脉弛缓,行走缓慢,症状逐渐加重,最后可发生肢体挛缩,或瘫痪,或骨骼的畸形和萎缩,心悸气短,面色苍白无华,舌体胖,舌质淡,苔薄白,脉细弱无力。治以益气养血,壮腰健步。常用滋血养筋汤(《东医宝鉴·外形篇》)加减。由川归、熟地黄、白芍药、川芎、人参、五味子、麦门冬、黄柏、知母、牛膝、杜仲、苍术、薏苡仁、防风、羌活、甘草组成。

2. 胃阴不足,热灼肌肉

症见肢体无力,肌肉萎缩,走路两侧摇摆,可出现口眼闭合无力,明

显者呈肌病面容,上睑稍下垂,额纹和鼻唇沟消失,表情运动微弱或丧失,嘴唇微噘。后期可出现肢体挛缩和瘫痪,甚至骨骼畸形,口干思冷饮,舌红少苔,脉细数或浮洪大。治以滋阴清热。常用玉女煎(《景岳全书》)加减。由石膏、熟地黄、麦冬、知母、牛膝组成。

3. 湿热成痿

症见肢体无力,步履困难,肌肉萎缩,倦怠无力,食纳减少,腹胀便溏,小便黄少,后期可出现肢体挛缩和瘫痪,舌体胖嫩有齿痕,舌苔黄腻,脉濡数。治以清热利湿。常用加味二妙散(《丹溪心法》)加减。由黄柏、当归、苍术、牛膝、防己、萆薢、龟板组成。

4. 先天不足,肾虚成痿

症见较晚学会走路,行走缓慢,不能奔跑,易于绊跌,鸭行步态,肌肉萎缩无力,晚期发生挛缩及瘫痪,面肩肱型病变主要在面部、肩胛带及上臂,头晕耳鸣。腰膝酸软,呈肌病面容,舌红少苔,脉细数。治以滋肾清热,强筋壮骨。常用虎潜丸(《丹溪心法》)加减。由龟板、黄柏、知母、熟地黄、白芍药、锁阳、陈皮、干姜、虎骨组成。

5. 脾肾阳虚

症见肢酸无力,肌肉萎缩,行走困难,容易跌跤,倦怠乏力,饮食减少,腹胀便溏,畏寒肢冷,后期出现肢体挛缩或瘫痪,舌体胖,舌质淡,苔薄白,脉沉细。治以健脾补肾。常用六君子汤(《校注妇人良方》)合右归丸(《景岳全书》)加减。六君子汤由人参、炙甘草、茯苓、白术、陈皮、半夏、生姜、大枣组成;右归丸由熟地黄、山药、山茱萸、枸杞子、杜仲、菟丝子、附子、肉桂、当归、鹿角胶组成。

验方妙用

复肌宁粉和复肌汤

药物组成 复肌汤方:胆南星10g,麦冬10g,菖蒲15g,佛手10g,伸筋草15g,桃仁15g,党参15g,黄芪20g,珍珠母20g,牡蛎20g,白僵蚕10g,钩藤15g,枸杞子15g,杜仲炭15g,焦白术15g,焦三仙各10g,陈皮10g,姜半夏10g,甘草10g。

复肌宁粉(片)方:明天麻60g,全虫60g,蜈蚣30条(去头足),地龙30g,牛膝20g,杜仲炭30g,黄芪30g。

加减运用 症见腰膝酸软无力,怕冷,小便清长,或遗尿,脉沉细无力,舌淡苔白着,属肾阳虚,于方中酌加巴戟天、补骨脂、狗脊、桑寄生等品;症见腰膝酸软无力,五心烦热,舌红少苔,脉细数者,属肾阴虚,可取六味地黄丸意酌情加减;症见面色萎黄,纳少便溏,四肢瘦削,倦怠懒言,脉沉细而缓弱,舌淡苔白有齿痕者,属脾虚,可取补中益气汤或六君子汤意酌情加减;症见小便黄浊,口苦纳呆,舌苔黄腻,脉滑数者,属湿热,可方中酌加知母、黄柏、苍术等药。

用药方法 将复肌宁粉共研极细末装胶囊,每粒含生药0.5g。每次3~5粒,每日3次。汤药方水煎服,每日1剂,剂量可随年龄增减。复肌宁胶囊适用于本病的各个发展阶段,汤剂在病情较重或兼症较多时加用;胶囊主要针对本病病机要点和病本的共性,汤剂则是针对不同发展阶段的病机特点及患者个体的差异性,可酌情加减,二者相辅相成。

适用病证 进行性肌营养不良症。

病案举例 韩某,女,6.5岁,病历号281678,初诊日期1985年8月20日。患儿于1982年9月开始出现下肢无力,行走时易跌倒及爬起困难直至翻身困难等症。遂往河北某医院诊治,做肌电图无阳性发现,1985年7月来北京某医院就诊,肌电图示:"右股内侧肌、右岗上肌轻度神经元损害。"8月初复去北京某医院就诊,确诊为"进行性肌营养不良症"。体检:一般情况可以,走路不稳,呈明显鸭步状,下蹲后起立及卧位时翻身均困难,可见明显腓肠肌假性肥大,未见明显翼状肩胛及四肢、躯干、盆带肌萎缩。目前,自觉双下肢无力,上楼爬坡困难,纳差神疲,脉弦细,舌淡苔薄白。诊断:进行性肌营养不良症(假肥大型)中医病名:痿瘦。辨证:脾虚不运,痰浊阻络,肝风内动。治则:健脾化痰,搜风通络以复肌宁粉减味及复肌汤方并用。①天麻30g,全虫30g,蜈蚣(去头足)10条共研末,每服2.5g,每日2次,温开水送下。②菖蒲10g,胆南星10g,麦冬15g,伸筋草15g,牡蛎20g(先下),赤芍10g,珍珠母20g(先下),夏枯草15g,丹皮10g,僵蚕10g,牛膝15g,龙齿15g(先下),云苓20g,甘草10g,佛手10g,黄芪10g,党参10g。二诊:服药2个月后,精神增进,纳食增加,双下肢较前有力,可坚持体育锻炼每天半小时,能跑步300m以上,不跌跤,双脚跳可达10cm,单脚亦可离地,

第十章　进行性肌营养不良

并可独自上楼。舌淡红苔薄白,脉弦细。嘱坚持锻炼,配合针灸按摩,注意营养,停服复肌汤,仅用复肌宁粉剂。本方服用至1987年2月,据信访得知患儿症状基本消失,下蹲起立及翻身均轻松自如,下肢乏力感已消失,经河北省某医院1987年2月20日病理复查报告:少数横纹肌纤维变性。属临床基本痊愈。

验方来源　尚明斋.中医治疗进行性肌营养不良症.吉林人民出版社,1962

临证阐释　由于本病的主要病机是先天不足,肝肾阴亏,肝风内动,脾气虚弱,痰瘀阻络所引起。故治则以补肝肾、益脾气、熄肝风、化痰瘀为治疗原则。天麻,性甘平,入肝经,功能熄风定惊,消风化痰,为肝经之气分药。全虫,性咸辛平,有毒,有祛风通络之功能,《本草正义》"开风痰"。天麻与全蝎相配能熄风化痰通络,两者均入厥阴之经以治诸病。蜈蚣,辛温,有毒入肝经,有祛风散结之功能。地龙,性咸寒,入肝、脾、肺经,有平肝通络之功,《滇南本草》说:"祛风,治小儿瘈疭惊风,口眼歪斜,强筋治痿。"地龙还有活血化瘀之功能。牛膝,性味甘苦酸平,入肝肾经,具有补益肝肾,强筋骨,活血散瘀之功能。杜仲,性甘微辛、温,入肝肾经,有补肝肾强筋骨之功能。《本草纲目》说:"杜仲,古方只知滋肾,惟王好古言是肝经气分药,润肝燥,补肝虚,发昔人所未发也。盖肝主筋,肾主骨,肾充则骨强,肝充则筋健,屈伸利用,皆属于筋。杜仲色紫而润,味甘微辛,其气温平,甘温能补,微辛能润,故能入肝而补肾,子能另母实也"。黄芪,性甘,入脾、肺经,为补气之要药,善补脾肺之气。诸药相配,共奏补益肝肾,平肝熄风,化痰通络散瘀之功能。王旭高曰:"如熄风和阳不效,当以熄风潜阳。潜阳之法,莫如芥类为第一药。"故汤方中珍珠母,牡蛎平肝潜阳,僵蚕祛风化痰,三药共助胶囊剂中全蝎、蜈蚣等平熄肝风。枸杞、杜仲补益肝肾,党参、黄芪益气健中。胶囊中虽有杜仲、黄芪,但对虚损程度较重着,就嫌病重药轻,故汤方重用黄芪、杜仲以增胶囊补益之力。胆星、佛手、姜夏、菖蒲化痰,伸筋草、桃仁通络。共奏平肝潜阳祛风,滋补肝肾,健脾益气,祛痰通络的功效。

第十一章 面神经炎

面神经炎系茎乳突孔内急性非化脓性炎症，引起周围性面神经麻痹，或称 Bell 麻痹。

本病可见于任何年龄，无性别差异。多为单侧，双侧者甚少。发病与季节无关，通常急性起病，一侧面部表情肌突然瘫痪，可于数小时内达到高峰。有的患者病前 1～3 天患侧外耳道耳后乳突区疼痛，常于清晨洗漱时发现或被他人发现口角歪斜。检查可见同侧额纹消失，不能皱眉，因眼轮匝肌瘫痪，眼裂增大，做闭眼动作时，眼睑不能闭合或闭合不全，而眼球则向外上方转动并露出白色巩膜，称 Bell 现象。下眼睑外翻，泪液不易流入鼻泪管而溢出眼外。病侧鼻唇沟变浅，口角下垂，示齿时口角被牵向健侧。不能做噘嘴和吹口哨动作，鼓腮进病侧口角漏气，进食及嗽口时汤水从病侧口角漏出。由于颊肌瘫痪，食物常滞留于齿颊之间。若病变波及鼓索神经，除上述症状外，尚可有同侧舌前 2/3 味觉减退或消失。镫骨肌支以上部位受累时，因镫骨肌瘫痪，同时还可出现同侧听觉过敏。膝状神经节受累时除面瘫、味觉障碍和听觉过敏外，还有同侧唾液、泪腺分泌障碍，耳内及耳后疼痛，外耳道及耳郭部位带状疱疹，称膝状神经节综合征。

面神经炎的病因未完全阐明。由于骨性面神经管仅能容纳面神经通过，面神经一旦发生炎性水肿，必然导致面神经受压。风寒、病毒感染（如带状疱疹）和自主神经功能不稳定等可引起局部神经营养血管痉挛，导致神经缺血水肿。面神经炎早期病理改变为神经水肿和脱髓鞘，严重者可出现轴索变性。

第十一章 面神经炎

◆ 辨证论治

面神经炎相当于中医所论的"口僻"、"面瘫"、"吊线风"、"口眼㖞斜"等病证。本病多由于人体正气不足,络脉空虚,风邪乘虚入中头面阳明脉络,使颜面一侧营卫不和,气血痹阻,经脉失养而发病。风邪为六淫之首,百病之长,风邪入中经络,易与寒、热、痰等邪为患;或因情志不遂,致肝气怫郁,阳明脉络不和;且久病致瘀,瘀血阻滞,病程迁延。

1. 脉络空虚,风邪入中(急性期)

症见突然口眼歪斜,患侧面部表情动作消失,前额无皱纹,眼裂扩大,鼻唇沟变浅,口角下垂,流口水,可有耳酸疼前,或外耳道疱疹,病侧流泪,面肌痉挛,苔薄白,脉弦细。治以散风通络。常用牵正散(《杨氏家藏方》)加味。由白僵蚕、白附子、全蝎组成。

2. 气血瘀阻(恢复期及后遗症期)

症见口眼歪斜,面部抽搐,病例额纹变浅或消失,眼裂扩大,鼻唇沟变浅,流口水,日久不愈,舌质暗,苔薄白或薄黄,脉弦。治以行气活血,祛风通络。常用当归补血汤(《内外伤辨惑论》)合桃红四物汤(《玉机微义》)加减,由生黄芪、当归、赤芍、川芎、生地、红花、地龙、全蝎、僵蚕组成。

◆ 验方妙用

1. 加味葛根汤

药物组成 葛根18g,麻黄10g,桂枝10g,白芍10g,白附子12g,僵蚕10g,全蝎6g,钩藤24g,白菊花10g,甘草6g,生姜10g,红枣18g。

加减运用 正气虚衰,外邪乘袭,中于经络,可加秦艽、防风、羌活、独活;日久风邪化热,可加黄芩、石膏、生地以凉血清热。

用药方法 水煎服,每日服1剂,重者2日3剂,儿童和年老体虚者量酌减。服5剂为1个疗程。

适用病证 周围性面神经麻痹(风邪外袭型)。口角歪斜,眼睑闭合不全,额纹消失,鼻唇沟变浅,口角下垂流涎,向健侧歪斜,舌苔薄白,脉浮紧。

病案举例 张某,男,43岁。因口眼歪斜8天就诊。患者自述9

天前田间劳作,汗出当风,当晚恶寒,头项不适,次日晨起感左侧面部紧张不舒,洗漱时发现口角流涎,口角歪斜。经中西药和针灸治疗无效。且感面肌胀痛,头项强痛。症见左眼眼睑闭合不全,左额纹消失,鼻唇沟变浅,口角下垂流涎,向右歪斜。舌苔薄白脉浮紧,诊断为左侧面神经麻痹。证属风邪入中经络。治当祛风通络。投此方5剂。服药1剂后汗微出,面部颈项觉舒,药完其病告愈。随访至今,未见复发。

验方来源　湖南中医杂志,1992,(1)

临证阐释　本方证乃风寒之邪侵袭太阳、阳明经脉,致头痛受邪,经气不利,筋脉收引拘急故见口眼歪斜等症,治需祛风寒,通经络。方中葛根既能生津舒经,又能发汗祛邪;麻黄、桂枝发汗解表以祛风寒之邪;白附子善散头面之风以解痉,且能祛风痰;白芍养血和营敛阴,且能抑发汗之过多,杜风药之过燥;白菊、钩藤平肝熄风;甘草、姜枣调和诸药,益中焦而和胃气,全方共奏祛风寒、逐痰浊、通经络之效。

2. 补气祛风纠偏汤

药物组成　黄芪30g,桂枝15g,赤、白芍各15g,生姜10g,大枣10g,当归15g,白芷12g,细辛3g,威灵仙15g,防风12g,秦艽12g,甘草10g。

加减运用　痰热重者,加竹沥、川贝母;肝火盛者,加龙胆草、木通、黄芩。

用药方法　水煎服,每日1剂,分早、晚2次各半温热服。全蝎20g,僵蚕20g,白附子20g,3味药共研为细末,每服3g,分早、晚2次温热水或温黄酒冲服。10日为1个疗程。

适用病证　面神经炎(气虚风邪型)。症见口眼歪斜,面部麻木不仁,伴头晕目眩,少气懒言,舌淡,苔薄白,脉虚无力。

病案举例　王某,女,64岁。4天前夜间患者冒雨劳作,次日早晨起床后发现口眼歪斜,右侧面部麻木不仁,右侧眼睑不能闭合,鼓腮漏气,喝水漏水,吃饭时食物塞滞于口腔右侧,无半身不遂等。查体:右侧睑裂扩大,右侧额纹消失,口角向左侧歪斜,右侧鼻唇沟变浅,舌质红,苔薄白,脉浮而迟。诊断为右侧面神经麻痹。辨证:脉络空虚,风寒侵袭,风痰阻络,经筋失养。治则:扶正祛邪,疏风散寒祛痰,通络活络以治标,温阳益气以固本。投以黄芪桂枝五物汤加味水煎服合牵正散冲

服。3日后口眼歪斜减轻,10日后口眼歪斜完全消失而痊愈。随访2年未复发。

验方来源 长春中医学院学报,1996,(3)

临证阐释 本方证乃正气不足,脉络空虚,卫外不固,风邪乘虚而入;风痰流窜经络所致。治宜扶正祛邪,益气以固本,祛风化痰以治标。方中黄芪补气升阳,益气固表;桂枝温通经脉,白芍养血和营,柔肝舒筋,生姜、大枣调和营卫,细辛祛风散寒,防风祛风胜湿解痉,白芷辛温祛风,且以入阳明经为主,威灵仙祛风除湿,通十二经络,秦艽祛风除湿,当归甘温,补血活血,赤芍活血化瘀,甘草调和诸药,白附子善祛头面之风痰,僵蚕化痰,祛络中之风,全蝎祛风通络止搐。全方诸药使正气得补,邪气得祛,面部气血调畅,脉络得养而病愈。

3. 加味小续命汤

药物组成 肉桂末2～6g(冲服),附子4g,麻黄4g,川芎6g,党参10g,白芍10g,杏仁10g,防风10g,黄芩10g,防己10g,白附子10g,甘草5g,细辛3g,蜈蚣3条,地龙15g。以上为成人量。

加减运用 服此方同时,外敷药:取陈巴豆(1～2年内药效最好)10～13g。去壳后将巴豆肉捣烂如泥状(不放水、油等),按患者手心大小捏成饼状,置患者患侧手心处,外覆盖玻璃纸或塑料纸亦可,纸上垫团棉球呈凸状,再用绷带固定,24小时后将巴豆饼上下翻转,再敷24小时,48小时后将巴豆取下捣烂,再做成饼状,敷贴于患侧手心24小时,共3昼夜。敷后一般有反应,敷除发痒、发热、起小水泡,甚至沿手臂内侧或外侧到颈项、面部肿胀痛,或有麻辣火烧感,或眼睑浮肿。这都是正常反应,无须处理。若反应太大,耐受不了,需取掉巴豆饼,反应很快减轻到消失。若无反应,病情又未好转,可按原法再敷1次,或敷第三次。在治疗期间,必须避风,适当休息,少说少笑,以利于病情恢复更快。

用药方法 水煎服,每剂煎2次,上、下午各服1次。药渣趁热用2层纱布包裹患处,烫时可在患部移动。凉后的药渣包,可放在煎第2剂药时的缸口上,待热又敷患处,可反复多次,每剂的药渣均按上法处理,每日上、下午各热敷3～5次,服药后最好睡觉,以利发挥药效。

适用病证 面神经炎(风寒外袭型)。突然口眼歪斜,面肌有发紧或疼痛感,皮肤发厚僵硬,舌淡,薄白,脉浮紧。

病案举例 李某,男,58岁。主诉:4天前因晨跑吹了冷风,当晚饭后抽烟感觉右侧口唇不得力。次日晨刷牙发现口眼歪斜,曾服中药3剂未效。检查:口眼鼻嘴唇明显向左侧歪斜,额纹消失,右眼睑裂变大,流泪,眉毛比健侧低,不能闭眼、皱眉、鼓腮、吹口哨、食物滞留龈颊间,不能噘嘴,右口角下垂;鼻唇沟消失。舌质淡红,苔黄腻粗糙而润,脉缓。诊为周围性右侧面神经麻痹。即外敷巴豆10g(3昼夜)于右手掌心,内服此方5剂。自觉服第二剂病情开始好转,服完5剂后痊愈。

验方来源 新中医,1986,(5)

临证阐释 本方证乃风寒之邪客于面部阳明脉络,使气血运行异常,脉络失荣所致口眼歪斜。治宜祛风散寒通络。方中肉桂、附子温阳散寒止痛,麻黄、细辛发表散寒,川芎活血行气,党参补中益气,白芍补血养阴,白附子祛风痰,蜈蚣、地龙清热定惊,熄风镇痉,杏仁、防风祛风寒,黄芩、防己清热利湿,甘草调和诸药,全方共奏扶正祛风,助阳散寒,温通经络之效,本疗法偏重于外风。

4. 三虫纠偏汤

药物组成 全蝎2g(研粉分2次吞),蜈蚣2(研粉2次吞),僵蚕12g,白附子10g,嫩钩藤15g(后下),生白芍15g,防风5g。

加减运用 病程长,阴液已伤者,加当归15g,川芎6~10g,菊花10g,细生地15g,决明子15g(打),蔓荆子10g,僵蚕30g;若面肌抽搐频作者,加蜈蚣、乌梢蛇;痰浊阻滞较重者,加薏苡仁、半夏;久病见瘀血之象,加桃仁、红花、赤芍以活血化瘀。

用药方法 水煎服,每日1剂。

适用病证 面神经炎(风痰阻络)。症见突然口眼歪斜,眼睑闭合不全,或面部抽搐,患侧颜面麻木作胀,伴头重如蒙,胸膈满闷,呕吐痰涎,舌体胖大,苔白腻,脉弦滑。

病案举例 吕某,女,29岁。7天前晨起发现口眼向右歪斜,左目不能完全闭合,自觉左面部麻木,伸舌进食不利,诊脉弦细,苔色如常,治以祛风通络纠偏,三虫纠偏汤加减:全蝎2g(研粉分吞),蜈蚣2g(研粉分吞),僵蚕12g,白附子10g,嫩钩藤15g(后下),生白芍15g,防风5g。5剂,水煎每日1剂。上药服后病情日见好转,5剂服完后口眼歪斜诸症已恢复正常。

验方来源 中医研究.1994,(2)

临证阐释 本方证乃风邪入侵与痰搏结,痰动生风或风袭痰动,风痰互结,流窜络脉,上扰面部,面部脉络失荣所致口眼歪斜。治宜祛风通络纠偏化痰。方中白附子辛温,祛风化痰,长于治头面之风;全蝎长于通络,为定风止痉之要药,僵蚕熄内风,散外风,并能化痰,蜈蚣味辛,性微温有小毒,祛风和络之功效;白附子、钩藤、防风诸药用于增强祛风,宣通血脉;生白芍柔肝缓急,共奏祛风化痰,通络止痉之效。

5. 附子通窍活血汤

药物组成 洋白附子60g,赤芍12g,川芎12g,桃仁9g,红花6g,赤芍12g,白芷12g,防风18g,生地24g,蜈蚣5条(酒洗焙干研粉,分3次吞服),甘草6g。

加减运用 兼风寒者加麻黄10g,细辛4g;兼风热者加桑叶10g,薄荷6g;兼气虚者加黄芪30g,党参24g;血虚者加当归15g,白芍15g;病久不愈风邪恋络者加天麻12g,礞石20g。

用药方法 每日1剂,水煎至200ml,每日2次,每次服200ml。

适用病证 面神经麻痹。

疗效观察 治疗52例,治疗后症状消失,面肌功能恢复正常者50例,眼睑闭合正常,留有轻度口角歪斜者2例。

验方来源 谢存柱.洋白附子通窍活血加减治疗面神经麻痹52例.中医杂志,1987,28(12):42

临证阐释 面神经麻痹多因过劳内伤,经脉气虚,时逢感受风邪,风中经络,气血运行不畅,经脉痹阻;或脑部外伤,气血内损,脉络生瘀,瘀血内结,血结生风,与外风相引则生肌肤不仁,外邪之疾。作者应用善祛头面风痰之邪的洋白附子与长于活血化瘀之通窍活血汤加减组成,随证加减,屡用屡效。

6. 面瘫方

药物组成 桂枝10g,白芍10g,川芎9g,当归12g,僵蚕15g,制南星8g,全蝎5g,防风9g,甘草5g。

加减运用 血虚者加制首乌;气虚者加党参;项强疼痛加葛根、羌活;眼胀加白菊。

用药方法 每日1剂,水煎至200ml,每日2次,每次服200ml。6天为1个疗程。

适用病证 周围型面神经麻痹之面瘫。

疗效观察 治疗25例都痊愈。

验方来源 韩志坚.面瘫方治疗面神经麻痹.湖南中医杂志,1987,3(2):20

临证阐释 韩氏"面瘫方"中白芍、川芎、当归养血祛风;桂枝、防风解表通络祛外风;僵蚕、南星化痰祛络中之风;全蝎定风止痉。全方组合有养血祛风,化痰通络之效。

7. 正容汤

药物组成 羌活4.5g,防风4.5g,白附子4.5g,茯神木(或黄松节)3g,半夏4.5g,甘草3g,胆南星3g,木瓜3g,秦艽6g,僵蚕9g,黄酒30g。

用药方法 上药加水400ml,煮沸10分钟后,去渣,兑入黄酒服用者72例,服用正容丸(将上方各药量加大10倍,松节煮沸10分钟,余药共研细末,用松节水泛为丸,每日服3次,每次6g,温开水兑黄酒送服)者58例,少数患者同时服用维生素类药物或配合针灸治疗。

适用病证 面神经麻痹。

疗效观察 治疗130例,痊愈73例,占56%;好转52例,占40%;无效5例,占4%;总有效率96%。

验方来源 黄鹤岭.正容汤治疗面神经麻痹130例疗效观察.中医杂志,1984,25(6):7

临证阐释 正容汤出自明·傅仁宇《审视瑶函》,全方10味药具有辛散温通,化痰祛风,舒筋通络之功效。

8. 鳝鱼血膏

药物组成 鳝鱼血。

用药方法 将鳝鱼用刀齐颈剁头部,将血均匀涂于干净牛皮纸中,晾干。用时将此膏用剪刀剪成1.5寸见方的1块,用净凉水少许洒于该膏上,令其变黏。贴在患者口角3~5天可换1次。

适用病证 口眼㖞斜。

验方来源 吴爱华.鳝鱼血膏治疗口眼歪斜.河南中医,1984,

(1):46

9. 防风蜈蚣散

药物组成 防风 30g,全蜈蚣 2 条(研为细末)。

加减运用 病程长者加当归、川芎。

用药方法 以防风煎汤送服蜈蚣末,每日 1 剂,晚饭后服,药后壁风寒,儿童用量酌减,10 天 1 个疗程。

适用病证 周围性面神经麻痹。

疗效观察 治疗 26 例,痊愈 16 例,占 61.54%;显效 6 例,占 23.08%;好转 3 例,占 11.54%;无效 1 例,占 3.84%;有效率为 96.16%。

验方来源 王炳范.防风蜈蚣散治疗周围性面神经麻痹 26 例,1986,5(3):26

临证阐释 王氏认为面瘫由风寒之邪引发者多,故方中蜈蚣辛温,性善走窜,祛风通络,截风定搐是其所长,为熄风止痉要药;防风性升散,既能解表,又善祛风止痉,但以祛风为其长,为疏风通络之品。2 药合用,药简效宏。

10. 顺风匀气散

药物组成 明天麻 6～12g,苏叶 10g,白芷 10g,台乌药 10g,青皮 8g,沉香 3～5g,木瓜 10g,党参 15g,白术 10g。

加减运用 重症患者或服药见效缓慢者加全虫 3～6g,蜈蚣 3 条;兼气虚者眼睑放纵不收者加生黄芪 15～20g。

用药方法 每日 1 剂,水煎至 200ml,每日 2 次,每次服 200ml。自服中药之日,停用抗炎、抗水肿、扩张血管、改善面神经微循环等西药。

适用病证 面瘫。

疗效观察 治疗 59 例,均愈。

验方来源 孙昶.顺风匀气散加减治疗面瘫 59 例.北京中医学院学报,1989,12(4):29

临证阐释 本证是一个局部气机失常而致的疾病,方中党参、白术补气;苏叶、白芷善治头面之风;台乌药、青皮、沉香破其气滞,性偏沉降,与苏叶、白芷相配以理顺全身与局部的气机升降;天麻平肝熄风,搜刮络道。全方调节上下升降,扶正祛邪。

11. 蒲氏番蜜膏

药物组成 番木鳖 500g,白蜜若干。

用药方法 番木鳖加水 3600ml,煮沸 20 分钟,趁热刮去外皮,取净仁切片置瓦上文火焙酥,研筛为细粉,白蜜调为稀糊状,文火煎熬 15 分钟,待温备用。将药膏涂于患侧面部(向左边斜涂右边,反之亦然)厚约 0.2cm(口眼部不涂),用纱布覆盖,每日更换药 1 次。

适用病证 面瘫。

疗效观察 共治疗 224 例,痊愈 199 例(88.84%),好转 18 例(8.04%),无效 7 例(3.12%);总有效率 96.84%。

验方来源 褚成炎,等. 蒲氏番蜜膏治疗面瘫 224 例. 四川中医,1988,3(11):38

临证阐释 番木鳖通络止痛,治麻痹瘫疾;白蜜外用,有解毒伸提之功。

12. 加味麻附细辛汤

药物组成 麻黄 10g,附片 10g,细辛 6g,苡仁 20g,白术 30g,黄芪 30g,当归 15g,生赭石 15g,甘草 5g。

用药方法 每日 1 剂,水煎至 200ml,每日 2 次,每次服 200ml。

适用病证 原发性周围性面神经麻痹。

疗效观察 治疗 132 例,痊愈 118 例,占 89.4%;好转 11 例,占 8.3%;无效 3 例,占 2.3%;总有效率 97.7%。

验方来源 朱立中. 麻附细辛汤加味治疗面瘫 152 例. 四川中医,1985,3(11):38

临证阐释 作者认为本病中周围性及原发性的发生,与风寒湿邪的关系极为密切,故选用麻黄附子细辛汤以祛风散。全方可改善血脉阻滞,从而矫正口眼歪斜,使患者恢复。

13. 面瘫散

药物组成 白附子、川芎、当归、钩藤、浙贝母各 10g,全蝎、羌活、蝉蜕、甘草、僵蚕各 6g,天麻 12g,蜈蚣 5 条。

用药方法 上药研为末,每次 5g,每日 3 次,开水冲服。针刺每次选穴 3~5 个,平补平泻。每日 1 次,7 日为 1 个疗程。休息 2~4 天,再进行第 2 个疗程。

适用病证 面瘫。

疗效观察 治疗30例,痊愈26例,好转3例,无效1例。

验方来源 范述方.面瘫30例临床治验.四川中医,1985,3(3):57

临证阐释 宗"活血通络祛风"之旨也。

14. 鼻塞膏

药物组成 鹅不食草10g,冰片1份。

用药方法 先将鹅不食草干品(鲜品洗净亦可)洗净,加适量温开水浸泡,使药透水尽,加入冰片,置干净容器中捣如稠膏状,然后装入瓶中,密封备用。用时取2层消毒纱布包裹上膏,塞入病侧鼻孔,24小时更换1次。

适用病证 面神经麻痹。

疗效观察 对周围面神经麻痹疗效好,用于中枢性面神经麻痹,要积极治疗原发病。对于初得者,青少年患者治疗时间较短,对于久病老年患者治疗时间较长。

验方来源 河南省太康县板桥医院.李存静.中医杂志,1986,(4):18

15. 巴豆斑蝥生姜膏

药物组成 大巴豆3枚(去壳),大斑蝥3个(去足翅),鲜生姜6g(去皮)。

用药方法 共捣为泥状,均匀摊在4cm×5cm大小6~8层纱布上,药膏面积2.5cm×2.5cm。以患侧下关穴为中心外敷后胶布固定,待3~4小时后去掉纱布及药膏,此时可出现水疱,按无菌操作方法用注射器沿水疱下缘抽吸出液体,防止感染。观察2~3周,若不愈,可重复1次,最多重复2次。

适用病证 周围性面神经麻痹。

病案举例 王某,女,57岁,1985年9月11日诊。2周前晨起床时自觉右侧面部不适,口眼歪斜,曾针灸及中西药物治疗无效,检查左侧额纹消失,不能皱额蹙眉,人中沟变浅,口角歪向右侧,流涎,鼓腮时漏气,眼睑不能闭合,流泪,口角下垂,舌质略红,苔白,脉细数。诊为右侧周围性面神经麻痹。即予本方外敷,10天后来诊,面容及面肌运动完全恢复。

验方来源 山东济南铁路中心医院．张运和．山东中医杂志，1986,(5):28

16. 面瘫膏

药物组成 细辛 15g,白芥子 9g,生草乌 9g,制马钱子 6g。

用药方法 上药共研细面,加入凡士林油 50g,松节油 20gml,用软膏版制成膏状。用时采用穴位敷贴法。常用穴位有 3 组:①四白、阳白、地仓;②鱼腰、颧髎、颊车;③阳白、面瘫穴、巨髎。3 组穴轮换使用。将药膏摊在小塑料布上贴敷穴位处,用胶布固定,隔日换药 1 次。个别患者服药后有红热微痛感,此乃药物引起,可更换穴位再敷。

适用病证 周围性面神经麻痹。

疗效观察 治疗 35 例,痊愈率 100％,一般 10～32 天即可痊愈。

验方来源 峰峰矿务局第二医院何生荣,等．河北中医,1986,(4):23

17. 杨继荪经验方

药物组成 白附子 9g,制全蝎 9g,钩藤 12g,蜈蚣 3 条,羌活 9g,野菊花 9g,制白僵蚕 12g,丹参 30g,川芎 12g,天麻 12g,炒陈皮 9g。

用药方法 7 剂,每日 1 剂,水煎至 200ml,每日 2 次,每次服 200ml。

适用病证 周围性面瘫。

病案举例 高某,男,45 岁,初诊:1993 年 11 月 15 日。患者左侧颜面部麻木,继而口眼歪斜、言语欠利,病起已 2 周,曾用针灸,服中药治疗,略有好转,未尽愈,左侧面瘫依然,恰来杨氏家,予以诊治继之。诊查:口眼歪斜,左侧颜面肌肉松弛,左侧额纹消失。伸舌尚居中,言语欠清,舌红,苔薄白,脉弦。双侧肢体肌力正常,血压尚正常。

验方来源 潘智敏．中国百年百名中医临床家丛书．杨继荪．北京:中国中医药出版社,2003,110～117

临证阐释 本例周围性面瘫,因疲劳、正气不足,外邪入侵致风火痰瘀,诸邪阻闭经络而发。杨氏给予熄风解痉、清火热、祛风痰、行瘀血、通经络之法,使面瘫尽快速愈,以防留下后患。其中野菊花、羌活清热祛风,现代药理研究提示此药有抗病毒感染的作用,杨氏选之与熄风活血法风痰之味合用,寓意急则治标,先清邪热。

18. 焦树德正颜汤

药物组成 荆芥 9g,防风 9g,全蝎 6～9g,白僵蚕 10g,白附子 6g,蜈蚣 2～3 条,白芷 10g,钩藤 20～30g,葛根 12g,桃仁 10g,红花 10g,炙山甲 6g。

加减运用 兼偏头痛者,加生石决明 20～30g(先煎),蔓荆子 10g,川芎 6～9g。舌苔黄,口鼻发干,咽部微痛,口渴者,加生地 15g,玄参 15g。急躁易怒,胸胁闷痛,脉象弦数者,加炒黄 10g,香附 10g,生白芍 12g。大便干结,数日一行者,加全瓜蒌 30g,酒军 3～6g,枳实 10g。功效:散风活络,化痰解痉。

用药方法 每日 1 剂,水煎 2 次,早、晚分服。还可将药渣用毛巾包裹,热敷患部。

适用病证 面神经麻痹。中医属中风病中络证。风邪中于面部络脉,颜面不正,皮肌麻痹,口眼歪斜,漱水外漏,唇不能撮,眼闭不合等。

病案举例 孙某某,女,50 岁。1981 年 5 月初诊。主诉近来工作忙,家务又累,心中有急火,有时贪凉而受风,突于 3 天前早晨出现漱口时右口角漏水,经照镜一看,发现右口角下垂,右眼不能完全闭合,口眼向左侧歪斜,右侧面部略感皮肤发厚(不仁),较前不灵敏,即速去某大医院诊治,诊断为颜面神经麻痹,嘱做电疗。次日又去针灸治疗,已扎针 2 天,口眼歪斜不见好转,特来诊治。询其大便较干,二三日一行,小便尚调,口略渴,不引饮,月经已停。舌苔薄微黄,脉象弦细滑略数。四诊合参知为操劳过度,性急而肝热,贪凉爽而受风,致发中风病,幸风邪未深入,仅中于络脉,发为中络证。治拟散风活络,清热熄风。处方:荆芥 10g,防风 10g,白僵蚕 10g,白芷 10g,白附子 10g,全蝎 9g,蜈蚣 2 条,红花 10g,炙山甲 6g,钩藤 30g,炒黄芩 10g,全瓜蒌 30g,菊花 10g,水煎服,7 剂。

另嘱用浓茶水调白芥子粉为稀糊状,摊纱布上(薄薄一层),贴敷患侧(摊软的一侧),夜晚敷上,早晨去掉。隔一两天用 1 次。二诊时,面歪明显好转,大便通畅,上方改用蜈蚣 3 条,加皂刺 6g,又进 7 剂,外用药同前。三诊时,面部已基本看不出歪斜,只在大笑时口略向左偏。舌苔已不黄,脉已不数,上方去菊花、瓜蒌,加丹参 15g,又服 12 剂,完全治愈。

验方来源 米一鹗．首批国家级名老中医效验秘方精选．北京：今日中国出版社，1999，214

临证阐释 本方为颜面神经麻痹的通治方。如属脑血管病造成的口眼歪斜，口角流涎之症，即中医学所说的中风病之中经，中腑，中脏诸证中出现的口眼歪斜，则非单用本方所能治疗。本方以荆芥祛散皮里膜外之风，且兼入血分，防风宜表祛风，兼散头目滞气，共为主药。全蝎入肝祛风，善治口眼歪斜，白僵蚕祛风化痰，其气轻浮，善治面齿咽喉等上部之风结滞，白附子祛风燥痰，引药力上行，善治面部百病，合全蝎，僵蚕为治口眼歪斜名方牵正散，再配白芷芳香上达，入阳明经（其经络走头面部）散风除热，钩藤祛风舒筋，清心凉干，蜈蚣祛风止痉（中医认为健侧痉急，患侧缓软，故口眼歪斜），以加强药力共为辅药。葛根轻扬升发，入阳明经，解足肌开腠，以利风邪外达；红花，桃仁活血散结，以奏"治风先治血，血行风自灭"之效，共为佐药。炙山甲通行经络，引药直达病所为使药。诸药相合，工成散风活络，化痰解痉，善治颜面不正，口眼歪斜之有效方剂。

第十二章

面肌痉挛

面肌痉挛及一侧面部不自主阵挛性抽动（个别人出现双侧痉挛）。特发性病例多见，或为特发性面神经麻痹暂时或永久性后遗症。本病多在中年以后发病，女性较多。病程初期多为一侧眼轮匝肌阵发性不自主的抽搐，逐渐缓慢扩展至一侧面部的其他面肌，口角肌肉的抽搐最容易为人注意，严重者甚至可累及同侧的颈阔肌，但额肌较少累及。抽搐的程度轻重不等，为阵发性、快速、不规律的抽搐。初起抽搐较轻，持续仅几秒，以后逐渐延长可达数分钟或更长，而间歇时间逐渐缩短，抽搐逐渐频繁加重。严重者呈强直性，致同侧眼不能睁开，口角向同侧歪斜，无法说话，常因疲倦、精神紧张、自主运动而加剧，但不能自行模仿或控制其发作。一次抽搐短则数秒，长至 10 余分钟，间歇期长短不定，患者感到心烦意乱，无法工作或学习，严重影响着患者的身心健康。入眠后多数抽搐停止。双侧面肌痉挛者甚少见。若有，往往是两侧先后起病，多一侧抽搐停止后，另一侧再发作，而且抽搐一侧轻另一侧轻重，双侧同时发病、同时抽搐者未见报道。少数患者于抽搐时伴有面部轻度疼痛，个别病例可伴有同侧头痛、耳鸣。神经系统检查出面部肌肉抽搐外，无其他阳性体征发现。少数患者病程长久时，可伴有患侧面肌轻度瘫痪。部分病例于病程晚期患侧面肌麻痹，抽搐停止。

本病病因未明，可能为面神经异位兴奋或伪突触传导所致。近年来国内报道，颅后窝探查发现大部分患者面神经进入脑干处被微血管袢压迫，行减压术可获治愈，提示与三叉神经痛有类似的发病基础；少数患者由脑桥小脑脚肿瘤或椎动脉瘤引起。

神经系统疾病 验方妙用

◆ 辨证论治

本病属中医"抽搐"范畴。本病由于劳累过度或久病伤其阴血,血虚生风,筋脉失养所至,或由于肝火上炎,热灼津液,引动肝风所致。

1. 血虚风动

症见一侧下眼睑及面肌抽搐,精神紧张、看书时间长、疲劳等原因加重。视物昏花,面部发紧,舌质淡红,苔薄黄,脉弦或弦细。治以养血熄风。常用滋燥养荣汤(《赤水玄珠》卷二)加减。由当归、生地黄、热地黄、白芍药、秦艽、黄芩、防风、甘草组成。

2. 风火上炎

症见一侧下眼睑及面肌抽搐,面赤身热,心烦急躁,口干咽干,情绪激动,紧张时加重,舌红苔薄黄,脉数或弱数。治以疏风清热,定搐止抽。常用当归龙胆汤(《兰室秘藏》)加减。由防风、石膏、柴胡、羌活、五味子、升麻、甘草、酒黄连、黄芪、酒黄芩、酒黄柏、当归身、龙胆组成。

◆ 验方妙用

1. 解痉汤

药物组成 党参15g,黄芪15g,鸡血藤15g,酸枣仁15g,柏子仁15g,白术15g,鸡内金9g,砂仁9g,当归9g,白芍9g,五味子9g,木香9g,山药9g,茯神9g,甘草1.5g,朱砂1.5g,琥珀1.5g(冲)。

用药方法 水煎内服。

适用病证 面积痉挛。

疗效观察 治疗41例,痊愈11例,好转者28例,无效2例。

病案举例 张某,女,24岁,未婚,农民。1979年9月20日初诊,左侧面部肌肉抽搐1年。患者于1978年4月4日头部外伤后引起右侧面部肌肉抽搐,每日抽搐次数不定,多则每日发作10余次。情绪激动时症状加剧,并伴头晕头痛,多梦易醒,脱发,耳鸣等症,在外院诊为面肌痉挛,诸法无效。检查:苔薄白,质红,脉弦,左侧面部肌肉频繁抽动,心肺(一)服上方6剂症状减轻,面肌抽动次数减少,1天发作2～3次。又上方加减服12剂,脱发减少,睡眠好。11月13日复诊,面积抽搐明显减少,仅偶尔抽搐1次。11月28日三诊,患者仅在照镜子时面肌抽搐,已不脱发。12月1日面肌抽搐已停止。1980年3月10日随访患者,未曾复发。

验方来源 山东中医学院内科教研组. 王永安. 山东中医杂志,1982,(1):19

2. 止痉汤

药物组成 紫丹参10～30g,杭白芍10～150g,葛根10～30g,广地龙12g。

用药方法 水煎内服,每日1剂。

适用病证 面积痉挛。

疗效观察 治疗115例,服2剂而愈者24例,服6剂而愈者58例,服10剂而愈者24例,无效9例。有效病例9例复发,重复用药仍有效。

验方来源 江苏省南通市闸西乡五接桥医疗站. 严海翎. 中医杂志,1985,(3):77

第十三章 三叉神经痛

三叉神经痛是三叉神经分布区短暂的反复发作性剧痛,又称痛性抽搐。本病70%～80%病例多发生于40岁以上,女性略多于男性,约为3:2～2:1,多数为单侧性,仅有5%左右为双侧性。

三叉神经痛分为原发性和继发性两种,后者可因桥脑小脑脚肿瘤、三叉神经根或半月节部肿瘤、血管畸形、动脉瘤、蛛网膜炎、多发性硬化等病引起。原发性三叉神经痛的发病部位尚无统一的认识,根据临床实践及动物实验结果,目前有以下两种意见:①病因在中枢部:有人认为三叉神经痛是一种感觉性癫痫发作,另有人认为病因可能在脑干,在三叉神经痛患者面部触发点处作轻微刺激,即可在脑干内迅速"叠加"而引起一次疼痛发作;②病因在周围部:即半月节到桥脑之间的后根部分。可能在脱髓鞘局部的相邻纤维之间产生短路(又称伪突触形成),轻微的触觉刺激即可通过此"短路"传入中枢,而中枢传出的冲动亦可再通过"短路"转变成传入冲动,如此很快叠加,达到阈值以上强度,遂产生三叉神经痛的发作。桥脑入口处的压迫血管85%为动脉性,如小脑上动脉、小脑前下动脉等,少数为静脉或动静脉共同压迫。目前,认为中枢性和周围性两种因素同时存在,即病变位于周围部,而发病机制在中枢部。

辨证论治

中医学认为,三叉神经痛属"头痛"、"偏头痛"、"面痛"等范畴。古医书中有"首风"、"脑风"、"头风"等名称记载。其病因病机较复杂,概而言之有外感与内伤之别,同时又与风邪密切相关。大凡外感致病,因

第十三章　三叉神经痛

高巅之上,惟风可到,风邪升发,易犯头面,风邪每与寒、火、痰兼夹合邪,以致风寒凝滞,或风火灼伤,或风痰壅阻三阳经络而发为疼痛。内伤致病,每与肝胆郁热,胃热炽盛上炎,阴虚阳亢而化风等密切相关,进而风火攻冲头面,上扰清窍,而致疼痛;或由头面气血瘀滞,阻塞三阳经络,不通则痛,亦为内伤致病之因。外邪致病,日久不愈,反复发作,常可循经入里,化热伤阴;而内伤致病亦多感受外邪,使病情加重,故内外合邪为患是本病发生的又一临床特点。

1. 肝胆风火,阳明胃热

症见突然发生一侧头面部短暂而剧烈的头痛,发作严重者伴面部肌肉抽搐,口角牵向患侧,目赤面红,流泪流涎,疼痛或左或右,痛解如常人,便干溲黄,舌质红,苔黄或黄腻,脉弦。治以祛风平肝,清阳明热。经验方,由钩藤、菊花、黄芩、川芎、白芷、荆芥穗、薄荷、柴胡、蔓荆子、生石膏、葛根、全蝎、蜈蚣、细辛组成。

2. 气滞血瘀

症见骤然发生的闪电式、短暂而剧烈的一侧头面部疼痛,严重者可有面部肌肉抽搐,口角牵向患侧,说话、咀嚼、吞咽等均可引起发作,舌质紫黯,苔薄,脉弦紧或涩。治以理气活血,祛风通络。常用通窍活血汤(《医林改错》)加减治疗。由赤白芍、川芎、桃仁、红花、麝香、老葱、鲜姜、大枣、酒组成。

3. 风寒侵袭

症见一侧头面部短暂而剧烈疼痛,严重时可有面部肌肉抽搐,口角牵向患侧,受风、受寒、说话、咀嚼、吞咽等可引起发作,舌质正常或黯,苔薄白,脉弦。治以祛风散寒,活血通脉止痛。常用川芎茶调散(《和剂局方》)加减,由川芎、荆芥、白芷、羌活、细辛、防风、薄荷、甘草组成。

验方妙用

1. 曙光三叉神经痛方

药物组成　荆芥炭9g,元胡索12g(炒),白蒺藜9g,嫩钩藤12g(后入),生石决明30g(先煎),白僵蚕9g,炒蔓荆子9g,香白芷4.5g,广陈皮4.5g,全蝎粉3g(另吞)。

用药方法　每日1剂,水煎至200ml,每日2次,每次服200ml。

适用病证 三叉神经痛。

疗效观察 治疗32例,显效20例,占62.5%,好转12例,占37.5%。

验方来源 马瑞寅.治疗三叉神经痛32例介绍.中医杂志,1980,21(12):27

临证阐释 三叉神经痛属于中医偏头痛范畴,多由于阴虚阳亢,肝胆之火升腾无度所致,治疗时应遵滋阴潜阳、清热熄风之治法。该方应用石决明平潜肝阳,用白蒺藜、嫩钩藤、白僵蚕等疏肝平熄肝风,用荆芥炭、蔓荆可祛风邪,元胡活血行气止痛,全蝎粉可搜络止痛。诸药共奏滋阴潜阳,清热熄风之效。

2. 愈痛散

药物组成 白附子100g,川芎200g,白芷200g,全蝎150g,僵蚕200g。

用药方法 上药分别研成粉末,过100目筛,搅拌均匀。每日服2次,每次2g,以热酒调服。10天1个疗程。

适用病证 三叉神经痛。

验方来源 侯景媛.愈痛散治疗三叉神经痛50例疗效观察.广西中医药,1984,7(3):21

临证阐释 祖国医学认为三叉神经痛多为风邪中入所致。方中白附子祛风化痰解痉,长于祛头面风;全蝎为定风止痉要药;僵蚕具有镇痉止痛之效,加入川芎、白芷可增强祛风活血、行气止痛之效。热酒调服,能引药入络。诸药动静配合,血气兼顾,痰清窍通,疼痛则愈。

3. 三叉I号

药物组成 川芎9g,桃仁9g,红花9g,蔓荆子9g,菊花12g,地龙12g,白芍12g,细辛6g。

用药方法 方中先将细辛、菊花提取挥发油备用,再将已提取过挥发油的细辛、菊花同余药(白芍用半量)煎制成膏状,加等倍95%乙醇,过滤,浓缩至膏状,再以半量白芍细粉与煎膏制成颗粒,喷入挥发油,加润滑剂压片,每片0.35g。

适用病证 三叉神经痛。

疗效观察 观察100例,服药后疼痛消失18例,有效23例,无效

37例,总有效率63%。

验方来源 方郝,等.三叉Ⅰ号治疗三叉神经痛100例.中医杂志.1981,22(8):45

临证阐释 三叉神经痛属于中医"头痛"范畴,病机责之风寒中络,血瘀不行,治疗遵活血化瘀,疏风止痛之法。方中川芎、桃仁、红花活血化瘀通络;蔓荆子、菊花、地龙、细辛、白芍祛风散寒止痛。

4. 川芎止痛汤

药物组成 川芎20~30g,荆芥、防风、全蝎、荜拨各10~12g,蜈蚣2条,天麻10g,细辛3~6g。

加减运用 寒重者加附子20~30g(先煎1小时至无辣味);热重者加石膏20~30g,黄芩12g,黄连9g;便干者加大黄15g;瘀重者加赤芍12~15g,丹参30g,五灵脂12g;阴虚者加生地、龟板、女贞子各15g,黄柏、知母各12g。

用药方法 每日1剂,水煎至200ml,每日2次,每次服200ml。重者每日2剂。

适用病证 三叉神经痛。

疗效观察 治疗110例,缓解56例,显效41例,有效7例,无效6例。

验方来源 蒋森.川芎止痛汤治疗三叉神经痛110例临床观察.新中医,1984,(7):14

临证阐释 本病属"头风"范围,是风邪内客,瘀阻血脉所致,故方中重用川芎,取其祛风止痛,活血化瘀之效。佐荆、防、细辛,以助祛风止痛之力,伍蜈蚣、全蝎、天麻,以成搜风通络之功。

5. 加味左归饮

药物组成 熟地12g,茯苓6g,山药10g,枸杞10g,五味子6g,肉苁蓉10g,川芎10g,白芷6g,细辛3g,蝉蜕10g,全蝎6g,甘草3g。

用药方法 文火煎2遍,约500ml,分2次温服。

适用病证 三叉神经痛。

疗效观察 治疗110例,近期治愈98例,显效8例,无效4例,总有效率96.4%。

验方来源 刘素秋,等.加味左归饮治疗三叉神经痛110例.山

东中医杂志,1990,9(4):24

临证阐释 久病伤肾,肾虚则精亏,精亏则髓海不足,脑失所养脉络拘急,不通则痛。方中熟地为补肾益精之品,与枸杞、五味子配伍,益肾水而敛浮游之火;茯苓、山药益后天以助先天;肉苁蓉益阴助阳,使阳通络活;细辛、川芎、白芷祛风止痛;全蝎、蝉蜕入血中搜逐、攻通邪结、解痉止痛。诸药共成益肾水以涵肝木、滋下清上、祛风解痉之功。

6. 活血化瘀汤

药物组成 当归、地龙各12g,白芍、川芎、白芷各15g,黄芪30g,全蝎3g,蜈蚣2条,僵蚕10g。

加减运用 脉弦滑,苔厚腻加胆星10g,菖蒲、制半夏各12g;舌质有瘀斑加桃仁12g,红花、水蛭各10g;痛甚者加乳没各6g,细辛3g,荜拨10g;胃热连牙痛,舌质红者加石膏30g(先煎),知母12g;阴虚火旺者加生地、麦冬、牛膝各12g;便秘者加大黄10g;肝风上扰者加天麻10g,钩藤12g,石决明12g(先煎);遇风痛甚者加防风10g。

用药方法 每日1剂,水煎至200ml,每日2次,每次服200ml。

适用病证 三叉神经痛。

疗效观察 治疗58例,痊愈39例,显效12例,有效4例,无效3例。

验方来源 刘开苏.活血解痉汤治疗三叉神经痛58例.安徽中医学院学报,1990,9(2):37

临证阐释 作者根据久病多瘀,久痛入经,自拟活血解痉汤施治。方中当归、白芍、川芎养血活血化瘀;全蝎、蜈蚣、僵蚕、地龙解痉通络,黄芪扩张血管;白芷疏风止痛。因虫药久用伤阴血,长期使用必须加重当归、白芍用量。

7. 息痛汤

药物组成 白芷10g,细辛9g,蝉蜕10g,白蒺藜12g,川芎15g,当归15g,白芍18g,生地黄18g,炒酸枣仁18g,枸杞子15g,穿山甲10g,僵蚕10g,全蝎10g,蜈蚣2条(研末冲服),制马钱子1g(冲服),甘草10g

加减运用 肝胆火盛者加羚羊角粉、牡丹皮、栀子、龙胆草;肝肾阴虚者加玄参、女贞子、旱莲草、牛膝;痰浊瘀阻者加白附子、胆南星、郁

金、半夏；腑实者加大黄、枳实、青黛；血瘀者加制乳香、制没药、丹参；虚寒者加天麻、桂枝、干姜。

用药方法 水煎服，每日1剂，早、晚各服1次。忌食冷、热、酸、辣食物。

适用病证 三叉神经痛（肝郁化火型），面颊胀痛，口苦口干，急躁易怒，舌红苔黄，脉弦数。

病案举例 患者，女，67岁。左侧面颊阵发性电触样挛痛4年余，加重3个月。4年前始发左面颊疼痛，初病尚轻，偶因冷风或咀嚼食物发作，服用卡马西平即能控制。近年来，疼痛逐渐加重，左侧上下颌连及左头面部频发剧烈疼痛，近3个月发作尤频，每日发作数十次，甚至连续发作，持续时间可达10分钟。心烦失眠，性情暴躁，口舌生疮，鼻咽干燥如喷火状，大便秘结，数日一行。舌红苔黄，脉弦紧。证属血虚受风，邪伏脉络，肝胆火盛。治宜养血祛风为主，兼用大剂量搜风剔络药，佐以泻肝胆之火。处方：息痛汤中的酸枣仁改为30g，加羚羊角粉0.3克（冲服），牡丹皮10g，栀子10g，大黄10g。水煎服，每日1剂。服5剂痛减大半，夜能安卧。复进10剂，病势大缓，饮食、生活基本恢复正常，黄苔已退，舌质转淡红，脉趋缓。上方去牡丹皮、栀子、大黄，加玄参、五味子、丹参以增柔肝养血之功。加减服用15剂，疼痛完全消失，至今未复发。

验方来源 山东中医杂志，1996，(12)

临证阐释 本方证属肝郁化火，肝火上攻头目，气血涌盛络脉所致诸症。肝火炽盛灼烁肝阴，肝血虚之体更易遭受寒邪侵袭而致面颊痛。方中白芷、细辛、蝉蜕、白蒺藜上行头面，祛风散邪；川芎、当归、白芍、生地之四物汤和酸枣仁、枸杞子养血柔肝敛阴；穿山甲、僵蚕、全蝎、蜈蚣搜风剔络镇痉，加马钱子1味，专治顽痹痼痛。全方共奏养血祛风震痉之效。

8. 川芎止痛汤

药物组成 川芎20～30g，荆芥10～12g，防风10～12g，全蝎10～12g，荜茇10～12g，蜈蚣2条，天麻10g，细辛3～6g。

加减运用 寒重型：以抽痛剧烈，遇冷即发，喜热喜烫，面肌紧缩，四末不温，舌淡苔白，脉迟紧为特点。方中加制附子20～30g（先煎1小时至无辣味,再纳余药)。热重型:以痛如火燎,或胀痛如裂,得凉痛减,遇热痛甚,渴欲冷饮,面红目赤,或牙龈红肿,便干溲黄,舌红苔黄,脉数有力为主。方中加生石膏20~30g,黄芩12g,黄连9g。便干者加大黄15g。瘀重型:以痛如锥刺,日久不愈,手揉搓痛处稍舒,面色晦暗,舌有瘀斑、瘀点,脉细涩为主者。方中加赤芍12~15g,丹参30g,五灵脂12g。阴虚型:以抽搐疼痛日久不愈,颧红烦热,失眠健忘,腰酸,急躁易怒,舌红少苔,脉细数为主。方中加生地、女贞子、龟板各15g,黄柏、知母各12g。

用药方法 水煎服,每日1剂,重者每日2剂。

适用病证 三叉神经痛(风寒挟瘀型)。症见偏侧头面痛,其痛暴发,痛势剧烈,或如刀割或如电击,局部抽搐,或左或右,连及齿目,寒温不适,痛不可近,触之痛甚,昼夜不宁。忽然痛止,一如常人,如此反复,数月不愈。舌苔薄白,脉弦。

病案举例 张某,女,41岁,自诉:右面颊部剧痛,痛连右目右上齿痛如电击,时发时止,昼夜不宁,寒温不适,曾服去痛片、注射安痛定、青霉素均无效,拔牙两个而痛未解,右颊因搓切而破溃。牙龈无红肿、无龋齿,舌苔薄白,脉微弦。诊断为三叉神经痛(第1、第2枝),拟用川芎止痛汤。药进3剂,其痛大减,又进6剂止痛。随访1年未复发。

验方来源 新中医,1984,(7)

临证阐释 本方证乃风邪内客于巅,瘀阻血脉所致。故治宜祛风通络止痛。方中重用川芎,取其祛风止痛,活血化瘀之效,荆芥、防风、细辛,以助祛风止痛之力,伍全蝎、蜈蚣、天麻,以成搜风通络之功。

9. 柔肝熄风通络汤

药物组成 白芍30~60g,全虫6~10g,川芎30g,蜈蚣1~3条,细辛3~5g,穿山甲6~10g,桃仁9~12g,甘草6~10g。

加减运用 胃火炽盛加生地15g,黄连8g,石膏40g,大黄6g(后下);肝阳偏旺加钩藤15g(后下),丹皮15g,龙胆草6g;遇风痛重加白芷12g,芥穗12g,僵虫10g;瘀血阻络加丹参15g,延胡索15g,当归12g;久痛甚重加制马钱子粉0.3g。

用药方法 每日1剂,水煎2次,早、晚各服1次,连服10日为1个疗程,停药2~3日开始下1个疗程。治疗期间避受风寒,忌食生

冷及辛辣刺激性食物,避免情绪激动。

适用病证 三叉神经痛(肝郁化火型)。症见头面部持续性疼痛,阵发性加剧,遇热痛甚,剧痛不能进食与睡眠,洗脸漱口触及则剧痛,口苦,大便干,舌尖红,苔黄略厚脉弦。

病案举例 王某,男,45岁,3年前大怒之下引起三叉神经痛,近2年呈持续性右侧头痛,每遇急躁而阵发性加剧,痛如锥刺,同侧面部肌肉抽搐,右眼流泪,嘴角流涎,每发作时常用手使劲按压或摩擦面部发痛点。就诊时症见:右侧头面部持续性疼痛,阵发性加剧,遇热痛甚,痛剧约3~5分钟,不能进食与睡眠,疼如锥刺刀割,洗脸漱口触及则疼剧,伴有胸胁胀疼,口苦,大便干,舌尖红,苔黄略厚,脉弦。辨证:肝郁化火,肝阴不足,胃热炽盛。治宜养血柔肝通络,佐解郁清热,兼治胃热。处方:白芍60g,全蝎10g,蜈蚣3条,川芎30g,细辛3g,桃仁10g,穿山甲6g,生地15g,黄连8g,石膏40g(先煎),大黄6g(后下),甘草10g。3剂药后,能正常饮食、睡眠、剧疼消失,再进3剂。三诊疼痛消失,未再发作,为巩固疗效,上方去大黄、石膏,再进3剂,1年后随访未再发作。

验方来源 河南中医,1994,(1)

临证阐释 本方证乃因情绪急躁或情感内伤肝郁化火,肝火上攻头目,气血涌盛脉络所致诸症。治宜养血柔肝通络。方中白芍味酸苦,性微寒,起到养血荣筋,缓急止痛,柔肝之功用;全虫、蜈蚣熄风止痉,通络止痛;川芎入肝胆二经,为治疗偏头痛之引经药,可载药上行;细辛辛温能散少阴经的风寒头痛;甘草和中缓急,调和诸药,通经脉,利气血,与白芍配伍增强缓急止痛之效;穿山甲咸寒入肝经,性腥走窜,专于行散,长于通达经络,对久痛入络之头痛最适宜;桃仁味苦甘性平,苦能通降导下,甘能和畅气血,甘苦结合,故有通络活血之功。诸药合用具在于用诸多活经通络、熄风之品除标邪之急,解除患者主要痛苦;以白芍为主,缓急止痛固本,标除本自复,使久疾获愈。

10. 川芎止痛汤

药物组成 川芎20~30g,荆芥10~12g,防风10~12g,全蝎10~12g,荜茇10~12g,蜈蚣2条,天麻10g,细辛3~6g。

用药方法 每日1剂,水煎服,重者每日2剂。

适应病证 三叉神经痛。

疗效观察 治疗110例,缓解56例,显效41例,有效7例,无效6例。

病案举例 张某,女,41岁,职工。1976年6月8日初诊。自述右面颊部剧痛,痛连右目右上齿,痛如电击,时发时止,昼夜不宁,寒温不适,曾服去痛片,注射安痛定、青霉素均无效,拔牙2个而痛未解,右颊因搓切而破溃。牙龈无红肿,无龋齿,舌苔薄白,脉微弦。诊断为三叉神经痛(第1、第2枝)拟用川芎止痛汤,药进3剂,其痛大减,又进6剂痛止。随访1年未复发。

验方来源 山西省临汾市人民医院蒋森. 新中医,1984,(7):24

11. 止痛汤

药物组成 麦冬25g,生地15g,玄参15g,白芷10g,当归10g,川芎10g,牛膝6g。

用药方法 每日1剂,水煎服。

适应病证 三叉神经痛。

疗效观察 治疗25例,近期治愈15例,显效8例,无效2例。

病案举例 孙某,男,56岁,干部。右侧面部及同侧上唇闪电样疼痛10余年,每年4～6月及11～12月频繁发作,于1980年11月15日就诊,诊断为三叉神经痛(第2枝)。处以止痛汤加珍珠母20g。服用4剂后疼痛减轻,发作次数减少。再予上方加全蝎15g,4剂后右侧面部只有轻微疼痛。此后连服上方12剂,面痛完全停止,随访1年未见复发。

验方来源 湖北省红安人民医院王金元. 中医杂志,1982,(1):55

12. 镇痛汤

药物组成 细辛12～18g,白芷12～18g,僵蚕12～18g,制半夏9～12g,知母9～12g,蝉蜕6g。

用药方法 水煎内服。

适应病证 特发性三叉神经痛。

疗效观察 治疗13例,缓解4例,显效5例,有效3例,无效1例。

病案举例 王某,男,54岁。1985年7月27日诊。左面部阵发性刀割样剧痛半年。10天来发作频繁,进食、洗脸和说话均易诱发,持续

1分钟左右,间隙短,左口角为扳机点。舌紫黯少苔,脉弦。处方:制半夏、僵蚕、细辛、白芷、丹参、赤芍各12g,知母、延胡索、陈皮各9g,蜈蚣2条,蝉蜕、炙甘草各6g。服毕3剂,痛势大减,发作次数减少,可稍进温食。原方加升麻6g,又进5剂,疼痛霍然而止。再服5剂巩固疗效。迄今未复发。

验方来源 甘肃中医学院附属医院门诊部朱久育. 四川中医,1988,(8):31

13. 马瑞寅曙光三叉神经痛方

药物组成 荆芥炭9g,生石决30g(先煎),延胡索15g(炒),白蒺藜9g,嫩钩藤12g(后下),白僵蚕9g,香白芷4.5g,炒蔓荆9g,陈皮4.5g,全蝎粉3g(吞)。

用药方法 每日1剂,水煎服,2次分服。全蝎研粉可装入胶囊内吞服,以减轻对胃的刺激。

适应病证 特发性三叉神经痛。

病案举例 黄某某,女,48岁。1976年3月曾患疱疹性角膜炎。1978年9月3日起突然左侧目眶部及鼻翼部抽痛,阵发性加剧,难以忍受。3天中多次服用安定、祛痛药无效。神经系统检查未发现明显阳性体征。9月6日来我科诊治,给服"曙光三叉神经痛方"3帖,痛即止,患者十分高兴。但2周后疼痛又发,再给予本方7帖,痛又止,愈后未再发。

验方来源 米一鹗. 首批国家级名老中医效验秘方精选. 北京:今日中国出版社,1999,216

临证阐释 本方是上海中医学院附属曙光医院治疗三叉神经痛的协定处方,多年来治疗大量患者有效。临床可以短期服用,治疗三叉神经痛的发作,也可常服,无特殊不良反应。方中荆芥炭治血中之风,用于三叉神经痛有效;白蒺藜、嫩钩藤、生石决、白僵蚕、全蝎粉,皆平肝熄风要药;炒蔓荆、香白芷祛风止痛;延胡索镇静止痛;陈皮保护胃气,以减少全蝎、白芷对胃的刺激。

第十四章 坐骨神经痛

坐骨神经痛是沿坐骨神经通路及其分布区的疼痛综合征。坐骨神经由 $L_4 \sim S_3$ 神经根组成,是全身最长、最粗的神经,经臀分布于整个下肢。本病多见于中老年男子,以单侧较多。起病急骤,首先感到下背部酸痛和腰部僵直感。或者在发病前数周,在走路和运动时,下肢有短暂的疼痛。以后逐步加重而发展为剧烈疼痛。疼痛由腰部、臀部或髋部开始,向下沿大腿后侧、腘窝、小腿外侧和足背扩散,在持续性疼痛的基础上有一阵阵加剧的烧灼样或者针刺样疼痛。夜间更严重。

根据病因分为原发性和继发性坐骨神经痛。原发性也称坐骨神经炎,原因不明,可因牙齿、鼻窦和扁桃体感染,经血流侵犯周围神经引起间质性神经炎;继发性是坐骨神经通路上病变或器官压迫所致。又分为根性和干性坐骨神经痛,分别指受压部位是在神经根还是在神经干。根性多见,主要是椎管内和脊椎病变,腰椎间盘突出最常见,其他如腰椎肥大性脊柱炎、腰骶硬脊膜神经根炎、脊柱结核、椎管狭窄、血管畸形、腰骶段椎管内肿瘤或蛛网膜炎等;干性多为腰骶丛和神经干邻近病变,如骶髂关节炎、结核或半脱位,以及腰大肌脓肿、盆腔肿瘤、子宫附件炎、妊娠子宫压迫、臀肌注射不当、臀部外伤和感染等。

辨证论治

坐骨神经痛属中医"痹症"范畴。指由于风、寒、湿、热等外邪侵袭人体,闭阻经络,气血运行不畅所导致的,以肌肉、筋骨、关节发生酸痛、麻木、重着、屈伸不利,甚或关节肿大灼热等为主要临床表现的病证。

痹症的发生主要是由于正气不足,感受风、寒、湿、热之邪所致。内因是痹症发生的基础。素体虚弱,正气不足,腠理不密,卫外不固,是引起痹症的内在因素。因其易受外邪侵袭,且在感受风、寒、湿、热之邪后,易使肌肉、关节、经络痹阻而形成痹症。

1. 寒湿证

症见为腰腿冷痛重着,转侧不利,逐渐加重,静卧疼痛不减,得温或热天则痛减。舌苔白腻,脉沉迟。治以散寒通络,祛风除湿。常用乌头汤(《金匮要略》)加减。由川乌、麻黄、芍药、黄芪、甘草组成。

2. 湿热证

症见腰腿疼痛,痛处有热感,雨季或暑天疼痛加重,伴烦热口渴、小便短赤。舌苔黄腻,脉濡数。治以清热通络,祛风除湿。常用白虎桂枝汤(《金匮要略》)加减。由知母、石膏、甘草、粳米、桂枝组成。

3. 肝肾亏虚证

症见腰膝酸软无力,隐痛,喜按喜揉,遇劳加重,卧则减轻。常反复发作,伴头晕耳鸣,面黑无光泽。舌淡苔薄,脉沉细无力。治以培补肝肾,舒筋止痛。常用补血荣筋丸(《杏苑》)或独活寄生汤(《备急千金要方》)加减。补血荣筋丸由肉苁蓉、牛膝、天麻、木瓜、鹿茸、熟地黄、菟丝子、五味子组成;独活寄生汤由独活、桑寄生、秦艽、防风、细辛、当归、芍药、川芎、干地黄、杜仲、牛膝、人参、茯苓、甘草、桂心组成。

◆ 验方妙用

1. 乌附汤

药物组成 制川乌10g,乌附片10g,北细辛10g,嫩桂枝10g,淡干姜10g,制马钱子1g,淡全蝎1g。

用药方法 前5味宽水慢煎,去渣取汁;后2味研末装入空心胶囊,分做2次,用所煎药汁送服,每日1剂。

适用病证 坐骨神经痛。

病案举例 张某,女,48岁,工人。1976年11月20日车送就诊,诉左下肢如履冰霜,痛若锥刺,逢寒更剧,热熨痛减,昼轻夜重,历时3天。舌淡苔润,脉迟。证属寒凝血滞,经脉闭阻之坐骨神经痛。治用温经散寒,活络通痹,服本方6剂,诸症悉除,随访9年,未见复发。

验方来源 湖南省隆回县中医院刘炳森.湖南中医学院报,1986,

(1):40

2. 活络祛寒汤

药物组成 生黄芪 25～50g,鸡血藤 25～50g,桂枝 10～15g,干姜 5～10g,生白芍 25g,当归 20g,丹参 20g,乳香 15g,没药 15g,牛膝 15g,木瓜 15g,甘草 15g。

用药方法 水煎服,症状重者每日服 3 次,轻者每日服 2 次。

适用病证 坐骨神经痛。

疗效观察 治疗 100 例,痊愈 53 例,显效 23 例,有效 15 例,无效 9 例,总有效率 91%。

验方来源 李玉轩.吉林中医药.1983,(5):26

3. 蠲痛汤

药物组成 熟地 15～30g,鸡血藤 15～30g,川续断 10～15g,川独活 10～15g,威灵仙 10～15g,鹿衔草 10～15g,全当归 10～15g,川牛膝 10～15g,生甘草 10～15g,金狗脊 10～30g,炒白芍 15～60g。

用药方法 水煎服,每日 1 剂。

适用病证 坐骨神经痛。

病案举例 余某,男,42 岁,干部。1972 年 7 月 12 日初诊。患者 3 天前因劳动汗出用冷水淋浴,当晚即腰背部不适。继之疼痛自臀部沿右侧大腿、小腿后侧放射,呈持续性灼热样疼痛,不能行走。诊为坐骨神经痛。服西药后作用不明显,故来我院就诊。检查:右侧肾俞、环跳穴压痛(＋),直腿抬高试验(＋),跟腱反射减弱。脉滑数,苔黄腻。证属风湿热痹。治宜祛风除湿、清热通络。本方加减服用 5 剂后诸症消失,步履正常。直腿抬高阴性,跟腱反射恢复正常。随访 2 年未复发。

验方来源 江西省景德镇市中医院万良政.陕西中医,1988,9(10):448

4. 穿石通痹汤

药物组成 穿山龙 30g,丹参 30g,薏苡仁 30g,石钻风 15g,延胡索 15g,黄芪 18g,熟地 18g,当归 10g,地龙 10g,川牛膝 10g,炙甘草 10g,赤芍 15～30g,白芍 15～30g。

适用病证 坐骨神经痛。

疗效观察 治疗115例,痊愈83例,占72.17%,显效13例,占11.3%,好转11例,占9.57%,无效8例,占6.96%。

验方来源 江西省会昌县中医院李建平．江苏中医,1988,(12):47

5. 加味四物汤

药物组成 白芍15～20g,当归15～25g,川芎10～15g,熟地15～20g,蜈蚣2～3条,乌蛇10～25g,穿山甲15～25g。

加减运用 痛痹加附子10～15g,肉桂10～25g;着痹加茯苓15～25g,薏苡仁15～20g,苍术10～15g。

用药方法 每日1剂,水煎服。

适用病证 坐骨神经痛之肝经湿热型之腰腿疼痛,疼痛沿下肢后外侧放射,屈伸不利,行走不便,面部烘热,口燥。

病案举例 曲某,男,58岁。患者左侧腰腿痛10余年,诊断为腰椎骨质增生、坐骨神经痛,长期间歇性服用骨质增生丸、大活络丹、再造丸等,以及针灸和理疗,病情时发时缓。于诊前20天因天气变化,症状复发,疼痛剧烈,屈伸不利,不能行走,遇寒剧痛,得热则减。查体:舌质紫黯,苔白,脉沉弦紧。中医诊断:痛痹(坐骨神经痛)。治则:养血活血,散寒通络。处方:当归25g,熟地20g,川芎20g,赤芍20g,附子10g,肉桂25g,蜈蚣2条,乌蛇25g,穿山甲10g。每日1剂,水煎2次,早、晚服。6剂后疼痛显著减轻,能下地行走,12剂后疼痛缓解。巩固治疗1疗程后上班工作。1年后随访无复发。

验方来源 吉林中医药,1991,(5)

临证阐释 本方证乃由正虚的基础上复感受风、寒、湿所致。其病位在筋络,筋乃肝所主,肝藏血,以生血气。筋脉赖肝之血气滋养,才能屈伸自如,不为外邪所侵,肝之气血亏虚,筋脉失其煦养而空虚,易为风、寒、湿、热之邪乘虚侵入,留滞筋络,致血气失和。风、寒、湿与血相搏,而痹阻于筋,出现肢体筋络挛急拘痛、放散、或牵引性疼痛,屈伸不能,活动受限。治宜养血祛风,化湿通络。方中白芍、川芎、当归、熟地为四物汤具有养血活血之功,补血而不滞,行血而不破,补中有散,散中有收,可使筋脉得养,正气得扶,加蜈蚣、乌蛇、穿山甲等虫类药,搜风通络止痛。按证加味之药各祛其邪。故其奏血气和调,筋脉通利,邪祛正安,病体康复之效。

6. 芍甘五藤汤

药物组成 白芍药 30g,海风藤 30g,宽筋藤 30g,络石藤 30g,鸡血藤 30g,石楠藤 30g,威灵仙 20g,入地金牛 15g,延胡索 15g,甘草 12g。

加减运用 腰痛加桑寄生 30g,杜仲 15g,骨碎补 15g;下肢疼痛甚者而又偏寒加川木瓜 15g,制川乌 6g(先煎);如风湿热痛加桑枝 30g,薏苡仁 30g,黄柏 15g。

用药方法 浓煎成 300ml 药液,每日 1 剂,分 2 次空腹温服。药渣复煎外洗患肢 1 次。

适用病证 坐骨神经痛(寒湿凝络型)。症见下肢腰胯持续性钝痛,并向大腿后侧,小腿外侧及足背外侧放射,受寒加剧,得热痛缓,活动受限,夜间加重,发作性疼痛呈烧灼,刀刺样。舌质淡,苔薄白,脉弦紧。

病案举例 张某,男,60 岁,因腰部及左下肢疼痛 200 多天入院。既往有腰痛史,否认外伤及风湿关节炎史。患者左下肢持续性钝痛,阵发性加剧,疼痛从左腰部及臀部沿大腿后侧、小腿后外侧向足背部放射,活动多及夜间安静时痛甚,彻夜难眠,左下肢活动障碍,站立时以右下肢着力,腰椎侧弯,拉塞格征阳性<70°,西卡征阳性,左膝反射减弱,左大腿肌围径比右大腿肌围径小 0.5cm,未引出病理性神经反射。血沉、抗"O"正常。腰椎正侧位 X 线摄片示第 3、第 4 腰椎唇样骨质增生。舌淡红,苔薄白,脉细弦,尺脉弱。诊为坐骨神经痛(根性)。证属肝肾两虚,阴血不足,外受风寒湿邪,致筋脉失养,寒湿血瘀阻滞经络治以补益肝肾,散寒除湿,通络止痛。处方:白芍药、石楠藤、宽筋藤、鸡血藤、络石藤、桑寄生各 30g,骨碎补 18g,制川乌 6g(先煎),威灵仙 20g,杜仲、入地金牛、延胡索各 15g,甘草 12g。7 剂,每日 1 剂,浓煎至 300ml,分 2 次服,药渣复煎外洗患肢。药后疼痛减轻,夜间能安睡,再照上方加丹参 20g,牛膝 12g。7 剂后腰腿痛基本消失,惟左大腿肌肉仍有萎缩,再照上方加黄芪 20g,当归 10g。调理 10 剂,双大腿基本对称,诸症消失,功能活动正常出院。随访 3 年未复发。

验方来源 新中医,1994,(12)

临证阐释 本方证乃阴血不足,外受风寒湿邪,致筋脉失养,寒湿

血瘀阻滞经络。治宜散寒除湿，通络止痛。方中白芍药味酸苦，性微寒，有养血和阴，平肝止痛作用。甘草性味甘平，有补脾益气，调和诸药和缓急止痛作用。宽筋藤、海风藤、石楠藤、络石藤、鸡血藤之藤类药，都有祛风湿，舒筋活络的作用，性味均平和，鸡血藤还有补血和血作用。威灵仙性味辛温，能祛风湿，通络止痛走十二经。入地金牛有祛风消肿止痛作用。全方有祛风活络、镇静止痛作用。

7. 加减独活寄生汤

药物组成 独活12g，寄生6g，牛膝6g，川芎10g，细辛3g，白芍6g，当归6g，防风9g，茯苓9g，甘草6g，杜仲6g，秦艽6g，肉桂心3g，人参6g，干地黄6g。

加减运用 肾虚加仙灵脾；痛剧，拘挛不得屈伸，重用川芎、白芍，并酌加川乌、全蝎，麻木不仁加鸡血藤；重着沉困加防己；热盛可去或少用细辛、肉桂心；寒盛可加附子；体壮之人可减去地黄、人参。

用药方法 每日1剂，水煎分2次服，9天为1个疗程，疗程中间隔2～4天。

适用病证 坐骨神经痛（肝肾不足型）。症见有损伤或受凉病史，具有沿坐骨神经通路及其分布向大腿后侧、小腿外侧及足背外侧放散的阵发性或持续性疼痛，畏寒喜温，肢体屈伸不利或麻木不仁，心悸气短，舌淡，苔白，脉细。

病案举例 梁某，男，44岁。主诉：左下肢疼痛麻木8月余，加重5天，每遇阴冷天加重，以左下肢后外侧疼痛麻木感觉明显，曾行以针灸按摩等治疗后稍好转。近5日以来，因步行较久感左下肢疼痛剧烈、行走困难而来求治。刻下：神清，表情痛苦，左肢呈蜷曲位，不敢活动，动则痛剧，左臀纹正中及腘窝正中明显压痛，直腿抬高试验左（+），右（-）。左下肢小腿外侧皮肤感觉稍钝，舌淡，苔薄白，脉弦。诊为坐骨神经痛（风寒湿邪阻滞经脉，气血运行不畅）。治宜祛风散寒利湿，宣痹止痛。方药：独活12g，寄生6g，牛膝6g，川芎10g，细辛3g，鸡血藤6g，白芍6g，当归6g，防风9g，茯苓9g，甘草6g，水煎200ml，每日2次口服，服6剂后痛减，麻木稍有减轻，又连服6剂而告愈。随访1年无复发。

验方来源 备急千金要方。

临证阐释 本方证乃风寒湿邪时久不愈,损伤肝肾,耗伤气血之证。治宜祛风湿,止痹痛,益肝肾,补气血。方中独活辛苦微温,长于祛下焦风寒湿邪,止痛。防风、秦艽祛风胜湿;肉桂温里祛寒,通利血脉;细辛辛温发散,祛寒止痛;寄生、牛膝、杜仲补益肝肾,强筋健骨;当归、芍药、川芎、地黄养血活血,人参、茯苓、甘草补气健脾,扶助元气;甘草调和诸药。

8. 黄芪桂枝乌头汤

药物组成 黄芪30～60g,桂枝10g,白芍21g,制川乌6～12g(先煎),制草乌6～12g(先煎),五加皮15g,川断15g,川牛膝12g,当归12g,威灵仙15g,甘草6g,生姜3片,大枣4枚。

加减运用 气虚明显者重用黄芪;血虚者重用当归、白芍;阳虚者加附子;肾虚者重用川断、五加皮、杜仲;局部发冷、疼痛剧烈者重用川乌、草乌;拘挛掣痛屈伸不利者重用白芍、甘草,加川木瓜;下肢沉困重、酸痛不适,湿邪明显者加防己、川羌;病程日久,顽痛不已者加全虫、蜈蚣、䗪虫;局部麻木者重用当归加鸡血藤。

用药方法 每日1剂,水煎服,分2次服。

适用病证 坐骨神经痛(气血不足型)。症见下肢腰胯持续性放射样疼痛,劳累或夜间疼痛加剧,筋脉拘急,屈伸受限,面黄少华,短气自汗,食少便溏。舌淡,苔白,脉细弱无力。

病案举例 郭某,女,26岁。主诉:右侧腰臀部及下肢挛急疼痛2个多月。近1个月来呈持续性加重。自述于产后3天到室外活动。回屋后感腰背部困凉不适,当晚出现右侧腰臀部及大腿后侧、小腿外侧疼痛,难以伸屈,局部发凉。体检:体质消瘦,面色萎黄,表情痛苦。不能站立、行走,需2人架扶。腰部强直,活动受限,动则痛剧。右小腿外侧皮肤感觉稍迟钝,跟腱反射明显减弱,直腿抬高及背屈试验阳性,椎旁、臀腘窝及腓肠肌明显压痛。四肢稍凉,舌质淡,苔白,脉象弦细。辨证:产后气血暴虚,风寒之邪侵袭,客于筋脉,凝闭气血,故疼痛剧烈,局部发凉。气虚阳弱,加之寒邪侵袭,阳气更伤,四肢失煦,故四肢发凉。气血虚弱,故见面黄体瘦,舌淡苔白,脉弦细等症,细则血虚,弦乃寒滞疼痛之征。四诊合参,诊为气血亏虚,寒滞经脉所致之痹证。诊断:痛痹(坐骨神经痛)。处方:黄芪60g,桂枝12g,白芍24g,制附片7g,制川乌 9g(先煎),制草乌 9g(先煎),五加皮 15g,川断 15g,当归 15g,川牛膝 12g,威灵仙 15g,甘草 6g,生姜 3 片,大枣 4 枚。水煎服,每日 1 剂。

复诊:上方 3 剂后,疼痛减轻,可持杖近距离跛行,局部仍有凉感,上方附子用 9g,继服 5 剂。三诊:疼痛大减,可离杖行走 500 多米路,凉感消失,惟活动后腰臂部有酸困感,效不更方,再进 5 剂。四诊:疼痛消失,腰部活动自如,独自骑自行车来诊。仍以前方减川乌、草乌各 7g,3 剂,巩固疗效。追访 22 个月,一直未复发。

验方来源 河南中医.1984,(1)

临证阐释 本方证乃气血不足,腠理不密,以至外邪易于入侵;留滞经络,气血阻滞,不荣则痛,不通亦痛。治宜调补气血,祛邪通络。方中黄芪、桂枝益气温经通阳,当归、白芍养血柔肝,川乌、草乌合威灵仙温经散寒,搜风湿,定剧痛、川断、五加皮强腰膝壮筋骨,祛风除湿,川牛膝活血祛瘀,引血下行,以通利筋脉,且能引药向下,直达病所,白芍配甘草柔肝化阴,濡润筋脉,缓急止痛,且甘草能缓其川乌、草乌之毒性,生姜、大枣和营卫而调中,诸药合用,攻补兼施,相得益彰,祛邪而伤正,扶正而无留邪之弊,共奏益气养血,散寒定痛,祛风除湿,通利筋脉之效。

9. 细辛乌头汤

药物组成 细辛 10~15g,麻黄 6~10g,制川草乌 10g(以上药先煎 1 小时),白芍 10g,当归 10g,牛膝 10g,木瓜 10g,黄芪 20g,甘草 5g。

加减运用 风邪偏胜加蜈蚣、全蝎;寒邪偏胜加制附子;湿邪偏胜加薏苡仁、晚蚕砂;疼痛甚加乳香、没药;兼有腰痛加杜仲、狗脊;体虚加党参、白术。

用药方法 水煎服,煎药时间必须超过 1 小时,每日 1 剂,早、晚各服 1 次。服药期间停服其他用药。

适用病证 坐骨神经痛(风寒型)。症见畏寒肢冷,遇阴寒天疼痛加剧,腰髋部有冷感,舌淡苔白,脉沉细。

疗效观察 用此方治疗坐骨神经痛 52 例,其中男 38 例,女 14 例;年龄最小 25 岁,最大 64 岁;病程最短 10 天,最长 3 年;疗程最短 7 天,最长 32 天。经治疗后疼痛消失,步履如常者 41 例;疼痛明显减轻,行走基本如常者 7 例;疼痛有所减轻,能下地或拄杖行走者 3 例,病情无改变。总有效率为 98.1%。

验方来源 辽宁中医杂志,1995,(7)

临证阐释 本方证乃外邪入侵,风寒入侵;气血为寒邪所阻,不通则痛。治宜祛风散寒,活血通络。方中重用细辛、麻黄、制川草乌之辛温之品,祛风散寒,胜湿止痛;木瓜甘苦,祛风通络和营;黄芪、当归、白芍等甘平之品,益气养血行血,气行则血行,血行风自灭;牛膝苦酸平,引药下行;甘草甘平,既能解细辛、乌头之毒,又能缓和两药之烈性。全方共奏祛风散寒化湿、活血通络止痛之效。

10. 四生丸

药物组成 僵蚕 10g,白附子 9g,草乌 9g,地龙 15g,五灵脂 15g。

加减运用 腰髋部疼痛,经大腿后侧,腘部,小腿外侧,放射至蹠部,患肢冷痛,遇风冷加重,得热则舒。舌淡苔白,脉象沉迟。原方加桂枝 10g,川乌 9g。疼痛从臀部向下肢放射,腰及双下肢酸软无力,舌红苔白,脉象沉细。原方加淫羊藿 15g,巴戟天、补骨脂、金毛狗脊各 10g。腰髋部疼痛并向下肢放射,心悸气短,下肢倦怠无力,舌淡苔薄白,脉细弱。原方加黄芪、党参、白术各 10g。下肢呈放射样疼痛,患肢沉重,行走不利,舌质黯红,苔白腻,脉沉滑。原方加薏苡仁 30g,黄柏、苍术各 9g。患肢疼痛从臀部向下放射,肢体灼热,舌红苔黄,脉象滑数,原方加知母 10g,石膏 30g,忍冬藤 10g。

用药方法 水煎服,每日 2 次服。

适用病证 坐骨神经痛(风寒湿邪痹阻型)。症见下肢呈放射样疼痛,游走不定,舌红,苔白腻,脉弦紧。

病案举例 王某,男,40 岁。患者于 3 个月前因居住潮湿兼受风冷,以致腰髋疼痛。左下肢痛,自臀部沿大腿后侧、腘部、小腿外侧、放射至足跖部。下肢冷痛,遇风冷加重,得热则舒。患者曾用激素类药,抗风湿治疗无好转。X 线腰椎正侧位提示:第 3 腰椎锥体前上缘塌陷缺损,局部可有钩刺状骨质增生。舌淡苔白,脉象沉涩。中医诊断:痹症。西医诊断:坐骨神经痛,腰椎陈旧性骨折。证属风寒湿痹。治宜祛风胜湿,活血通络。方用四生丸加减:僵蚕 15g,草乌 9g,地龙 15g,五灵脂 15g,桂枝 10g,川乌 9g,当归 15g,炒桃仁 10g,红花 12g,牛膝 12g,杜仲 12g,细辛 3g,甘草 6g,水煎服。二诊:服上方后,下肢仍感疼痛,从臀部向下肢放射,活动后加重,舌质红,苔薄白,脉弦涩,原方加制乳香、制没药各 10g。三诊:下肢疼痛,沉重感,纳差食少,舌红苔黄腻,脉弦滑。原方加薏苡仁 30g,黄柏、苍术各 9g。四诊:腰髋部及左下肢酸软疼痛,舌红苔薄白,脉沉细,原方加淫羊藿 15g,巴戟天、补骨脂各 9g。五诊:腰髋部及下肢疼痛消失,惟感心悸气短,四肢乏力,纳差食少,舌淡苔薄白,脉细弱。原方加黄芪 15g,党参 10g,又连服 30 剂善后。随访半年未复发。

验方来源 妇人大全良方。

临证阐释 本方证多因风寒湿邪侵袭,气血经络痹阻所致。治宜祛风散寒、活血通络。方中僵蚕祛风化痰通络;白附子逐寒祛风;草乌祛风胜湿,宣痹止痛;地龙清热通络;五灵脂活血化瘀止痛。全方具有温经活血,祛风活络之效。

第十五章 多发性神经炎

多发性神经炎又称多发性神经病，是指表现为四肢远端对称性末梢型感觉障碍、下运动神经元瘫痪及自主神经功能障碍的综合征。

本病发生于任何年龄，表现可因病因而异，呈急性、亚急性和慢性经过，多数经数周至数月进展病程，进展由肢体远端向近端，缓解由近端向远端。可见复发病例。其共同特点是：肢体远端对称性感觉、运动和自主神经障碍。

引起多发性神经炎的原因很多，主要有：①毒物：包括重金属和化学品；②营养缺乏与代谢障碍；③感染性疾病；④预防接种后神经炎；⑤胶原疾病；⑥与遗传有关的多发性神经炎；⑦原因不明的多发性神经炎。其病理改变基本上表现为轴索变性和节段性脱髓鞘，周围神经远端明显。轴索变性由远端向近端发展，表现为逆死性神经病。

多发性神经炎表现为四肢远端重的迟缓性瘫痪时属中医"痿证"范畴。如果运动症状不明显而以疼痛、自主神经症状最突出，或仅表现为对称性的手套-袜套性感觉减退，则属中医"痹症"和"麻木"范畴。

辨证论治

中医学认为，本病是由于久居湿地，淋雨，感受湿邪，湿留不去，郁久化热，湿热侵淫阳明，脾胃受纳功能失常，津液气血之源不足而致筋脉迟缓，肢体瘫痪，即古人所说"阳明无热不成痿"。由于寒温之邪侵袭经络，寒伤营血，湿伤肌肉，气血运行受阻而出现肢体远端疼痛且肿，肌肤麻木不仁。《内经》说："寒气胜者为痛痹，湿气胜者为着痹"。由于营卫亏虚或瘀血寒湿等，都可以形成肢体麻木不仁，出现对称性手套-袜套型感觉减退或异常,手或足力弱,即《内经》所说:"荣气虚则不仁,卫气虚则不用"。

1. 寒湿侵袭,气血瘀阻

症见手或足麻木,疼痛汗出,对称性的手套-袜套型感觉减退,肢冷,手或足无力,甚至四肢无力,四肢末端皮肤变嫩,红紫且肿,纳呆便溏,舌质淡,苔白腻,脉濡或紧。治以散寒除湿,理气活血。常用川芎茯苓汤(《准绳·类方》)加减。由赤茯苓、桑白皮、防风、苍术、麻黄、芍药、当归、官桂、川芎、甘草组成。

2. 湿热浸淫

症见筋脉弛缓,肢体远端不完全性瘫痪,麻木不仁(手套-袜套型感觉减退或异常),手足肿胀出汗,倦怠无力,腹胀便溏,小便短赤,苔黄腻,脉沉软而数。治以清热利湿,活血通络。常用二妙散(《丹溪心法》)加减。由黄柏、苍术组成。

3. 营卫亏虚

症见四肢无力,远端较重,麻木不仁,手足肿胀,出汗苍白,心悸气短,头晕眼花,舌质淡,苔薄白或薄黄,脉细或细数。治以益气养血。常用十全大补汤(《和剂局方》)加减。由熟地黄、白芍、当归、川芎、人参、白术、茯苓、甘草、黄芪、肉桂组成。

4. 瘀血凝滞

症见肢端疼痛,不能入睡,怕盖棉被,麻木不仁,手足无力,肿胀汗出,皮肤色黯或有瘀斑,苔薄,脉紧涩。治以活血通络。常用身痛逐瘀汤(《医林改错》)加减。由秦艽、川芎、桃仁、红花、甘草、羌活、没药、香附、五灵脂、牛膝、地龙、当归组成。

5. 血虚筋脉失养

症见手或足麻木,蚁走感,刺痛灼热,肢体远端无力,筋脉迟缓,肢体远端皮肤干燥、发凉、苍白或青紫,汗少或多汗,苔薄黄或薄白,脉弦或弦细。治以养血,祛风,通络。常用四物汤(《和剂局方》)加减。由当归、白芍、熟地黄、川芎组成。

验方妙用

1. 加味左归汤

药物组成 熟地20g,山药20g,寄生20g,川断20g,山茱萸15g,菟丝子15g,枸杞子15g,牛膝15g,杜仲15g,威灵仙15g,秦艽15g,当归15g,川芎10g。

加减运用 肝肾亏虚者去当归、川芎,加知母10g,龟板15g;脾胃虚弱者去熟地、山茱萸,加党参、黄芪各20g,茯苓25g。

用药方法 水煎服,每日1剂,早、晚各1次。

适用病证 多发神经炎(肝肾亏虚型)。肢体远端痿软,不能久立久行,头晕目眩,耳鸣,腰脊酸软,舌质红,脉细数。

病案举例 刘某,男,48岁,主诉:4个月前无明显诱因,逐渐出现四肢远端麻木无力,以双下肢为重,不能远行。既往嗜酒,曾诊断为多发性神经炎,口服维生素无效。查体:四肢远端肌力减退,双手握力及双足背屈能力减弱;双手及双足皮肤粗糙,双肘、膝以下10cm处起至四肢末端痛觉减退,呈手套、袜套状感觉障碍;四肢腱反射减弱,病理反射未引出。中医检查:面色萎黄,短气懒言,食少便溏,舌淡苔薄白,脉细弱。诊断:多发性神经炎。治疗:党参、黄芪、山药、寄生、川断各20g,茯苓25g,菟丝子、枸杞子、牛膝、灵仙、秦艽、当归、杜仲各15克,川芎10g。5剂,每日1剂,水煎服,早、晚各1剂。根据患者要求,予以针刺治疗。取穴双侧:曲池、外关、合谷、足三里、三阴交、解溪,毫针针刺,留针20分钟,每日1次。二诊自觉四肢有力,可连续行走近100m而不知倦。三诊时见四肢活动有力,手足皮肤粗糙有所改善,痛觉障碍限于双腕、踝以下;可步行数百米。如法治疗,前后共服药25天,四肢麻木无力、痛觉障碍及皮肤粗糙均恢复正常而痊愈。

验方来源 中医药学报,1993,(6)

临证阐释 本方乃由肾阴亏损,精髓不充所致肌肤不仁,四肢麻痹。方中熟地滋肾填精,以填真阴;山药补脾益阴,滋肾固精;山茱萸养肝滋肾,涩精敛汗;续断补益肝肾;菟丝子、牛膝、寄生、杜仲益肝肾,强腰膝,健筋骨;枸杞子补肾益精,当归养血和血;枸杞子补肾益精,养肝明目;威灵仙、秦艽通络止痛。

2. 加味三妙汤

药物组成 苍术10g,怀牛膝10g,茯苓10g,车前子10g,黄柏5g,法半夏5g,薏苡仁30g,藿香30g,金银花15g,泽泻15g。

加减运用 肢体疼痛者,加安痛藤、延胡索各15g;呼吸困难,咳嗽吐痰者,加杏仁、桔梗各10g,川贝5g;大便干燥者,加大黄10g(后下);后期舌红少苔口渴者,加玄参、麦冬各15g。吞咽困难者,采取鼻饲,必要时静脉补液,注意水、电解质平衡,补充维生素 B_1、维生素 B_{12}、维生素C;部分病例加用兰他敏、三磷酸腺苷、辅酶A等。危重病例短期应用激素3~7天;严重呼吸肌麻痹,病情危重者,及时做气管切开。

用药方法 水煎服,每日1剂,每日2次口服。

适用病证 感染性多发性神经根炎(湿热型)。症见瘫痪或兼麻木,肢体灼热,得凉稍舒,身热不扬,伴脘闷纳呆,泛恶欲吐,女子带下,或肌肤瘙痒,足跗微肿,口干苦而黏,小便赤涩热痛,舌红,苔黄腻,脉濡数或滑数。

病案举例 易某,女,13岁。突起双下肢乏力,行走困难,继双上肢无力。入院查体:体温37℃,脉搏88/min,呼吸18/min,血压100/60mmHg。慢性病容,神清,四肢可以移动,肌力Ⅰ~Ⅲ级,双腕下垂,手不能握物,双下肢不能站立,不能屈伸,双大腿外侧轻压痛,双膝反射消失,四肢痛觉、触觉、温觉存在。血色素11g,白细胞6800,中性75,淋巴25。脑脊液常规:蛋白(++),细胞总数$14×10^9$/L,白细胞$8×10^9$/L,红细胞$4×10^9$/L,糖750mg。西医诊断:感染性多发性神经根炎。舌质红,苔黄厚腻,脉象濡数。证属湿热成痿,治宜清热祛湿法,三妙丸加减:苍术、淮牛膝、茯苓、车前子各10g,黄柏、法半夏各5g,薏苡仁、藿香各30g,金银花、泽泻、安痛藤、延胡索各15g。维生素 B_1、维生素C内服。3剂后。患儿双大腿痛止,能扶壁行走10多步,食纳增多。原方去安痛藤、延胡索,继服6剂,患儿下肢能行走,但感无力,手能拿碗筷吃饭。守方继服4剂,手足功能完全恢复正常,舌苔变薄白,脉缓,步行出院。

验方来源 浙江中医杂志,1988,(2)

临证阐释 本方证乃外感湿热病邪,湿热浸淫筋脉,致四肢迟缓不用;湿热郁阻,络脉壅塞,气血不能达于肢端而四肢麻木。治宜清热利湿，和营通络。方中黄柏苦寒，清热燥湿，善祛下焦湿热；苍术燥湿健脾，使湿邪祛而不再生；牛膝味苦，除湿痹痿；木通、车前子、茯苓、泽泻、薏苡仁利湿；藿香、法半夏芳香化浊，燥湿止呕；金银花清热解毒。全方共奏清热燥湿利湿之效。

第十六章 头痛

头痛是临床常见的症状,通常指局限于头颅上半部,包括眉弓、耳轮上缘和枕外隆突连线以上的疼痛。头痛的发病机制十分复杂,原因颇多,涉及各种颅内病变(如脑肿瘤、脑出血、脑膜炎等)、功能性或精神性疾病(如紧张性头痛)、全身性疾病(如发热、癫痫大发作后、鼻窦炎、弱视或屈光不正)等。

产生头痛的主要机制有:①颅内外动脉的扩张(血管性头痛);②颅内痛觉敏感组织被牵引或移位(牵引性头痛);③颅内外感觉敏感组织发生炎症(例如脑膜刺激性头痛);④颅外肌肉的收缩(紧张性或肌收缩性头痛);⑤传导痛觉的颅神经和颈神经直接受损或发生炎症(神经炎性头痛);⑥五官病变疼痛的扩散(牵涉性头痛)等。在发生上述头痛过程中有致痛的神经介质参与,如 P 物质、神经激肽 A、5-羟色胺(5-HT)、降钙素基因相关肽(CGRP)、血管活性肠肽(VIP)和前列腺素(PGE)等。此外,精神因素也可引起头痛,可能与疼痛耐受阈值的降低有关。与任何疼痛一样,疼痛的严重程度也因人而异,同一患者的头痛也可因当时的身体和精神状况不同而有所不同。此外,一些疾病中的头痛,其产生机制也常非单一因素引起。如,高血压性头痛既有与血压直接有关的血管性头痛,也有与情绪紧张有关的肌收缩性头痛,而血压恢复正常后,后者并能得到缓解。

头痛的原因可归纳为下列 4 类:

一、颅内病变引起的头痛

疼痛多较剧烈,多为深部的胀痛、炸裂样痛,常不同程度地伴有呕吐、神经系统损害体征、抽搐、意识障碍、精神异常以至生命体征的改变。

(一)脑膜脑炎

属脑膜刺激性头痛,颈项部也多疼痛,有脑膜刺激征。起病多较急骤,并有发热和脑脊液的阳性所见。

(二)脑血管病

(1)出血性脑血管病:脑出血多有剧烈头痛,但不以头痛就诊。以头痛为主诉者为蛛网膜下腔出血,常因无偏瘫等神经系统局限体征,而被漏诊。本病多在用力或情绪激动后突发剧烈头痛、呕吐,也具有脑膜刺激性头痛特点。病因多为先天性动脉瘤、动静脉畸形和脑动脉硬化。血性陈旧出血性脑脊液可以确诊。

(2)缺血性脑血管病:脑血栓一般甚少头痛,但椎-基底动脉短暂缺血发作性头痛并不少见,以下诸症可作为诊断依据:①头痛可因头位转动或直立位时诱发;②头痛前后或同时多伴有其他脑干短暂性缺血症状,以眩晕最多见,其他可有闪辉暗点、黑蒙、复视、口面麻木、耳内疼痛、视物变形等;③可有轻微的脑干损害体征,如眼球震颤(患者头后仰转颈,使一侧椎动脉受压后更易出现)、一侧角膜反射或(和)咽反射的迟钝或消失、平衡障碍或阳性病理反射等;④有明确病因,如脑动脉硬化、糖尿病、冠心病以及颈椎的增生、外伤或畸形等;⑤脑血流图(头后仰转颈后波幅下降达30%以上)、颅外段椎动脉多普勒超声检查(管径狭窄或/和血流量降低)、眼震电图(转颈后出现眼震)等实验室检查阳性。缺血性脑血管病产生头痛的机制,可能因颅内供血不足,颅外血管代偿性扩张所致,因此,也具有血管性头痛特点。

(3)脑动脉硬化:系因脑部缺氧引起。头痛多伴神经衰弱表现,有高血压者则有高血压头痛特点,并有轻微神经系统损害体征,眼底和心脏等有动脉硬化征象及血脂增高等。

(4)高血压脑病:高血压患者如血压骤升而致脑部小动脉痉挛发生急性脑水肿时,可因急性颅内压增高而产生剧烈头痛,眼底可见视网膜动脉痉挛、出血、渗出等。多见于尿毒症和子痫等。

第十六章　头　痛

(三) 颅内肿物及颅内压增高

包括脑瘤、脑脓肿、颅内血肿、囊肿(蛛网膜炎)、脑寄生虫等。一方面，肿物本身对颅内疼痛敏感组织的压迫、推移，可引起局部及邻近部位的头痛(牵引性头痛)，如垂体瘤可产生双颞或眼球后胀痛，头痛呈进行性加重，并有神经系统局限体征；另一方面，80%的肿物患者有颅内压增高，全头部呈现胀痛、炸裂痛，缓慢发生者早期仅在晨起后发生(因平卧一夜后脑静脉郁血，颅内压更加增高)，以后逐渐为持续性痛，在咳嗽、用力后因颅压突增，头痛加重，并有呕吐、视乳头水肿、视网膜出血、精神症状、癫痫等。

(四) 低颅压综合征

多发生于腰椎穿刺、颅脑损伤、手术或脑膜脑炎等之后以及严重脱水等情况下，侧卧位腰穿脑脊液压力在 $0.59\sim0.78$ kPa($70\sim80$ mmH_2O)以下，或完全不能流出。起坐后突发剧烈头痛，常伴恶心、呕吐，系因此时颅内压进一步下降，颅内疼痛敏感组织失去了脑脊液的托持而受到牵拉所致，故也属于牵引性头痛。平卧后头痛即迅速缓解。偶或有徐脉和血压升高。

(五) 癫痫性头痛

多见于青少年及儿童，头痛呈剧烈搏动性痛或炸裂痛，发作和终止均较突然，为时数秒至数十分钟，偶可长达 1 天，发作频率不等。可伴有恶心、呕吐、眩晕、流涕、流泪、腹痛、意识障碍或恐怖不安等。脑电图检查特别在发作时常有癫痫波形，也可有其他类型的癫痫发作史、癫痫家族史和有关的病因史，服用抗癫痫药物可控制发作。可能系各种疾病导致间脑部位异常放电所致。

(六) 颅脑损伤后头痛

颅脑损伤早期头痛与软组织损伤、脑水肿、颅内出血、血肿、感染等有关。后期的头痛相当多见，大多为衰弱表现，称为"外伤性神经症"或"脑外伤后综合征"。但很大一部分患者或并发或单独尚有其他头痛表现,机制也十分复杂。常见的有血管性头痛(包括各种类型的偏头痛类血管性头痛)、肌收缩头痛、颅表神经头痛以及头皮瘢痕引起的头痛等。系与局部血管、血管运动中枢、头皮、颈肌、颈神经根或头颈部各个神经分枝受损有关,有的则和并发的颈椎损伤所致的椎动脉短暂缺血等因素有关。少数头痛为外伤晚期并发症引起,如颅内血肿、外伤性脑蛛网膜炎、低颅压综合征、自发性气脑、癫痫性头痛以及晚发性脑脓肿、脑膜炎等。故应详细询问病史并作有关检查,明确头痛的性质和类型,不宜不加分析笼统地诊断为脑外伤后遗症。

二、颅外头颈部病变引起的头痛

(一)最重要和常见的为血管性头痛

呈现与脉搏一致的搏动性痛或胀痛。低头、受热、用力、咳嗽等均可使头痛加重。检查可见颞动脉隆起,搏动增强,压迫后头痛可减轻。可分为两类:

1. 偏头痛类

均呈急性复发性发作,并伴有一些特异症状。

(1)偏头痛:常在青春期发病,部分患者有家族史,多因劳累、情绪因素、经期等诱发。典型者(眼型偏头痛)头痛发作前先有眼部先兆,如闪辉、黑矇、雾视、偏盲等,也可有面、舌、肢体麻木等,与颅内血管痉挛有关。约10～20分钟后,继以颅外血管扩张,出现一侧或双侧剧烈搏动性痛或胀痛,多伴有面色苍白、肢冷、嗜睡等,并可有情绪和行为等改变;头痛至高峰后恶心、呕吐,持续数小时至一天恢复。发作频率不等。无上述先兆者称"普通型偏头痛"。较为常见,发作长者可达数日。少数头痛反复发作后出现一过性动眼神经麻痹者称"眼肌麻痹型偏头痛",但发病久后眼肌麻痹不再恢复。本病发病机制复杂,近年倾向于认为,诱发因素作用于中枢神经后,经单胺能通路产生神经递质变化,继之激活血小板引起5-HT和血栓素A_2($TX\ A_2$)的释放和耗竭,相继产生颅内外血管的收缩及扩张,扩张管壁由于吸附5-HT产生血管过敏,加之组胺、缓激肽等参与,发生头痛及其神经性血管性反应。

(2)丛集性头痛:成年男性多见,发作时颅内外血管均有扩张,搏动性剧痛以一侧眶上眶周为主,伴有头痛侧流涕、鼻阻、颜面充血等,持续约0.5～2小时缓解,常在每天同一时间以同一形式多次发作,夜间也可发生。发作持续数周至2～3个月后,逐渐减少,减轻而停止。但间隔数周或数年后再次出现类似的丛集样发作。病因也未完全明了,有的可能和过敏反应、外伤、蝶腭神经节或岩大浅神经病变有关。

(3)颈性偏头痛:与颈椎外伤或增生有关。症状类似偏头痛,但头痛同时伴有椎动脉痉挛产生的脑干缺血症状,如眩晕、耳内疼痛、咽部异物感、吞咽发音障碍等,以及头痛侧上肢的麻木、疼痛、无力等颈胸神经根刺激症状。随头痛恢复,上述症状也均消失。间歇期可有颈部活动受限、颈肌压痛和颈胸神经根损害的一些体征,有的遗有轻度持续性头痛。

2. 非偏头痛类

无明显的发作性和特异的伴发症状。多为全身性疾患使颅内外血管扩张引起,如感染、中毒、高热、高血压、各种缺氧状态(脑供血不足、心肺功能不全、贫血、高原反应)以及低血糖等。恒有原发病症象可资诊断。此外,尚有颞动脉炎,多见于中老年男性,部分与胶元病有关。病初,牙龈、枕颈部痛,随后颞侧搏动性剧痛,颞动脉变硬、压痛、屈曲并呈结节状,局部皮肤出现红肿、红斑,并有消瘦、发热、白细胞和血沉增快等全身症状。病变累及眼动脉和颅内动脉时,可出现视力障碍和其他神经精神症状。本病有的可自愈,但仍应及早使用激素治疗。

(二)头颈部神经炎性头痛

枕大神经、眶上神经和耳颞神经等,均可因受寒、感染或外伤引起头部神经的神经痛。三叉神经第一支也可因感染、受寒等,引起前头部持续性或伴发短暂加剧的发作痛,称三叉神经炎或症状性三叉神经痛。

(三)头颈部皮肤、肌肉、颅骨病变引起的头痛

1. 头皮的急性感染、疖肿、颅骨肿瘤均可引起局部头痛。
2. 紧张性头痛(肌收缩性头痛):相当多见。系因头颈部肌肉持续收缩所致,多为前头部、枕颈部或全头部持续性钝痛。病因大多为精神紧张或焦虑所致,也可继发于血管性头痛或五官病变的头痛,有时为头

颈部肌炎、颈肌劳损或颈椎病所致。

三、五官及口腔病变引起的头痛

头痛是由原病灶部位的疼痛扩散而来,属"牵涉性头痛"。有明显的原发病征象。当征象不显时,如轻度屈光不正、慢性青光眼等,则易漏诊。

(一)鼻部病变

1. 副鼻窦炎

头痛恒伴有鼻阻、流涕和局部压痛。除蝶窦炎头痛可在头内深部或球后外,其他多以病窦部位为主。头痛程度常和副鼻窦引流情况有关,故前额窦炎头痛多以晨起为重,久立后逐渐减轻,而上颌窦炎则反之。鼻中隔偏曲可因损及鼻甲,产生类似上颌窦的头痛。

2. 鼻咽腔癌肿

典型者除头痛外,有鼻衄、脓涕、多发性颅神经麻痹(因填塞耳咽管,耳聋系传导性)和颈部淋巴结转移。鼻咽腔活检可确诊。少数症状可不典型,应多次做鼻咽腔活检以求早期确诊。

(二)眼部病变

1. 屈光不正(远视、散光、老视)及眼肌平衡失调

头痛多为钝痛,可伴眼痛眼胀,阅读后加重,并可有阅读错行或成双行现象,久后可有神经衰弱表现。

2. 青光眼

疼痛以患眼为主扩及病侧前额,急性者常伴有呕吐、视力减退、角膜水肿、浑浊等;慢性者有视乳头生理凹陷扩大等。测量眼压可明确诊断。

3. 眼部急性感染

也常引起剧烈头痛,但局部征象明显,不易漏诊。

(三)耳部病变

急性中耳炎、乳突炎可有严重耳痛并扩及一侧头痛,多呈搏动性。

(四)口腔病变

牙痛有时可扩及病侧面部疼痛。颞颌关节痛常自局部扩及一侧头痛,咬合时关节疼痛,并有局部压痛。

四、头颈部以外躯体疾患引起的头痛

发生头痛的机制及其原因大致可分为 3 类:①非偏头痛类血管性头痛:病见前;②牵引性头痛:见于心功不全、肺气肿等,因颅内静脉郁血,引起轻度脑肿胀所致;③神经衰弱性头痛(神经衰弱综合征):多见于慢性感染(结核、肝炎、小儿肠寄生虫病等)和内分泌代谢疾患(甲亢、更年期等)。

五、神经官能症及精神病引起的头痛

临床上最常见的头痛原因是神经衰弱,但必须在排除上述各种器质性疾病并有明确的神经衰弱表现时,方能诊断。头痛可能与对疼痛的耐受阈降低有关,但有患者因血管功能失调或精神紧张,头痛具有血管性头痛或肌收缩性头痛的特点。焦虑症头痛多伴有明显的焦虑不安表现。抑郁患者也常有头痛,抑郁症状反被忽略,应高度警惕。癔症的头痛多部位不定,性质多变,且有其他癔病表现,如发病的情绪因素以及躯体的其他种种不适等。有时也可出现急性头痛发作,症状夸张,常号哭、翻滚、呼叫,除有零乱的感觉障碍和双侧腱反射亢进外,体检及神经系统无其他异常。当询问病史及查体以吸引其注意力后,头痛可明显减轻,暗示治疗可迅速痊愈。重性精神病中也可有头痛,但很少以头痛为主诉就诊。

本病属中医学头痛范畴。头痛是临床常见的症状,通常指局限于头颅上半部,包括眉弓、耳轮上缘和枕外隆突连线以上的疼痛。头痛的发病机制十分复杂,原因颇多,涉及各种颅内病变(如脑肿瘤、脑出血、脑膜炎等)、功能性或精神性疾病(如紧张性头痛)、全身性疾病(如发热、癫痫大发作后、鼻窦炎、弱视或屈光不正)等。

产生头痛的主要机制有:①颅内外动脉的扩张(血管性头痛);②颅内痛觉敏感组织被牵引或移位(牵引性头痛);③颅内外感觉敏感组织

发生炎症(例如脑膜刺激性头痛);④颅外肌肉的收缩(紧张性或肌收缩性头痛);⑤传导痛觉的颅神经和颈神经直接受损或发生炎症(神经炎性头痛);⑥五官病变疼痛的扩散(牵涉性头痛)等。在发生上述头痛过程中有致痛的神经介质参与,如P物质、神经激肽A、5-羟色胺(5-HT)、降钙素基因相关肽(CGRP)、血管活性肠肽(VIP)和前列腺素(PGE)等。此外,精神因素也可引起头痛,可能与疼痛耐受阈值的降低有关。与任何疼痛一样,疼痛的严重程度也因人而异,同一患者的头痛也可因当时的身体和精神状况不同而有所不同。此外,一些疾病中的头痛,其产生机制也常非单一因素引起。如,高血压性头痛既有与血压直接有关的血管性头痛,也有与情绪紧张有关的肌收缩性头痛,而血压恢复正常后,后者并能得到缓解。

头痛根据病因可分为:①特发性头痛(如偏头痛、丛集性头痛、紧张性头痛等)和继发性头痛(如外伤、感染、肿瘤等所致的头痛);②国际头痛协会(1988年)将头痛分为偏头痛、紧张性头痛、丛集性头痛和慢性发作性头痛等13类,每类头痛均有明确的诊断标准,已在临床广泛应用。

辨证论治

中医学将头痛分为外感和内伤两大类。外感头痛:有感冒风寒、风热、风湿、伤暑、火邪致痛及伤寒头痛等。而神经科所见的头痛,多属中医内伤头痛。中医学认为,头为诸阳之会,又为髓海,五脏六腑之气血皆上会与此。由于情志内伤,肝失条达,郁而化火,上扰清窍而致头痛;肝火盛灼伤阴液,导致肝肾阴亏,肝阳上亢,亦可引起头痛;脾主运化,由于脾不健运,痰浊内生,阻遏清阳,清阳不升,浊阴不降,而发生头痛;久病、胎产失血及过度劳累等,导致气虚血少,不能上荣于头,因而引起头痛;此外,由于跌仆损伤,使气血瘀滞,也可发生头痛。

内伤头痛:

1. 肝阳头痛

症见头昏胀痛,两侧为重,心烦易怒,夜寐不宁,口苦面红,或兼胁痛,舌红苔黄,脉弦数。治以平肝潜阳熄风。常用天麻钩藤饮(《杂病证治新义》)加减。由天麻、钩藤、生石决明、川牛膝、桑寄生、杜仲、山栀、

黄芩、益母草、朱茯神、夜交藤组成。

2. 血虚头痛

症见头痛隐隐,时时昏晕,心悸失眠,面色少华,神疲乏力,遇劳加重,舌质淡,苔薄白脉细弱。治以养血滋阴,和络止痛。常用四物汤(《和剂局方》)加减。由当归、熟地黄、川芎、白芍组成。

3. 痰浊头痛

症见头痛昏蒙,胸脘痞闷,纳呆呕恶,舌苔白腻,脉滑或弦滑。治以健脾燥湿,化痰降逆。常用半夏白术天麻汤(《医学心悟》)加减。由半夏、白术、天麻、橘红、茯苓、甘草、生姜、大枣组成。

4. 肾虚头痛

症见头痛且空,眩晕耳鸣,腰膝酸软,神疲乏力,滑精带下,舌红少苔,脉细无力。治以滋阴补肾,填精生髓。常用大补元煎(《景岳全书》)加减。由人参、炒山药、熟地黄、杜仲、枸杞子、当归、山萸肉、炙甘草组成。

5. 瘀血头痛

症见头痛经久不愈,痛处固定不移,痛如锥刺,或有头部外伤史舌紫黯,或有瘀斑、瘀点,苔薄白,脉细或细涩。治以活血化瘀,通窍止痛。常用通窍活血汤(《医林改错》)加减。由赤芍、川芎、桃仁、红花、麝香、老葱、鲜姜、大枣、酒组成。

验方妙用

1. 通窍汤

药物组成 川芎 30g,鸡血藤 30g,当归 10g,羌活 10g,僵蚕 10g,石菖蒲 10g,蝉蜕 6g,细辛 3g,白芷 15g,白芍 15g,丹参 15g。

加减运用 面白唇淡、脉沉细者加黄芪、党参、熟地;颈痛者加葛根;舌红、苔黄者加钩藤、天竺黄;舌质紫黯者加桃仁、红花;失眠者加夜交藤、琥珀、远志;病程日久者加地龙。

用药方法 水煎服,每日 1 剂,分 3 次温服。15 天为 1 个疗程。病情好转后再服 20 天,以巩固疗效。

适用病证 偏头痛(风邪上扰,气滞血瘀型)。头痛大多为剧痛,以搏动痛、胀痛、钻痛居多,伴有畏光,流泪,记忆力减退,舌质淡红或瘀黯、苔薄白、脉弦或沉。

病案举例 张某,女,26岁,1996年1月10就诊,诉2年前不明原因头痛,以右侧痛甚,呈搏动性,伴恶心,梦多,每次发作持续3~4天,服"祛痛片"效不显。诊见:舌黯红,苔薄白,脉弦。神经系统及眼底检查未见异常。中医诊断为头痛,属风瘀证型。药用开郁通窍汤加丹参15g,夜交藤、代赭石各30g,琥珀5g,服上方3剂后,头痛减轻。继服10剂,头痛完全消失。嘱继服1个疗程以巩固疗效。追访3个月,未复发。

验方来源 四川中医,1997,(4)

临证阐释 头为诸阳之会,清阳之府,又为髓海所在,五脏六腑之气皆上注于脑。如脏腑气血不畅,不能充于脑,致髓海失充,脉络瘀滞不通则发为头痛。方中重用川芎行气开郁,活血止痛,为治偏头痛之要药。当归、丹参、鸡血藤既能加强川芎活血化瘀通络的作用,又具有养血扶正之功;白芍养血敛阴,缓急止痛,既能补虚,又可散瘀,还能抑川芎之过散,可谓一举三得。头居高位,风为阳邪,"伤于风者上先受之",故有头痛多风之说,方中用羌活、白芷、细辛、僵蚕、蝉蜕以疏风散寒,辛温开通,使以石菖蒲醒脑开窍,诸药合用,共奏行气活血、开郁通窍之功。

2. 散偏汤

药物组成 川芎30g,白芍15g,白芷10g,白芥子10g,柴胡10g,制香附10g,郁李仁6g,蔓荆子15g,丹参10g,生甘草3g。

加减运用 肝阳上亢者加天麻10g,钩藤10g;痰浊内阻者加法半夏6g,陈皮10g;气虚者加党参15g;炙黄芪15g;血虚者加当归10g,熟地10g;病久血瘀者加赤芍10g,红花10g。

用药方法 每日1次,水煎服,分2次服。发作期可分3~4次服用。连续服用15天为1个疗程。一般服用2~3个疗程。服药期间嘱患者停用牛奶、蛋类食品。

适用病证 血管神经性头痛(气滞血瘀型)。发作性头痛,大多数为一侧,个别为两侧,呈较剧烈的胀痛、跳痛和刺痛,持续时间数小时或1~3天,反复发作,间隔数日或数周不等。因情绪波动,疲劳而诱发,部分无明显诱因。并伴有恶心呕吐,头晕目胀,心烦易怒,胃纳不振等

症状,约半数患者舌边尖见瘀点或瘀斑,舌苔薄白居多,脉象多弦。

病案举例 郭某,男,46岁,1989年10月4日初诊,患者头痛反复发作14年,加重2年。头痛发作时呈胀痛或跳痛,以左侧为主,时有右侧,甚时头胀如裂,欲用手不停地敲打患侧头部,每次发作约持续4~5小时,每间隔15~30天发作1次,无明显诱因。近2年来发作较频繁,每周发作1~2次,头痛发作时伴头晕目胀,恶心呕吐,心烦易怒,纳谷不香,大便秘结,夜寐不安,舌质黯红,舌边尖见瘀点,苔薄白,脉弦。查脑血流图提示左侧脑血管轻度扩张,多家医院诊断为血管性头痛。中医辨证属于气滞血瘀,肝阳上亢,治拟行气活血,平肝潜阳。以散片汤加味。上述方药加赤芍10g,桃仁10g,合欢皮15g,天麻10g,钩藤10g(后下),每日1剂。患者服药10剂后,头痛曾发作1次,但自觉头部胀痛程度较前明显减轻,伴随症状也较前改善,舌边尖瘀点减少。嘱患者继续服用此方,2个疗程后,患者头痛未再发作,舌边尖瘀点消失,复查脑血流图恢复正常。随访至今,未再复发。

验方来源 南京中医药大学学报,1997,(2)

临证阐释 本方证系由气滞血瘀所致。方中重用川芎,此乃血中之气药,走而不守,性善疏通,其行气活血以止痛,为治头痛之要药;配以柴胡、香附理气解郁;白芍、丹参养血活血;白芥子利气祛痰以止痛,兼顾气、血、痰三个方面;配白芷、蔓荆子,取其善治头风之功,辛散祛风止痛;郁李仁柔润通利;生甘草配白芍既可缓急止痛又可调和诸药,全方配伍独具特点,共奏行气活血,和络止痛之功。

3. 芎芷通脉汤

药物组成 川芎、白芷、白芍、徐长卿、羌活各30g,柴胡、藁本各15g,当归、全蝎各10g,细辛3g,蜈蚣2条(冲服),甘草5g。

用药方法 每日1剂,水煎,分早、晚2次服,30天为1个疗程。

适用病证 偏头痛(风寒痹阻,血脉不通型)。头痛,遇风寒即发或加重,痛如针刺,平素畏寒喜温,伴恶心,舌淡,苔白,边有瘀点,脉沉弦或沉迟。

病案举例 刘某,女,47岁,1996年3月1日就诊。右侧头痛3年,头痛加重1个月,遇冷尤甚,痛如针刺,每2~3日一发,伴恶心、心烦不宁。舌苔白,边有瘀点,脉沉迟。证属风寒痹阻,血脉不通,治宜疏风散寒,活血通脉止痛。服芎芷通脉汤原方6剂,头痛诸症消失。继服1个疗程以巩固疗效,舌脉正常,随访至今未复发。

验方来源 四川中医,1997,(9)

临证阐释 本方证乃因风寒痹阻,血脉不通所致。头为诸阳之会,风邪外袭,循经上犯头部,阻竭清阳之气,故头痛。治宜祛风散寒,活血通脉之法。方中川芎祛风活血而止头痛,长于少阳、厥阴经头痛(头顶及两侧痛);藁本、羌活、白芷均能疏风止痛,其中藁本、羌活长于治太阳经头痛(后脑牵连顶痛),白芷长于治阳明经头痛(前额及眉心痛),细辛散寒止痛,并长于治少阴经头痛,蜈蚣、全蝎通经络止痛,柴胡为引经药,祛风止痛,为治少阳头痛要药,当归、芍药养血活血止痛,甘草调和诸药。诸药合用,共奏疏风止痛之效。

4. 天麻川芎汤

药物组成 天麻10g,川芎15g,羌活12g,白芷15g,菊花15g,钩藤15g,全蝎10g,当归15g,细辛3g。

加减运用 肝郁气滞,情志不舒,两胁肋满痛,舌质淡红,苔薄白,脉弦者加柴胡15g,薄荷10g;肾阴不足,面色潮红,五心烦热,午后低热,舌质红少苔,脉弦细者加山茱萸20g,生地20g;脾胃湿热,胃脘胀闷,大便干小便黄,舌质红苔黄厚腻,脉弦滑数者加龙胆草10g,酒大黄10g,泽泻12g,佩兰叶15g;若见舌质紫黯或有瘀斑,脉细涩者加赤芍15g,红花10g,川芎改为25g。

用药方法 每日1剂,水煎,2次分服。

适用病证 血管神经性头痛(肝郁化热型)。一侧阵发性剧烈头痛,眼胀痛,视物模糊,恶心呕吐,常因精神紧张,暴怒而诱发,伴胸胁不适,烦躁,舌红苔薄白,脉弦。

病案举例 张某,男,35岁,1995年7月18日就诊。患者右侧阵发性头痛5年,并伴有眼胀痛,视物不清,经常反复,每遇情志不舒及饮酒时痛甚。头颅CT检查未见异常。诊断为血管神经性头痛,兼见胸胁不舒,烦躁,舌质红苔薄白,脉弦。此属肝郁化热,上扰脑窍,给予天麻川芎汤方加柴胡12g,薄荷10g,服药6剂痊愈。并嘱患者忌烟酒,宜情绪舒畅,避免精神刺激,随访2年未复发。

验方来源 河北中医,1997,(9)

临证阐释 本方证乃开郁化热,上扰清空,风邪外侵所致。治宜散风邪,泄郁热,通经络之法。方中天麻味甘、性平、质润,入肝经,有平肝熄风止痛的功效,又能祛风湿止痹痛;川芎味辛香窜,其力上升、下降、外达、内透,无所不至,能引轻清之气上至于脑;菊花、钩藤清肝泻火;川芎配羌活、细辛、白芷以止痛;全蝎专入肝经祛风通络;风能燥血,故用川芎配当归以养血活血,并能防止升散太过。全方集疏散风邪,清肝泻火,养血活血,活经通络于一体,扶正祛邪,通畅气血。

5. 川芎皂角汤

药物组成 川芎30～50g,丹参40g,红花10g,皂角15g,细辛6～8g,天竺黄15g,白芍20g,桔梗12g,泽泻12g,全蝎12g,党参20g,白术15g,茯苓20g。

加减运用 瘀血重者加三七、血竭、赤芍;痰浊较重者加橘红、制南星;疼痛剧烈加蜈蚣;兼见肾虚加山茱萸、沙苑子、枸杞;血虚者加当归、黄芪。此外,还可根据头痛部位选用一些不同的引经药,有提高疗效的作用。如前额眉棱骨之阳明经头痛加白芷;头两侧连于耳部之少阳经头痛加柴胡、黄芩;巅顶连于目系之厥阴经头痛加吴茱萸;头后部下连于项之太阳经头痛加葛根等。

用药方法 水煎服,每日1剂,分2次服。

适用病证 顽固性头痛(痰瘀内阻型)。头痛剧烈,痛如针刺,胸闷,目眩,恶心纳呆,舌质紫黯,苔厚白腻,脉弦。

病案举例 徐某,女,35岁,1994年8月6日就诊,头痛历时3年,时为偏头痛,时为全头痛,近1年来头痛明显加重,痛势如锥刺,抱头呼叫,昼轻夜重,不敢睁眼,心烦多梦。刻下症见:面色㿠白带青,胸闷气短,耳鸣目眩,恶心纳呆肢麻厥冷,身重困乏,月经后期,量少,色紫黯,挟有血块,舌下静脉曲张,舌暗边有瘀斑,苔厚白腻,脉沉细弦涩,诊为"痰瘀头痛",此为痰浊瘀血蒙蔽清窍,清阳被遏所致,治当化痰瘀,通阳止痛。处方:川芎35g,丹参40g,红花10g,皂角15g,细辛6g,天竺黄15g,白芍20g,桔梗12g,泽泻12g,全蝎10g,党参20g,白术15g,茯苓20g,桃仁10g,橘红12g,蜈蚣12条,5剂。二诊:头痛锐减,发作次数明显减少,肢麻厥冷减轻,但仍感神疲乏力,夜不能眠,上方减橘红、蜈蚣,加茯苓、酸枣仁再进6剂。三诊:头痛基本消失,睡眠转好,肢麻厥冷已除,舌红稍黯,苔薄白腻,脉细略涩,后给丸药巩固疗效,随访1年未见复发。

验方来源 北京中医,1997,(2)

临证阐释 本方证乃因痰瘀互阻所致。故治宜消痰行瘀,并佐以虫类搜剔之品,以祛除阻于血络之痰瘀,宣通阻遏之清阳,使通则不痛。方中川芎具有活血化瘀,行气止痛,祛风之功效,能行血中之气,祛血中之风,丹参祛瘀止痛,活血通经,桃仁、红花活血祛瘀;细辛祛痰止痛,性善走窜,善开郁结,宣通经脉,皂角化痰开窍,善治顽痰,天竺黄清热化痰,长于清窍解热,3药合用可辟秽浊,除垢腻之胶痰;白芍敛阴养血,缓急止痛,以白芍敛阴之性制约细辛走窜发散之性;桔梗载药上承,升发清阳;泽泻利水泻浊,使邪有出路,二药相伍,可谓升中有降,宣中有泄;全蝎长于搜风剔络,熄风止痉,具有通络止痛之功。

6. 定痛汤

药物组成 水蛭6g,丹参、石菖蒲各15g,赤芍12g,白芷、川芎、柴胡、僵蚕、白芍、全蝎、甘草各10g,细辛3g。

加减运用 若久病气血不足,加黄芪、当归;恶心、呕吐加陈皮、半夏;苔黄、口干欲饮加石膏;失眠、多梦去丹参、赤芍,加龙骨、牡蛎、炒酸枣仁;女性月经期头痛、经量少加桃仁、红花。

用药方法 每日1剂,水煎,分早、晚温服,15天为1个疗程。

适用病证 血管神经性头痛(血瘀型)。头痛发作时伴有同侧血管搏动感及恶心、畏光、眼球胀痛等症,严重者可出现呕吐,舌质黯红有瘀斑,脉弦或细涩。

病案举例 马某,男,26岁,1995年4月12日初诊。反复右侧头部发作性疼痛2年余。发作时痛势剧烈难忍,痛侧血管有搏动感,伴恶心、畏光、眼球胀痛。常因劳累过度或饮酒而发病。曾多次求治,诊断为血管神经性头痛。本次因饮酒而发病3天,特来求治。刻诊:痛苦病容,神清颈软,舌质暗红,有瘀斑、苔薄黄,脉弦。给予定痛汤。每日1剂,水煎服,5剂。4月17日二诊:症状明显减轻,舌上瘀斑减退,脉稍弦。继投原方5剂。4月22日三诊:症状基本消失,舌质淡红、苔薄白,脉微弦。仍投原方5剂巩固疗效。随访2年未见复发。

验方来源 山西中医,1997,(2)

临证阐释 本方证乃因血脉瘀阻,气血不能正常畅通运行所致。治宜活血化瘀止痛。方中水蛭、川芎、赤芍、丹参行气活血通络;柴胡轻清上升,载诸药上行,并条达气机,使气血流畅;僵蚕、全蝎活络通窍,引药直达病所;白芍、甘草缓急止痛;细辛、白芷、石菖蒲宣窍通络,温经止痛。诸药合用,共奏活血化瘀,宣窍通络之功。

7. 头风汤

药物组成 全蝎10g,白芷、防风各12g,细辛、菊花各15g,葛根、白芍、川芎各30g,甘草6g。

加减运用 肝阳上亢者加天麻、钩藤、黄芩;痰浊甚者加天南星、茯苓;恶心呕吐者加陈皮、半夏、代赭石。

用药方法 每日1剂,加水文火煎2遍,取汁400ml,分早、晚温服。10天为1个疗程,2~3个疗程后评定效果。

适用病证 血管神经性头痛持续状态。头痛反复发作,单侧或双侧头痛,呈阵发性或持续性,伴有恶心呕吐,视力障碍,甚或失语,失明,舌质红,苔腻微黄,脉弦数。

病案举例 李某,女,47岁,两侧偏头胀痛反复发作7年。近年来发作频繁,每日3~4次,可持续数小时至2日,甚至持续7~10日,头痛如钻,两眼不能睁,服去痛片和麦角新碱可缓解,不久发作如故。患者坐卧不安,裹头捧脸,伴恶心呕吐。左侧头面部痛如刀割,从左颊部上至巅顶,延至后脑顶部,痛甚难寐。舌质红,苔腻稍黄,脉弦数,眼底视神经乳头边缘清晰,无水肿,CT无异常,脑血管调节不稳。诊断为脑血管神经性头痛。处方:全蝎10g,白芷、防风各12g,细辛15g,葛根、白芍、川芎、菊花、钩藤各30g,甘草6g,黄芩15g,陈皮、半夏各12g,水煎服,每日1剂。服药3剂后,诸症明显减轻,守原方再进3剂,诸症悉除。3个月后病情复发1次但症状较前轻,仍服原方6剂,诸症完全消失,随访1年未见复发。

验方来源 河北中医,1996,(4)

临证阐释 头为诸阳之会,清阳之府,脏腑精血皆会于头部。凡风寒外邪,痰浊上冲,肝阳上亢,血瘀络痹,火邪上攻均可导致本病发生。其病程缠绵,久治不愈,病因错杂,非一方一法所能全收功,故综合立法,重点突出。平肝清热熄风,活血通络止痛的法则为主,佐以解痉活血祛痰重镇等药方可收敛。

8. 四藤消震饮

药物组成 钩藤30g,夜交藤30g,鸡血藤30g,丝瓜藤10g,酒炒大黄9g,当归尾15g,川芎15g,白芍15g,珍珠母30g(先下),大蜈蚣1条,桑叶6g,白菊花6g,白蒺藜9g,石菖蒲10g

加减运用 头痛较剧,加全蝎、地龙干;头晕较重,加天麻、代赭石;纳谷不馨,加香谷芽、淮山药;咽干口燥,加大生地、玄参;烦躁不安,加北秫米、灵磁石;畏寒加肉桂、附片;体倦乏力,加生黄芪、党参;恶心呕吐,加旋覆花、竹茹;胸闷不畅,加枳壳、青皮。

用药方法 每日1剂,分早、晚2次服用。

适用病证 外伤性头痛(气血瘀组,风动痰升型)。头部有外伤史,伴有头痛,眩晕,耳鸣,食欲不振,恶心,体倦,失眠多梦,舌红,苔白腻,舌边有瘀斑,齿印,脉弦。

病案举例 朱某,男,37岁。自诉半年前车祸,头枕部着地致伤,当时昏迷10分钟,醒后头痛、恶心欲吐,诊断为"脑震荡",治疗好转。3个月前自觉头部时有疼痛,且逐渐发作频繁,近1周加重,伴体倦乏力、纳呆、恶心、夜寐多梦。苔白腻,质红,舌边有瘀斑、齿印、舌尖有芒刺。辨证:脑络受损,气血瘀阻,风动痰升,心脾失调。诊断:脑震荡后遗症。治则:活血行瘀,祛风化痰,佐以益气、养心安神。方药:钩藤30g,夜交藤30g,鸡血藤30g,丝瓜藤10g,酒炒大黄9g,大川芎15g,大蜈蚣1条,桑叶6g,白菊花6g,香谷芽18g,石菖蒲12g,生黄芪30g,旋覆花9g(包)。服药18剂,症状消失。随访半年未复发。

验方来源 上海中医药杂志,1997,(2)

临证阐释 本方证为脑络受损,气血瘀阻,风动痰升,心脾失调所致。治宜活血行瘀,祛风化痰,养心安神之法。方中鸡血藤、当归尾、酒炒大黄活血行瘀;川芎、白蒺藜行瘀祛风止痛;白芍、桑叶、白菊、钩藤养血祛风,是治疗眩晕之要药;配以虫蚁之品大蜈蚣及祛风通络的丝瓜藤,更增强搜风通络作用;夜交藤配珍珠母加强镇惊安神;石菖蒲化湿。诸药协同,共奏活血行瘀,祛风通络,镇惊安神之功,对脑震荡后遗症有较好疗效。

第十六章 头痛

9. 头痛饮

药物组成 川芎 20g,桃仁 12g,当归 15g,牛膝 9g,蜈蚣 2 条,桔梗 6g,丹参 24g。

加减运用 气虚明显者加党参 15g,黄芪 18g;血虚明显者加首乌 15g,夜交藤 18g;阴虚明显者加杞子 15g,山萸肉 12g;痰湿盛者加半夏 9g,胆南星 9g;烦热口苦者加菊花 12g,栀子 9g;前额痛者加白芷;后头痛者加葛根、羌活;巅顶痛者加藁本。

用药方法 水煎服,每日 1 剂。

适用病证 活血化瘀。主治血管性头痛。

疗效观察 用本方治疗 59 例血管性头痛,结果:痊愈(头痛及伴随症状消失,随访半年无复发)24 例,占 40.7%。显效(头痛及伴随症状消失或明显减轻,半年内有复发者)22 例,占 37.3%;有效(头痛及伴随症状减轻)10 例,占 16.9%;无效 3 例,占 5.1%;总有效率 94.9%。

验方来源 张燕. 头痛饮治疗血管性头痛 59 例临床观察. 河南中医药学刊,1996,(3):44

临证阐释 方中以川芎上行头面,活血通络止痛;以桃仁、当归、丹参活血化瘀止痛;牛膝破瘀血通经络,并引瘀下行,桔梗载药上行,二药一升一降,使气血通达;蜈蚣搜风活络,定痛止痉。诸药合用,使瘀去络通,气血调和,通则不痛。

10. 定痛汤

药物组成 川芎 45g,防风、白芷、钩藤、白蒺藜各 30g,蔓荆子 15g,当归、制香附各 12g,天麻、白芍、全虫、胆南星各 10g,细辛、甘草各 6g。

加减运用 恶心呕吐涎沫者加半夏、吴茱萸各 10g,代赭石 30g;失眠多梦加炒枣仁、夜交藤各 15g;便秘加大黄(后下)、芒硝(冲服)各 10g;阴虚火旺者加知母 15g,黄柏 12g;肝旺火盛者加龙胆草、夏枯草各 30g,栀子 15g;抽搐者加蜈蚣 2 条,蝉蜕 10g;四肢厥冷者加附子、干姜各 10g;气血虚弱者加党参、黄芪各 30g,熟地 15g;有外伤史者加桃仁、红花各 10g,三七参 3g(冲服)。

用药方法 水煎,每日 1 剂,分早、晚 2 次温服。半个月为 1 个疗程。

适用病证 搜风活血,通络止痛。主治血管性头痛。

疗效观察 用本方治疗血管神经性头痛100例,结果:痊愈(头痛和伴随症状消失,随访1年未复发者)81例,占81%;好转(头痛明显减轻,伴随症状显著好转,发作次数显著减少,或头痛消失3个月又复发者)17例,占17%;无效2例,占2%;总有效率98%。

验方来源 牛晓亚,等.定痛汤治疗血管神经性头痛100例疗效观察.河南中医药学刊,1996,(6):53

临证阐释 方中川芎活血行气,祛风止痛;防风、白芷祛风止痛;天麻、钩藤、白蒺藜、蔓荆子平肝熄风,清利头目;当归活血,香附行气;细辛、全虫搜风活络;生白芍养血柔肝,缓急止痛;胆南星祛风豁痰,甘草调和诸药,共奏活血化瘀,祛风止痛,平肝解郁,行气化痰之功,故收效良好。

11. 芷钩汤

药物组成 白芷、桑寄生、当归各15g,钩藤、川牛膝、石决明各30g,川芎9g,菊花12g,细辛3g,甘草6g。

加减运用 心悸失眠者加菖蒲15g,远志9g;失眠多梦者加炒枣仁30g,丹参15g;汗出恶风者加白芍12g,黄芪30g;恶心呕吐者加旋覆花、半夏各10g;头晕纳差者加泽泻、白术各12g,病久不愈者加全蝎10g,藁本12g;舌有瘀斑,脉涩者加桃仁、红花各12g。

用药方法 水煎服,每日1剂。15天为1个疗程。

适用病证 平肝潜阳熄风,活血通络止痛。主治血管性头痛。

疗效观察 本组42例中,病程1个月至3年,右额颞部疼痛16例,左额颞部疼痛14例,头顶部疼痛2例,枕部疼痛1例,全头痛9例;所有病例均排除高血压、发热、鼻窦炎、颅内占位性病变等疾患。治疗后痊愈(头痛及恶心呕吐等伴随症状消失,随访半年以上不复发)13例;显效(头痛消失,但劳累或情绪波动时有发作)17例;有效(头痛发作程度明显减轻,伴随症状好转)9例;无效(头痛及其他症状无变化)3例;总有效率92.8%。

验方来源 胡志强,等.芷钩治疗血管性头痛42例观察.山东中医学院学报,1994,(3):163

临证阐释 本方白芷搜风止痛,是治疗各种头痛之要药,钩藤、石决明平肝潜阳熄风;菊花清热平肝,祛风止痛;牛膝引血下行,又可补益

肝肾;川芎为血中之气药,可行血活血,祛风止痛,并可上达巅顶,为引经药;细辛辛香走窜而止痛;桑寄生滋补肝肾,当归补血活血,甘草调和诸药。诸药相伍,共奏平肝潜阳熄风,活血通络止痛之功。

12. 颅痛灵

药物组成 全蝎、细辛各 3g,蜈蚣 2 条,丹参 30g,川芎、赤芍各 20g,红花、白芷、甘草各 10g。

加减运用 血管扩张性头痛加枳壳;血管收缩性头痛加葛根。

用药方法 水煎服,7 天为 1 个疗程。

适用病证 搜风活血,通络止痛。主治血管性头痛。

疗效观察 本组 148 例血管性头痛患者,经治疗后,治愈(临床症状完全消失,脑血流图恢复正常,随访 1 年未复发者)71 例;显效(症状基本消失,痛感明显减轻者)49 例;好转(头痛消失或明显减轻,发作次数有所减轻者)23 例;无效(痛感不减轻者)5 例;总有效率为 96.6%。治疗时间最短者 3 天,最长者 30 天,平均 6.8 天。对治愈患者中的 56 例进行了远期疗效观察 1 年以上,复发 2 例,再经颅痛灵治疗后未见复发。

验方来源 朱天忠.颅痛灵治疗血管性头痛 148 例.浙江中医杂志,1994,(12):535

临证阐释 临床实践体会到,该方疗效满意,贵在全蝎、蜈蚣的搜风定痛作用,故为主药。如在治疗中减去这 2 味药,则止痛作用明显减弱。全蝎、蜈蚣皆属有毒之品,然用之得当,以疗顽疾沉疴,确有奇效。

13. 九仙丹

药物组成 制川乌、制草乌、半夏、白芷、石膏、胆南星、川芎各 25g,细辛、全蝎各 12.5g。共研细末,装入 0 号胶囊,每粒含量 0.5g。

用药方法 成人每次 5 粒,小儿每次 2 粒,每日 3 次,饭后温开水送服。

适用病证 祛风除痰,通络止痛。主治血管神经性头痛。

疗效观察 用本方治疗 56 例。其中 51 例痊愈,5 例好转,疗效显著。治疗时间最短 7 天,最长 48 天。典型病例左侧头颞部跳痛,甚抽搐样痛反复发作 2 年,伴恶心呕吐,查脑血流图、脑电图,均提示血管神经性疼痛,服药 1 周后疼痛明显缓解,2 周后症状消失,1 年后随访病未再复发。

验方来源 肖永兴.九仙丹治血管神经性头痛.新中医,1994,(11):15

临证阐释 九仙丹专治男女头风、头痛之方,原出于宋代《妇人大全良方》,名曰七生园,后明代《简明医彀》冠名九仙丹。方名虽异,药物及功效主治相同。方中有川乌、草乌、半夏数味之相反药物组成,虽治头风,堪称效如桴鼓,但多数医家却不敢妄用。经临床对56例患者应用,并无毒副作用,少数患者服药期间,自觉头部有凉风外透之感,但随病情逐渐好转而消失。血管神经性头痛的病因病机乃风、痰、瘀阻滞经络,导致气血不通。本方能祛除窜经滞络之病邪,使经络畅通,气血调顺。方中随相反之药为伍,确能收到相得益彰之效。

14. 芎菊汤

药物组成 菊花60g,川芎、葛根、川牛膝、合欢皮、夜交藤、炒枣仁各30g,防风、白芷、白芥子各15g,蝉蜕10g,甘草6g。

用药方法 水煎服,每日1剂。2周为1个疗程,疗程间休息1~2天,治疗期间不用其他药物。

适用病证 清头开窍,活血祛风,安神镇静。主治顽固性偏头痛。

疗效观察 本组103例,于治疗7个疗程以内均达到头痛消失。其中≤1个疗程62人,≤3个疗程8人,≤4个疗程6人,≤5个疗程1人,≤7个疗程1人。治疗结束后3年随访48例,其中21例头痛复发(43.8%),但程度减轻,间歇延长,重复用药仍然有效。

验方来源 王东明,等.芎菊汤治疗顽固性偏头痛103例.山东中医药大学学报,1997,(3):196

临证阐释 芎菊汤有清头开窍、活血祛风、解郁安神的作用,从而使血管的收缩和舒张,高级神经功能、血液内分泌功能等得到合理的全面的调整,所以取得较好的疗效。

15. 颅通定痛汤

药物组成 细辛、葛根各10~15g,泽泻、白芷、白芍、白蒺藜、赤芍各10g,生龙牡各30g,广郁金、石菖蒲各15g,川芎、甘草各5g。

加减运用 若气虚加黄芪;血虚加当归;伤寒无汗加麻黄,有汗加桂枝;心率较快,血压较高时则不用麻黄;舌苔白腻加半夏、陈皮;舌苔

黄、口干欲饮加石膏；妇女月经头痛，月经量少加柴胡、桃仁、红花、牛膝；若跳痛不止者加全蝎、僵蚕。

用药方法 水煎服，每日1剂，15天为1个疗程。

适用病证 活血化瘀，祛风通络，镇静止痛。主治血管性顽固性头痛。

疗效观察 本组159例患者，经治疗后痊愈（头痛止，1年以上未复发107例；有效（头痛止，半年以内有复发）48例；无效（头痛如故）4例。总有效率97.3%。一般服5～20剂头痛即消失，为巩固疗效常继服5～10剂。

验方来源 刘家磊，等．颅通定痛汤治疗血管性顽固性头痛159例．浙江中医杂志，1993，(6)：250

临证阐释 本方加大细辛一味大热大辛之品，功在散寒定痛。经过数年观察，止痛之功当首推细辛，惜囿"细辛过钱"之说，一般医者用量每在3g以下，使其止痛作用不能发挥，其实细辛用于汤剂中，其量不必少于其他药物。临床证实多年来大剂量细辛煎剂均未发生副作用。

16. 消颅痛煎剂

药物组成 黄芪、鸡血藤、夜交藤、丹参各30g，蔓荆子20g，当归10g，川芎、香附、白芷、藁本、酸枣仁、牛膝各15g。

加减运用 偏热者加黄芩12g；偏寒者加吴茱萸10g；肝阳上亢者加钩藤12g，白芍15g；肝郁气滞者加柴胡15g，延胡索12g；气血虚加党参、首乌各30g。

用药方法 每日1剂，煎取450ml，分3次内服。治疗期间停服其他药物。

适用病证 行气活血，疏风通窍，逐瘀止痛。主治血管性头痛。

疗效观察 用本方治疗104例血管性头痛；同时设立西医对照组38例，口服颅痛定30mg，谷维素20mg，每日3次，安定5mg，每晚1次。两组均以7天为1个疗程，根据病情可连服2～4个疗程。治疗结果：消颅痛组临床治愈（头痛及伴症消失，脑血流图复常，随访半年无复发者）63例，占60.6%；好转（头痛减轻，发作次数减少，脑血管图正常或明显改善者）35例占33.7%；无效（治疗后头痛及伴症无明显减轻者）6例，占5.8%；总有效率94.2%。而西药对照组治愈13例，占

34.2%;好转 14 例,占 36.8%;无效 11 例,占 28.9%;总有效率 71.1%。二者比较差异非常显著($P<0.01$)。

验方来源 高正今. 消颅痛煎剂治疗血管性头痛的疗效观察和药理研究. 新中医,1992,(6):30

临证阐释 血管性头痛或因六淫之邪外袭,或因七情内伤脏腑,以致气血逆乱,脉络瘀阻于头阳髓海,发为头痛。消颅痛方中,丹参、川芎、香附行气活血解郁;白芷、藁本、蔓荆子疏风止痛;当归、鸡血藤养血益髓;枣仁、夜交藤养心安神;黄芪补气以利血行而瘀通;牛膝引血下行以利降浊升清。诸药合用共奏行气活血,疏风通窍,逐瘀止痛之效。此外,本方经药理实验证实具有明显的镇痛作用而无毒副作用。

17. 加味川芎茶调散

药物组成 川芎、荆芥、薄荷(后下)、苦丁茶各 10g,白芷、羌活、防风、甘草各 5g,细辛 3g。

加减运用 痰湿型可合半夏白术天麻汤加减;瘀血型可合血府逐瘀汤出入;肝经郁热型可合丹栀逍遥散出入;病程长者可加全蝎、蜈蚣等活血通络之品。

用药方法 每日 1 剂,水煎分 2 次温服,30 天为 1 个疗程。

适用病证 散寒祛风止痛。主治血管神经性头痛。

疗效观察 本组 52 例,经治疗后,16 例痊愈(头痛及伴有症状消失,观察 1 年未复发);19 例显效(症状基本消失,偶有轻微疼痛);12 例有效(头痛减轻,间歇延长);5 例无效(治疗 30 天后症状无改善或加重);总有效率 90.4%。

验方来源 谈娴娴. 川芎茶调散加减治疗血管神经性头痛 52 例. 浙江中医杂志,1998,(2):61

临证阐释 现代药理研究发现,川芎、白芷可明显镇静和扩张血管,在缓解头部血管痉挛中起到了重要作用;细辛所含挥发油具有镇痛、镇静、催眠之功;荆芥、防风、薄荷能使体表血管扩张,从而使发汗解热镇痛力增强。所以本方确系治疗血管神经性头痛的良方。临床应用本方时剂量宜轻,水煎时间宜短,以取其清轻上扬之气以入巅顶,从而求得最佳效果,并体会到本方不仅祛风力强,并且有升散上行,使药力至巅顶,以达到止头痛之目的。故只要辨证正确,变通应用,不论病之

新久,痛之缓急,都可标除本清,头痛得解。同时,临床还证实本方对于风邪上犯型头痛疗效尤为理想;肝经郁热型头痛多见于女性月经期,如能加减配伍得当,也可获得良效。

18. 川芎头痛汤

药物组成 川芎15～20g,白芍、防风、白芷、天麻、全蝎、地龙各10g,细辛3g,钩藤15g,甘草6g。

加减运用 恶心呕吐者,加半夏、竹茹各10g;颈部胀痛者加葛根20g;口渴欲饮者加石膏15g;持续疼痛不止者加蜈蚣2条,僵蚕10g。

用药方法 水煎2次,混合后分2次服,每日1剂。

适用病证 清肝疏风,活血通络,熄风定痉,缓急止痛。主治偏头痛。

疗效观察 用本方治疗偏头痛84例,结果:近期治愈(疼痛消失,半年以上未复发)48例;显效(头痛明显缓解,或疼痛基本消失在2个月以上者)12例,有效(疼痛减轻或疼痛基本消失不足2个月又复发者)6例,无效8例,总有效率为90.3%。服药最少5剂,最多29剂,平均13.8剂。

验方来源 彭海棠.止芎头痛汤治疗偏头痛84例.湖南中医杂志,1997,(6):23

临证阐释 方中主药川芎理气活血止痛,白芍敛阴缓急止痛,防风、白芷、全蝎、地龙等均为祛风通络止痛之品,甘草柔润缓急,共达疗效。

19. 芎芷镇痛汤

药物组成 川芎30～40g,川牛膝15～20g,葛根30g,龙胆草6g,白芷、菊花各12g,红花15g,天麻10～15g。

加减运用 疼痛剧烈者加全蝎、细辛各10g;伴恶心呕吐者加半夏、竹茹、生姜各10g;伴头晕者加制首乌15g,枸杞子30g。

用药方法 水煎服,每日1剂。疗程最短者5天,最长者20天。

适用病证 行气活血,泄热祛风。主治血管性头痛。

疗效观察 用本方治疗54例,结果:痊愈(头痛消失,随访1年以上无复发)40例,有效(头痛减轻)12例,无效2例。

验方来源 杨峰.芎芷镇痛汤治疗血管性头痛.湖北中医杂志,

1997,(6):41

临证阐释 方中重用川芎,配白芷、牛膝、红花,活血化瘀,行气止痛,并通达上下,协调升降;天麻、蔓荆子熄风镇痉,葛根通脑络疏风,菊花、胆草引经泄热,共奏行气活血,泻热除风之功,故收效较好。

20. 川芎三白汤

药物组成 川芎、白芍各15～30g;白芷、白蒺藜、钩藤各15g,菊花、地龙、黄芩、栀子各10g,蝉蜕12g,甘草6g。

加减运用 若舌苔白腻加半夏、陈皮、石菖蒲各10g;颈部板痛加葛根15g;舌苔黄、口干欲饮加石膏15～30g;若妇女经期头痛,月经量少加柴胡12g,桃仁、红花各10g,川牛膝15～30g;若跳痛不止,加全蝎6g,僵蚕10g,蜈蚣2条。

用药方法 水煎每日服1剂,分3次饭后服。

功效主治 清热祛风,平肝解痉。主治血管性头痛。

疗效观察 本组31例血管性头痛,经本方治疗后,治愈(服药后痛止,经观察1年以上未复发)28例,有效(服药6～10剂头痛程度明显减轻,持续时间较前缩短)2例,无效(服药6剂后头痛如故)1例;总有效率96.8%。疗程最短3～6天,最长9～15例,平均8天;一般服药6～10剂头痛即消失,为巩固疗效继服中药3～4剂。

验方来源 张昇平. 川芎三白汤治疗血管性头痛31例. 山东中医杂志,1990,(5):27

临证阐释 头侧属少阳,该病常责之于肝胆,多因情志内伤,郁怒伤肝,且久致肝郁化火,火极生风,风火上扰清窍,伤及脑络则持续性作痛。方中川芎辛温活血行气,祛风止痛,是治头痛之主药;菊花、白蒺藜、白芍散肝经内热,解郁平肝明目;栀子、黄芩清热泻火;地龙、白芷、蝉蜕祛风通经止痉;牛膝引火下行;诸药相伍,共奏清热祛风、平肝解痉止痛之功。

21. 芎归四虫汤

药物组成 川芎、当归、白芷各12g,细辛3g,全蝎、僵蚕各10g,地龙6～10g,蜈蚣2～3条,茺蔚10g。

加减运用 失眠者加酸枣仁30g;伴耳鸣、口苦者加龙胆草10g;伴牙痛者加石膏30g;伴大便秘结者加生大黄10g;舌苔较厚,痰湿明显者

加半夏12g,胆南星6～10g。

用药方法 水煎服,煎300ml,分2次服,一般每日1剂,重者每日2剂,9天为1个疗程。

适用病证 祛风通络,活血止痛。主治血管性头痛。

疗效观察 本组36例,经治疗后,痊愈(头痛及伴随症状消失,随访1年无复发者)15例,占42%;有效(头痛止后又再复发,再用上方仍有效者)18例,占50%;无效(服药1个疗程,症状无改善者)3例,占8%。总有效率为92%。

验方来源 孙景兰.芎归四虫散治疗血管性头痛36例.浙江中医杂志,1993,(10):449

临证阐释 血管性头痛总因贼风乘虚而入,以致气滞血瘀所致。因此,治疗应以祛风搜络、活血通络为原则。芎归四虫散方,川芎、白芷、细辛祛风止痛;川芎、当归养血活血;全蝎、僵蚕、地龙、蜈蚣搜风通络,解痉止痛;莘菝《本草纲目》称其为头痛要药。诸药合用,共奏祛风通络、活血止痛之功。但临床应当根据病情适当调整用药剂量。

22. 芎牛琥珀汤

药物组成 川芎20～30g,牛膝30～40g,琥珀1.5～5g(冲服),蔓荆子10～15g,生石决明20～50g(先煎)。

用药方法 水煎每日1剂,待病情缓解后,酌情加减再服2～5剂以巩固疗效。服药期间,停服其他药物。

适用病证 平肝潜阳,活血祛风,安神镇痉。主治血管性偏头痛。

疗效观察 本组54例中,男16例,女38例;病程2个月至5年。治疗后头痛及伴随症状消失,1年不复发者为痊愈,共40例,占74.1%;症状明显好转,头痛偶有轻微发作,1年内发作少于3次者为有效,共12例,占22.2%,总有效率为96.3%。

验方来源 白海燕,等.芎牛琥珀汤治疗血管性偏头痛54例.四川中医,1996,(11):27

临证阐释 芎牛琥珀汤中重用川芎以行气活血,祛风止痛;重用牛膝以引气血及浮越之气下行,并兼益肝肾;二者配伍则有升有降而共为主药;琥珀重镇平肝安神,活血清热;生石决明凉肝,平肝潜阳;白僵蚕平肝熄风止痉,兼以化痰活血;3药共为辅药;复用蔓荆子质清上升,祛风清头明目,利九窍,止眩晕,以为佐使之药。诸药合用,共奏平肝潜阳,活血祛风,安神镇痉止痛之效。本药药少而力专效宏,多数病者服药后可缓解疼痛,如再以此方为基础视脏腑气血的虚实情况加减调理3～5剂,则可防止复发。

23. 柴胡五味汤

药物组成 柴胡、五味子各30g,川芎、白芍各20g,白芷、羌活、僵蚕各12g,细辛6g。

加减运用 肝火盛者加胆草、栀子各15g;风寒者加荆芥、防风各12g;痰蒙清窍者合二陈汤;肝阳上亢者加天麻12g,石决明20g,外伤者加桃仁、红花各12g。

用药方法 水煎服,每日1剂,1周为1个疗程。

适用病证 疏肝安神,活血化瘀,通络熄风。主治血管神经性头痛。

疗效观察 用本方治疗血管神经性头痛106例,结果:痊愈(1疗程治疗诸症完全消失)88例,占83.2%;显效(1疗程治疗头痛基本消失或明显减轻并能忍受,他症消失)14例,占13.21%;无效4例,占3.6%,总有效率96.4%。

验方来源 李金城,等.重用柴胡、五味子治疗血管神经性头痛106例.国医论坛,1997,(6):31

临证阐释 方中柴胡疏肝解郁,镇静镇痛;五味子养心安神止痛;白芍柔肝养血止痛;川芎活血止痛,羌活、白芷、细辛辛温散风止痛;僵蚕熄风通络。诸药合用,共奏疏肝安神,活血化瘀,通络熄风之功。

24. 疏肝解郁汤

药物组成 柴胡、川芎各10g,白芷、当归、香附、菊花各12g,丹参、磁石、赤芍、白芍、鸡血藤、益母草各15g,钩藤30g(后下),甘草6g。

加减运用 疼痛剧烈难忍者加细辛3～5g;搏动性头痛者加生石决明15～30g;发作时手足发凉者减磁石、菊花,加吴茱萸10g;发作时呕吐者加清半夏12g;发作后思睡者减磁石,加党参。

用药方法 水煎分2次服,每日1剂,15～20剂为1个疗程,服药期间不给其他药物。

适用病证 疏肝解郁,养血活血。主治血管性头痛。

疗效观察 本组共50例,女性38例,男性12例。发病多与情绪及精神紧张有关。经15～20天治疗,停药后观察3个月,若不再发作者为治愈,共47例;其余3例经治疗虽然症状减轻,但服药已超过3个月。其中痊愈者最短服药3剂。

验方来源 阎树可.疏肝解郁汤治疗血管性头痛50例临床观察.四川中医,1996,(2):35

临证阐释 本病多由恼怒或精神紧张后诱发,故创制疏肝解郁汤治疗本病。方中柴胡、香附疏肝解郁,川芎配香附行血而理血中之气,配以当归、白芍则养血止痛之效尤佳,丹参、益母草、鸡血藤、钩藤活血化瘀,解痉通络;赤芍、菊花清肝养阴,磁石滋肾而潜阳,白芷清上而散风,配以甘草缓急止痛。且本方多属辛温之品,可驱逐寒邪,解除血管痉挛而达止痛之目的,既可治标,又可治本,故获良效。

25. 平肝通络饮

药物组成 天麻、僵蚕各10g,地龙、钩藤、白芍、夏枯草各12g,细辛、全虫、川芎、甘草各6g。

加减运用 恶心、呕吐加代赭石、竹茹;头痛剧烈加元胡、蜈蚣;急躁易怒加生龙牡、生石膏;失眠多梦加炒枣仁、知母;面色苍白气短者加当归、党参;遇冷则痛甚者加羌活、防风。

用药方法 水煎,每日1剂,分2次温服,服后静卧半小时,覆被微汗。

适用病证 平肝通络止痛。主治血管神经性头痛。

验方来源 吴建华,等.中药治疗血管神经性头痛54例.河南中医药学刊,1997,(3):62

疗效观察 用本方治血管神经性头痛54例,结果:痊愈39例,好转14例,无效1例。

临证阐释 本病以肝之阴阳失调,络脉不畅为主要病机。方中天麻、钩藤平肝镇痛;僵蚕、地龙、全虫搜剔风痰,通络止痛;川芎、细辛祛风止痛兼引经;白芍养血柔肝止痛;夏枯草清肝热散郁火。诸药合用,使阴阳得养,肝阳得平,络通痛止而病愈。

26. 清上蠲痛汤

药物组成 当归、川芎12～15g,白芷、独活、羌活、苍术、防风各

9~12g,细辛2~3g,蔓荆子6~10g,麦冬10~12g,黄芩、菊花12~15g,生姜3片。

加减运用 伴头晕目眩者加泽泻、白术各15~24g;恶心呕吐者加姜竹茹9~15g,半夏9~12g;口苦目赤、便秘苔黄者加大黄、枳实各9~12g。

用药方法 上方每日1剂,水煎服。每10天为1个疗程。

适用病证 疏风活血,通络止痛。主治血管性头痛。

疗效观察 本组34例,其中男8例,女26例。治疗后以头痛消失,随访1年无复发为痊愈,共23例;头痛消失,随访1年内有复发,但疼痛程度明显减轻,发作次数减少,再次服药又能消除者为显效,共7例;治疗后疼痛缓解,但未完全消除者为有效,共3例,总有效率为94.2%。

验方来源 张月美,等. 清上蠲痛汤治疗血管神经性头痛34例疗效分析. 黑龙江中医药,1995,(2):16

临证阐释 方中川芎味薄气雄,可上行头目,下走血海,行血中之气,祛血中之风,配当归又可养血活血,化瘀止痛;防风、羌活、独活、细辛、白芷、苍术可祛风胜湿,疏风清热,温冷祛寒,活血化瘀,通络止痛之功。本方集寒热温凉、气血攻补于一方中,貌似杂乱,但针对多病因所致痼疾,往往可取良效。

27. 二虫化瘀汤

药物组成 黄芪60g,川芎30g,当归、川牛膝、石菖蒲、全虫各10g,白芍20g,蜈蚣3条。

加减运用 头晕加天麻10g;伴失眠加夜交藤30g;伴耳鸣、口苦加龙胆草10g;前额痛加白芥子、白芷各10g;伴巅顶冷痛加细辛10g,吴茱萸6g;伴痰湿明显加半夏、胆南星各10g;枕部痛加葛根30g。

用药方法 水煎服,煎300ml,分2次空腹服,每日1剂。10天为1个疗程,其间停服一切西药。

适用病证 益气升阳,化瘀通络。主治血管性头痛。

疗效观察 本组共65例,经脑电图、CT扫描排除脑占位病变而具血管性头痛特点。其中男23例,女42例。经治疗,结果:痊愈(头痛及伴随症状消失,随访1年未复发者)39例,占60%;显效(症状缓解或消失,1年后复发)16例,占25%;好转(症状显著减轻或消失,停药后

近期复发)8例,占12%,总有效率97%。

验方来源 程怀庆.二虫化瘀汤治疗血管性头痛65例.四川中医,1997,(12):21

临证阐释 血管性头痛总因气虚清阳不升,贼风乘虚而入,以致气滞血瘀所致。因此,治疗应以益气升阳,化瘀通络为原则。方中黄芪药量大,"益元气"以"鼓动血行"助清阳之气达于头;重用川芎,配合当归、白芍以养血,并散血中之风,行络之瘀。蜈蚣、全虫化瘀通络,石菖蒲化痰,川牛膝健肾益脑,以利神明。诸药合用共奏益气升阳化瘀通络之功,故可取良效。

28．通窍活血汤

药物组成 赤芍、桃仁、红花、僵蚕、甘草各10g,川芎25～30g,当归12g,红枣7枚,生姜3片。

加减运用 头胀目赤者,加钩藤20g,龙胆草、黄芩各10g;气虚神疲者,加生黄芪15g,党参10g;失眠多梦者,加生龙骨25g,夜交藤12g;久痛不止瘀血阻络者,加蜈蚣2条,全蝎5g;寒呕者,加法夏10g,吴茱萸6g,生姜3片。

用药方法 水煎服,每日1剂。

功效主治 活血通络,祛瘀、解痉挛、止痛。主治血管神经性头痛。

疗效观察 本组96例,经治疗后痊愈(头痛消失,随访1年无复发)74例,有效(头痛明显减轻,发作时间明显缩短,发作间隔时间明显延长)22例,总有效率100%。

验方来源 尧忠然.通窍活血汤治血管神经性头痛96例.江西中医药,1995,26(1):27

临证阐释 通窍活血汤治疗血管神经性头痛,重在活血通络、祛瘀、解痉、止痛,从而达到头痛消除的满意疗效。但必须指出如患者阴虚血亏者,应当审慎用之,以防耗散太过。

29．活血镇痛汤

药物组成 川芎、石决明各30g,钩藤15g(后下),白芷、桃仁、红花、白僵蚕、羌活各10g,全蝎5g。

加减运用 失眠多梦加酸枣仁10g,夜交藤20g;口干、口苦加黄芩、山栀各10g;恶心、欲呕加姜半夏10g,吴萸5g;肢软乏力加黄芪20g。

用药方法 每日1剂,2次煎服,1周为1个疗程。

适用病证 活血化瘀,平肝潜阳,通络止痛。主治血管性头痛。

疗效观察 本组共50例,男性16例,女性34例;病程3个月~12年。经治疗后痊愈(头痛及伴随症状消失,半年内无复发)28例,有效(头痛明显减轻,发作次数减少)19例,无效3例。

验方来源 蒋胜贤."活血镇痛汤"治疗血管性头痛50例.黑龙江中医药,1997,(6):33

临证阐释 头居巅顶,惟风可到,故取"治风先治血,血行风自灭"之理,以活血化瘀、祛风平肝之药治疗。方中重用川芎以活血化瘀,行气止痛,配以桃仁红花增强其化瘀之力。现代药理研究表明:川芎可改善脑细胞供血,使脑细胞缺血、缺氧代谢状态明显改善;羌活、白芷辛温走窜,疏风止痛;全蝎、僵蚕熄风通络止痛;石决明平肝潜阳;钩藤熄风止痉。全方配合共奏活血化瘀、平肝潜阳、疏风镇痛之效,故头痛之疾得以痊愈。

30. 天麻芎蝎散

药物组成 天麻、全蝎、水蛭、菊花、柴胡、甘草各10g,川芎、牛膝各30g,蔓荆子20g,白芷15g。

用药方法 上药共研细末,掺匀。每次10g,用开水冲服,每日2次,14天为1个疗程。

适用病证 活血行气,平肝熄风。主治血管性头痛。

疗效观察 用本方治疗血管性头痛42例,结果:痊愈(服药后5天内症状完全消失,观察半年未见复发)21例,好转(服药1个疗程后仍有轻度发作,但发作时间短,间隔长)19例,无效2例,总有效率95.2%。

验方来源 于淑云.自拟天麻芎歇冲剂治疗血管性头痛42例,河南中医,1995,(4):211

临证阐释 方中重用川芎行气开郁,水蛭活血行气,天麻、全蝎平肝熄风、通络止痛,牛膝活血止痛,蔓荆子、菊花疏散风热,清利头目,柴胡引经,甘草调和诸药。诸药合用,共奏良效。

31. 祛风通络Ⅰ号汤

药物组成 菊花、钩藤各20g,川芎、白芷、僵蚕各12g,全蝎5g(冲

服),当归、牛膝、赤芍、三棱、莪术、延胡索、藁本各15g,细辛3g。

加减运用 前额痛加葛根;偏头痛加柴胡、青皮;枕后痛加羌活、蔓荆子。

用药方法 水煎服,每日1剂。

适用病证 祛风通络,活血行气,解痉止痛。主治血管神经性头痛。

疗效观察 本组30例,经治疗后,临床痊愈(头痛及伴随症状消失,伴随半年以上未复发)24例,好转(头痛及伴随症状明显减轻)4例,无效(治疗后症状及体征无改变)2例,总有效率93.3%。

验方来源 吕新军,等.祛风通络汤治疗血管神经性头痛30例.安徽中医学院学报,1995,(4):29

临证阐释 血管神经性头痛一般病程较长,反复发作,痛有定处。根据久痛入络的特点,作者运用祛风通络汤治疗。方中川芎、三棱、莪术活血化瘀;僵蚕、全蝎祛风解痉,通络止痛;当归、延胡索、赤芍养血活血,行气止痛;菊花、钩藤、牛膝平肝熄风,引血下行;白芷、藁本、细辛引药直达病所,祛风止痛;诸药合用,共奏祛风通络、活血行气、解痉止痛之功。

32. 祛风通络Ⅱ号汤

药物组成 全蝎、僵蚕、地龙各10g,蜈蚣6g(研末),元胡索、鸡血藤各15g,丹参20g,炙甘草12g。

加减运用 痛及巅顶者加蔓荆子15g;痛及前额者加白芷15g;痛及后项者加葛根10g。兼有肝阳上亢者加天麻、钩藤、菊花各15g;兼有瘀血阻滞者加桃仁、红花、川芎各10g;兼有痰湿内阻者加陈皮、制半夏、制胆星各10g;兼有气血不足者加党参、白术、熟地各15g;兼有夜寐梦多者加酸枣仁、茯神各15g。

用药方法:上方每日1剂,水煎分3次口服,10剂为1个疗程。服药忌食辛辣肥腻之品,戒烟酒,保持心情舒畅。

适用病证 祛风散结,通络止痛。主治血管性头痛。

疗效观察 本组63例,男25例,女38例。经过1~3个疗程的治疗,临床痊愈(头痛控制及伴随症状消失,脑血流图复查正常,随访1年以上未复发)28例,有效(头痛及伴随症状消失或减轻,但脑血流图未恢复正常,或偶有轻度发作)33例,总有效率为96.8%。

验方来源 曹方会.祛风通络汤治疗血管性头痛63例.四川中医,1998,(3):29

临证阐释 本病多因风邪外袭,痹阻脉络所致,方中全蝎、蜈蚣性善走窜,为治风要药,相须为用,祛风通络止痛;地龙舒挛和络,白僵蚕祛风散结,四药相合,祛风通络之力更强;元胡索、丹参、鸡血藤散瘀行气,解上下内外之痛;炙甘草缓急止痛,调和诸药,诸药合用,标本兼顾,则顽固头痛可愈。

33. 川芎饮

药物组成 钩藤15g(后下),石决明(先煎)、川芎各30g,细辛10g,菊花(后下)、全蝎、薄荷、当归(后下)各12g。

加减运用 肝火炽盛者,症见头痛而眩,面红口苦,心烦易怒,舌质黯红、苔薄黄,脉弦有力等,应去当归,加石膏、夏枯草、代赭石各30g,龙胆草、黄芩各12g,牡丹皮10g;痰热上扰者,症见头痛昏蒙,恶心呕吐,舌质黯红、苔黄腻,脉弦滑等,可加天麻10g,代赭石20g,黄芩、旋覆花、法半夏各12g;瘀血阻络,症见头痛经久不愈,痛处固定,痛如针刺或有外伤史,舌质紫黯、苔薄白,脉细涩等,可加地龙20g,益母草15g,僵蚕、红花各12g。

用药方法 1剂/d,水煎2次,分早、晚服。连服10天为1个疗程。

适用病证 主治血管神经性头痛。症见头痛呈胀痛,跳痛,甚则头痛如裂,可呈窜走样痛或痛有定处;伴有头晕、头重、目眩、口干口苦、心烦易怒,夜寐不安,恶心呕吐痰涎,舌质偏红、苔薄白或薄黄,脉细数或弦细。证属肝风上扰,肝阳偏亢者。

疗效观察 本方治疗血管神经性头痛48例,痊愈(头痛终止,余症状消失,2年以上未复发)38例,有效(发作次数比以前减少或发作症状减轻)10例,总有效率100%。

验方来源 刘清林,等.广西中医药,1994,4:12

34. 加味夏枯草散

药物组成 夏枯草20g,香附10g,菊花、赤芍、白芍各15g,当归12g,甘草6g。

加减运用 肝阳上亢者,加石决明、钩藤、白芍各15g,当归12g,甘草6g;气郁化热者,加川楝子、牡丹皮、黄芩、栀子、龙胆草;血瘀头痛者,加川芎;血虚头痛者,重用当归、白芍;前额痛者,加白芷、防风;后头痛者,加羌活、蔓荆子、葛根;偏头痛者,加柴胡、黄芩、川芎。

用药方法 1剂/d,用清水浸泡1小时,武火煎沸10分钟后滤取药液300ml;再加水,文火煎沸30分钟滤取药液300ml。2次药液混合后,分早、晚温服。连服15天为1个疗程。

适用病证 主治血管神经性头痛。症见头痛,呈跳痛、胀痛、钝痛、刺痛、隐痛,有时表现为压迫感、麻木感和禁箍感;可伴头晕耳鸣,面红目赤,口干口苦,烦躁易怒,心悸,失眠多梦,舌质红、苔薄黄腻,脉弦数。证属肝郁化火,风阳上扰者。

疗效观察 本方治疗血管神经性头痛68例,治愈(临床症状消失,随访1年未复发)35例(其中1个疗程治愈19例,2个疗程治愈16例),显效(临床症状基本消失,但1年内有复发)21例,有效(临床症状明显减轻,发作间隔时间延长或发作时间缩短)7例,无效(临床症状有所好转,但不明显,或病情无改善)5例,总有效率92.65%。

验方来源 朱鸣琴,等. 江苏中医. 1995,6:17

35. 头痛汤

药物组成 蜈蚣2条,全蝎、白芷、防风、僵蚕、法半夏、川芎、白术各10g,白附子5g。

加减运用 气血虚弱者,加当归、黄芪;风热甚者,加栀子、菊花;风寒甚者,加细辛、吴茱萸;肝肾亏损者,加枸杞子、枣皮、何首乌;肝阳上亢者,去白附子加天麻、钩藤、黄芩;痰浊甚者,加胆南星、茯苓。

用药方法 1剂/d,用500ml煎至300ml,分早、中、晚服;病情缓者隔日1剂,10天为1个疗程。

适用病证 主治血管神经性头痛。症见头痛如刀割,如同火灼,裹头捧脸,两眼不能睁;伴口微渴不欲饮,二便通调,舌质淡红、苔白薄腻,面色淡白,脉弦细。证属风寒痰瘀,上蒙清窍者。

疗效观察 本方治疗血管神经性头痛110例,痊愈(头痛症状完全消失,随访半年未见复发)64例,显效(头痛症状大减,能坚持日常工作)27例,好转(发作症状减轻,次数减少)12例,无效(经治疗头痛未减轻)7例,总有效率93.6%。

验方来源 葛传富.湖北中医杂志,1992,2:26

36. 加减川芎茶调散

药物组成 川芎18～24g,白芍、丹参各15～30g,荆芥、防风、天麻、白芷、羌活各10～12g,菊花15g,细辛6～8g,延胡索10～15g,全蝎10g。

加减运用 寒重型,症见头痛剧烈,偏头痛或满头痛,抽搐痛,遇冷痛剧,舌淡苔白,脉浮紧者,主方中减去丹参、白芍、全蝎,加制川乌9g,蔓荆子12g,藁本15g;另以蜈蚣2条,全蝎、僵蚕各3g,共研末,分2次随药液或以温开水服下。

热重型,症见头热胀痛如裂,热重凉轻,面赤,口渴咽痛,便干溲赤,舌红苔黄,脉弦数者,主方中加蔓荆子2g,葛根、石膏各20g,黄芩12g;便干者,加大黄12g。

瘀血型,症见头痛如针刺,痛处固定,天阴或入夜尤甚,或有头部外伤史、脑震荡史,面色晦涩,舌有瘀斑,脉细涩者,主方中白芍易为赤芍,加桃仁、红花、五灵脂各12g;大枣5g,用黄酒煎服。

阴虚型,症见抽搐疼痛,缠绵不愈,颧赤烦热,健忘失眠,腰酸、心烦易怒,舌红少苔,脉细数。主方中减羌活,加生地黄、炙龟板、知母各15g,女贞子、黄柏各12g;另外,可去主方中的全蝎,加蜈蚣2条,全蝎、僵蚕各3g,共研末,分2次以药液或温开水送服。

用药方法 1剂/d,水煎服;重者2天3剂

适用病证 主治血管神经性头痛。

疗效观察 本方治疗血管神经性头痛56例,痊愈(头痛症状消失,随访半年以上未复发)38例,显效(头痛症状消失,半年内复发)14例,有效(头痛症状减轻至能忍受)4例,总有效率100%。

验方来源 王道轩,等.河南中医药学刊,1994,5:21～22

37. 天麻葛根汤

药物组成 天麻10g,葛根、川芎各10～30g,僵蚕、白芷、甘草各6g,细辛(后下)、全蝎末(分冲)各3g,蜈蚣末2g(分冲)。

加减运用 兼风热者,加菊花、黄芩;肝阳上亢者,去细辛、白芷,加白蒺藜、夏枯草、钩藤、石决明、牛膝;痰浊上扰者,合温胆汤加减;肝肾

不足者,加何首乌、枸杞子、山茱萸;血虚者,加熟地黄、当归、阿胶;气虚者,加黄芪、白术;痛在头顶者,加吴茱萸、藁本各 9g;痛在两侧者,加柴胡 9g,黄芩 4g,川芎重用至 20g;因受冷诱发或加重者,加桂枝、防风各 9g;有痰或伴恶心呕吐者,加法半夏或竹茹 9g;伴气短懒言、体倦乏力者,加黄芪 20g,党参 12g;伴头晕而胀、心烦、口干苦属肝阳上亢者,去细辛,加夏枯草 12g,菊花 10g,牛膝 15g;久治不愈,血瘀经脉或舌有瘀斑者,加全蝎 4g,地龙、赤芍各 10g,或合用失笑散。

用药方法 1 剂/d,水煎,分早、晚服。

适用病证 主治血管神经性头痛。症见头痛头晕,每因恼怒或劳累诱发或加重,痛甚则呕;伴口苦,心烦易怒,胸胁胀满,嗳气,舌边尖红、苔薄黄或薄白,脉弦或弦涩。证属气郁血瘀者。

疗效观察 本方治疗血管神经性头痛 50 例,经服药 3~46 剂(平均服药 14 剂),治愈(头痛发作消失,脑血流图检查正常)29 例,显效(头痛基本消失,发作次数减少,间歇期延长,脑血流图检查较以前有所改善)7 例,无效(治疗前后,症状及脑血流图检查均无明显改善)3 例,总有效率 94%。

验方来源 刘淑云,等. 河北中医杂志,1992,5:15

38. 芎蝎汤

药物组成 川芎 30g,蔓荆子 20g,全蝎 10g,红花 15g,葛根 30g,龙胆草 6g。

加减运用 痛剧者可加蜈蚣 9g;伴恶心呕吐者加半夏 10g,竹茹 10g,生姜 10g;伴头痛头晕者加制首乌 15g,枸杞子 30g。

用药方法 每日 1 剂,水煎至 200ml,每日 2 次,每次服 200ml,5 天 1 个疗程,连服 2 个疗程。

适用病证 血管性头痛。

疗效观察 治疗 78 例,治愈 43 例,好转 28 例,无效 7 例。

验方来源 王如沽. 芎蝎汤治疗血管性头痛 178 例. 山东中医杂志,1991,10(4):31

临证阐释 王氏认为本病属中医"头痛"、"头风"范畴,其病因虽多,但与先天禀赋不足,七情波动,劳倦过度关系密切,其病机为脏腑气血失调,导致气滞血瘀,痰浊闭阻经络,气血不通则痛,痛则气机逆乱生风。本方中川芎、红花活血化瘀为主,全蝎、蔓荆子熄风镇痉为辅,用葛根通脑络而疏风,用胆草引经而散郁热,诸药相合,共奏活血祛瘀,行气止痛,熄风止痉,清泄郁热之效。

39. 芎膏汤

药物组成 川芎10~15g,生石膏30~100g,钩藤15~30g,地龙10~15g。

加减运用 血瘀型加桃仁、红花、丹参、赤芍、水蛭;血虚型加当归、炒白芍、熟地、砂仁;阴虚型加生地、玄参、柏子仁、夜交藤;肝郁化火型加柴胡、胆草;肾虚型茺蔚子、五味子、沙苑子、女贞子。

用药方法 每日1剂,水煎至200ml,每日2次,每次服200ml。

适用病症 血管神经性头痛。

疗效观察 50例中除1例无效外,余均获效。

验方来源 张继成.芎膏汤治疗血管神经性头痛.河南中医,1984,增刊(45)

临证阐释 血管神经性头痛其病机责之血瘀有热生风,故拟芎膏汤活瘀通络,清热祛风。方中川芎、地龙活瘀通络;生石膏、钩藤清热祛风;恰中病机,临床疗效满意。

40. 头痛宁

药物组成 当归、川芎、红花、天麻、蒺藜、乳没各10g,蜈蚣2条,全蝎、细辛各3g,黄芪20g。

用药方法 每日1剂,水煎至200ml,每日2次,每次服200ml。20天1个疗程,停药后仍痛者隔1周再服。服药期间不并用它药。

适用病证 血管神经性头痛。

疗效观察 治疗55例,痊愈48例,占87.2%,显著好转4例,占7.2%,好转2例,占3.6%,无效1例,占1.8%。

验方来源 杨德松."头痛宁"治疗血管神经性头痛。四川中医,1990,8(8):38

临证阐释 血管神经性头痛责之风寒外袭,脑络血行瘀阻,不通则痛,欲止其痛必先通络,故方中当归、红花、川芎、乳没活瘀通络;天麻、蜈蚣、全蝎、蒺藜、细辛辛温通络祛风;络中风邪必虫类药奏效;加黄芪鼓舞阳气,以助血运。诸药合用驱邪不伤正,受活瘀通络,祛风止痛之

功效。

41. 加减川芎茶调散

药物组成 川芎10~12g,柴胡10g,羌活10g,白芷6~10g,薄荷3~4.5g,芥穗6g,菊花10g,泽泻12g,当归10g,丹参10~30g,白芍15~30g,菖蒲10g,郁金10g,首乌藤30g,甘草3g。

用药方法 每日1剂,水煎至200ml,每日2次,每次服200ml。30天1个疗程,停药后仍痛者隔15~30天再服1个疗程。服药期间不并用它药。

适用病证 血管神经性头痛。

疗效观察 治疗43例,痊愈11例(25.6%),观察2年,头痛未再发作;显著好转14例(32.6%),偶有轻微头痛,间歇期间明显延长,睡眠正常;好转12例(27.9%),头痛减轻,间隔延长,睡眠改善。无效6例(13.9%)。

验方来源 何莜仙,等.川芎茶调散加减治疗血管神经性头痛43例,1981,22(9):36

临证阐释 方中以羌活、白芷、薄荷、芥穗祛风,郁金、柴胡行气解郁,当归、川芎、丹参、首乌藤活血通络,泽泻、菖蒲利湿开窍,菊花疏外风、清头目,白芍柔肝止痛,首乌藤养血安神。诸药共奏祛风利湿,理气化瘀之功效。

42. 祛风通络汤

药物组成 川芎、白芍、葛根、藁本各15g,细辛、蝉衣、牛膝各10g,甘草6g,蜈蚣2条(研冲),全蝎3g(研冲)。

加减运用 瘀血甚者加赤芍、桃仁、红花;伴呕吐者加半夏、赭石;夹痰者加天竺黄、胆南星;风寒诱发者加桂枝、葱白;伴失眠者加炒枣仁、夜交藤。前额及眉棱骨痛者重用白芷,加升麻;两侧太阳穴处痛者加柴胡、黄芩;巅顶痛者加吴萸,重用藁本;枕骨及项部痛者加羌活,重用葛根。

用药方法 水煎服,每日1剂,分3次温服。10天1个疗程,疗程间可休息2~3天,一般1~5个疗程。

适用病证 临床症见,头痛病程长、间歇反复发作,呈跳痛或胀痛、痛有定处,缠绵难愈。

疗效观察 本组110例中,痊愈66例,显效22例,有效15例,无效7例;总有效率93.6%。

验方来源 刘贵仁,等.祛风通络汤治疗血管神经性头痛110例.江苏中医杂志,1988,7(11):7

临证阐释 方中川芎活血行气,祛风止痛,且能引诸药达病所,配白芍敛阴和营、养血祛风,葛根举清阳、生津液,以润脑络,改善脑血管之挛急;牛膝降浊气,与川芎通达上下,调和气机升降;甘草调和诸药,又可缓急止痛。蜈蚣、全蝎搜风通络止痛。诸药配伍,共奏祛风通络止痛之效。

43. 头痛煎

药物组成 川芎15g,羌活12g,细辛3g,白芷15g,赤芍15g,元胡10g,三七粉6g(冲服)。

加减运用 风热加桑叶、薄荷,痰湿重加半夏、桔梗、竹茹;肝旺加天麻、钩藤、菊花。

用药方法 水煎服,每日1剂,每日2次,可配安定2.5mg,每日2次。

适用病证 血管性头痛。

疗效观察 治疗51例,症状缓解12例,进步38例,无效1例,总有效率98%。

验方来源 徐启刚,等.头痛煎剂治疗血管性头痛51例.中医杂志,1986,27(2):35

临证阐释 方中川芎、赤芍、元胡、三七粉活血化瘀理气止痛,羌活、白芷、细辛散风止痛,诸药共奏活血理气、祛瘀止痛之效。

44. 头痛停糖浆

药物组成 丹参15g,当归10g,白芍10g,川芎12g,熟地10g,鸡血藤15g,夏枯草9g,珍珠母20g(先煎)、细辛2g(后下)、刺蒺藜10g,菊花6g,秦艽10g。

用药方法 上药加水1000ml煎煮后加入白糖溶化浓缩至100ml,每日1剂,12~15天为1个疗程,服药期间停服其他药物。

适用病证 高原地区血管性头痛。

疗效观察 治疗30例,治愈9例,占30%;显效18例,占60%;无

效 3 例,占 10%。

验方来源 俞子彬.中药头痛停糖浆治疗高原地区血管性头痛.中医杂志,1988,29(5):20

临证阐释 作者以"不通则痛"的理论治,应用以活血化瘀中药为主的头痛停糖浆治疗血管性头痛,获效满意。该方有降低全血黏度使血流加快,改善微循环功效。

45. 颅痛饮

药物组成 生白芍 20g,钩藤 30g,川芎 30g,细辛 15~18g,生石决明 50g(先煎)。

用药方法 每日 1 剂,水煎至 200ml,每日 2 次,每次服 200ml。

疗效观察 治疗 21 例,服药后头痛逐渐减轻,3~7 天内完全控制,并稳定 3 个月不复发者 17 例,服药 7 天以上,头痛发作减少,程度减轻者 1 例,无效 3 例。

验方来源 姚永年.自拟"颅痛饮"治疗血管性头痛.上海中医杂志.1986,2:36

临证阐释 血管性头痛患者,平素多有心烦易怒,头晕目胀,舌质偏红有瘀斑,脉象弦细或偏数等。病机属阴虚阳亢,脉络瘀滞。治当平肝潜阳,活血化瘀。方内石决明、钩藤潜阳熄风,宁静清空;川芎上达巅顶、散血中之风,血行风平,白芍养血缓急,和络止痛;细辛搜风止痛。

46. 祛风活血汤

药物组成 川芎、白芍各 30g,当归、白芷、赤芍各 15g,独活 12g,细辛 6g,薄荷 8g,僵蚕 10g,甘草 3g。

用药方法 每日 1 剂,水煎至 200ml,每日 2 次,每次服 200ml,1 周 1 个疗程。

适用病证 血管神经性头痛。

疗效观察 治疗 50 例,治疗 4 周痊愈 44 例,占 88%,有效 4 例,无效 2 例,总有效率 96%。

验方来源 朱志超.祛风活血汤治疗血管神经性头痛.四川中医,1992,10(11)27

临证阐释 本方川芎、当归、赤芍、僵蚕、独活、细辛活血行气化瘀,祛风通络止痛为主,含治风先治血之意。白芍、白芷、薄荷加强祛风活血止痛作用。临证时还需注意头痛的部位及兼症,选用引经药直达病所。

47. 熄风通络汤

药物组成 川芎 10~30g,当归、菊花、白蒺藜各 10g,全虫粉 2g(吞服),天麻 10g,夜交藤、石决明(先煎)各 30g。

加减运用 因风寒诱发者加细辛 3g,白芷 10g;夹痰者加半夏 10g;阴虚明显者加生地、枸杞子各 15g。

用药方法 每日 1 剂,水煎至 200ml,每日 2 次,每次服 200ml,5 天为 1 个疗程,治疗期间停用其他药。

适用病证 发作性头痛,呈跳痛、胀痛或针刺样痛。

疗效观察 近期治愈 13 例,显效 13 例,有效 10 例。

验方来源 朱乐平. 道络汤治疗血管性头痛 36 例临床观察. 江苏中医,1991,(2):17

临证阐释 血管性头痛属"头风"范畴,如脏腑经络发生病变或气血运行不畅,均可引起头痛。其病理多为风阳上扰,瘀血阻络,故本方用川芎、全虫、当归通络搜风止痛,天麻、菊花、白蒺藜、石决明平肝熄风潜阳,夜交藤和络安神。本方具有平肝熄风、通络止痛之功效。

48. 四味芍药汤

药物组成 白芍 30g,生牡蛎 30g,丹参 30g,甘草 6g。

加减运用 偏头痛为主者加柴胡 10g;头痛甚者加川芎 30g;口苦心烦者加山栀子 10g。

用药方法 每日 1 剂,浓煎分 3 次饮,每 7 剂为 1 个疗程,一般服药 2~3 个疗程。

适用病证 头痛、目眩、心烦及自主神经功能紊乱(如失眠、耳鸣)、脉象多弦。

疗效观察 治疗 68 例,治愈 36 例,占 53%,好转 28 例,占 41%,无效 4 例占 6%,总有效率 96%。

验方来源 胡意明. 四味芍药汤治疗血管性头痛 68 例. 湖南中医杂志,1991,7(1):450

临证阐释 根据血管性头痛以头痛、目眩、心烦及自主神经紊乱,脉象多弦为主要临床表现。采用柔肝潜阳、活络熄风之四味芍药汤治疗。方中重用白芍、生牡蛎以柔肝潜阳；白芍配甘草酸甘化阴，缓急止痛；丹参养血活络。

49. 川细羌薄吸入剂

药物组成 川芎、细辛、羌活、薄荷脑、茶叶、荆芥、桔梗、防风等。

用药方法 将上药干燥粉碎，加适量扑尔敏，过80目筛，于头痛发作时令其仰卧，取药1小撮(约0.1g)，置头痛侧鼻孔前吸入，用口呼气，如此反复吸、呼。

适用病证 肌肉紧张性头痛及神经功能性头痛、血管性头痛、神经血管性头痛。

疗效观察 显效278例，占56.1%，好转158例占31.9%，有效35例占7%，无效25例，占5%，总有效率95%。

验方来源 林凤山，等．中药鼻吸入剂治疗功能性头痛496例临床观察．中医杂志，1989，(8)477～479

临证阐释 本组头痛病例，均为功能性头痛，以风邪上扰，内伤七情者为多，治宜祛风除邪，散瘀止痛为大法。方中川芎上行头目，有祛风散邪、理气化瘀作用为治疗头痛之主药。辅以细辛、羌活、荆芥、防风等祛风胜湿；茶叶、薄荷脑，疏风散热、清利头目。佐以桔梗以载诸药上行。全方共奏疏风散邪，散瘀止痛之效。

50. 清空膏

药物组成 川芎、羌活各10～15g，淡黄芩15g，川黄连、柴胡各10g，防风12g，炙甘草6～10g。

加减运用 病程长者加蜈蚣1～2条，太子参20g或红参6g，白蒺藜12g；头痛连面或牵引牙龈者，加细辛3g，生石膏30g。

用药方法 每日1剂，水煎至200ml，每日2次，每次服200ml。

适用病证 各种原因引起的头痛。

疗效观察 治疗12例全部有效。其中1剂疼痛缓解者2例，2剂缓解者2例，3剂缓解者6例，6剂和9剂缓解者各1例。

验方来源 顾为琰，许健．清空膏治疗顽固性头痛12例．浙江中医杂志，1991，6：248

临证阐释 方中川芎祛风止痛之功颇佳，又乘升散之性，故能上行头面；羌防祛风胜湿止痛，通达周身而上行，直入太阳，上达巅顶，均为治疗头痛要药；柴、芩清利少阳之邪，黄连善清阳明胃家湿热，偕清头面之风火；使以甘草调和诸药。若病程长，加蜈蚣通络，搜剔经络之邪，并加太子参益气扶正，兼顾其本；若痛及牙面，则入辛、膏发越阳明之火。

51. 芎牛汤

药物组成 川芎30g，牛膝60g，茺蔚子15g，制香附10g，滁菊花10g，桂枝6g，生甘草6g，双勾藤15g(后下)。

加减运用 月经期间发作加当归12g，熟地12g(砂仁2g拌打)，赤芍10g，荆芥3g；精神紧张、过度疲劳发作者加生黄芪12g，酸枣仁15g；阴虚阳亢、高血压者加生石决明30g(先打入)，豨莶草15g；聚集性头痛加栀子9g，白芷6g，薄荷4.5g(后下)。

用药方法 每日1剂，水煎至200ml，每日2次，每次服200ml。

适用病证 偏头痛。

疗效观察 服12剂以内头痛发作停止，并稳定至半年以上者判为近期愈者，共13例；服12剂以内头痛发作缓解，疼痛次数及时间缩短者为好转，共16例；共治疗31例，有效率为93％左右。

验方来源 姚意才."芎牛汤"治疗偏头痛31例．中医杂志，1985,26(1):59

临证阐释 作者认为川芎、牛膝比例应为1:2，可通达上下，调和升降。诸药共奏平肝祛风，通络止痛之功效。

52. 钩蝎散

药物组成 炙全蝎、钩藤、紫河车各18g。

用药方法 上药共研细末装胶囊(每粒含生药0.3g)，每次服0.9g，每日3次。痛定后药量酌减，每日或间日0.9g，以巩固疗效。

适用病证 肝肾不足，风阳上扰之偏头痛。

疗效观察 本组20例患者，均在服药12小时内头痛渐趋缓解，48小时后疼痛明显减轻，继则疼痛消失。1年后随访18例，除1例复发20次外，余均未复发。

验方来源 孙刚，等．钩蝎散治疗偏头痛26例临床观察．江苏中医,1988,9(4):10

53. 桃红四物汤

药物组成 桃仁10g，红花8g，川芎10g，当归12g，生地15g，熟地

15g,白芍 12g。

用药方法 每日 1 剂,水煎至 200ml,每日 2 次,每次服 200ml。服用 15~18 剂为 1 个疗程。治疗期间停服其他药物。

适用病症 偏头痛。

疗效观察 治疗 63 例,近期治愈 14 例,占 22.2%;显效 25 例,占 39.7%;好转 19 例,占 30.2%;无效 5 例,占 7.9%,总有效率 92.1%。

验方来源 潘北桂,等．桃红四物汤治疗偏头痛 63 例疗效观察．中医杂志,1985,26(6):24

临证阐释 方中桃仁活血润下,红花祛瘀生新,川芎行气活血,当归活血补血,生地凉血,熟地补虚,白芍养血柔肝。诸药同用,具有通络祛瘀、活血养血之功效。

54. 活血化瘀汤

药物组成 川芎 30g,紫丹参 15g,当归 12g,菊花 10g,天麻 10g,藁本 10g,白芷 10g,郁金 10g,全蝎 5g,蜈蚣 5g,甘草 5g,细辛 3g。

用药方法 全蝎、蜈蚣 2 条(去头足)焙干、研末吞服。其他药物放入罐中,加冷水 1000ml,浸泡 60 分钟,武火煎 10 分钟,取汁 300ml,分 3 次温服,每日 1 剂。服药期间停服其他药物。

适用病证 瘀血性头痛。

疗效观察 共治疗 120 例,近期痊愈 36 例,显效 72 例,无效 12 例,总有效率 90%。

验方来源 粟俐,等．瘀血性头痛 120 例临床疗效观察．云南中医杂志,1991,12(5):24

临证阐释 头为诸阳之会,五脏六腑精清之气血均汇于此,感受风寒湿热诸邪,久病成瘀至头痛。方中当归、川芎、丹参活血化瘀;藁本、白芷、细辛散寒止痛;菊花疏散风热,天麻、郁金祛风解郁;加全蝎、蜈蚣搜经剔络,祛除诸邪,甘草调和诸药而收功效。

55. 九白镇痛汤

药物组成 白菊花 10~30g,白芍 10~30g,白芷 10~30g,白芥子 6~18g,白附子 3~10g,白僵蚕 3~10g,白蒺藜 6~18g,白术 10~24g,葱白 1~5 茎,葛根 10~30g,制乳、没各 3~15g,甘草 6~12g。

加减运用 风寒型重用白芷、葱白;风热型重用白菊花、葛根,加黄芩;肝阳上亢减白附子,重用白芍、白僵蚕、白蒺藜,酌加夏枯草、生龙牡;瘀血型重用白芷、白僵蚕、制乳、没,加桃仁、红花郁金;气虚重用白术,加黄芪、党参、首乌;血虚重用白芍,加首乌、枣仁、熟地、杞果;肾虚加补肾药;冷痛、剧痛者重用白附子,加川乌;痰湿型重用白芥子、白附子。

用药方法 每日1剂,水煎至200ml,每日2次,每次服200ml。

适用病证 各类头痛。

疗效观察 共治疗248例,除4例自动停药外,全部治愈。

验方来源 袁源.九白镇痛汤治疗头痛248例.河南中医,1989,(1):32

临证阐释 顽固性头痛,其因责之风、火、痰、瘀阻滞,脑络不通,故用九白镇痛汤溶疏风、清热、化痰、活血通络、透窍为一炉,每获良效。

56. 救脑汤

药物组成 辛夷9g,川芎30g,细辛3g,当归30g,蔓荆子6g。

加减运用 头痛而目胀赤者加钩藤30g,龙胆草10g,石决明30g;气虚神疲者加生芪15g,党参12g;失眠多热者加炒枣仁15g,夜交藤15g,生龙骨15g,生牡蛎15g;久痛不止、瘀阻脉络者加水蛭6g,蜈蚣3条,全蝎5g;寒呕者加半夏10g,吴茱萸6g,生姜5g;热呕者加代赭石15g,竹茹15g。

用药方法 每日1剂,水煎至200ml,每日2次,每次服200ml。

适用病证 顽固性头痛,无发热恶寒和其他阳性体征,多数失眠。

疗效观察 治疗头痛82例,治愈53例,占64.63%;头痛减轻者19例,占23.91%;总有效率87.8%;服药3~6剂无效者改用他法治疗10例。

验方来源 刘寿年,等.《辨证录》救脑汤治疗头痛.湖北中医,1984,(1):13

临证阐释 救脑汤为治疗风寒犯脑,络脉瘀阻之头痛良方。张元素曰:"细辛治少阴头痛如神,亦治诸阳头痛。蔓荆子治疗太阳头痛;川芎上行头目,下行血海,能散肝经之风,治厥阴头痛及血虚头痛之圣药也"。辛夷引诸药入脑而止头痛,加入当归辛甘润补血和营以润燥,寓血行风自灭之意。

57. 止痛方

药物组成 生石膏25g,郁金10g,白芍15g,菊花15g,僵虫10g,蔓荆子20g,炒枣仁20g,夜交藤50g,龙骨30g,山栀子15g,红花15g,石斛25g。

加减运用 阴虚内热盛者加知母,并重用石斛;肝胆火盛者加龙胆草;阳明胃热盛者重用生石膏、山栀子;血瘀者加桃仁、赤芍。

用药方法 每日1剂,水煎至200ml,每日2次,每次服200ml。

适用病证 顽固性头痛,属内伤头痛。

疗效观察 治疗150例,痊愈126例,占84%;显效15例,占10%;无效9例,占6%。

验方来源 孙岩. 止痛方治疗顽固性头痛. 吉林中医药,1987,(4):13

临证阐释 此病多为情志不和,肝失疏泄,郁久化火则使肝阴内耗,风阳升动,上扰清空而至痛;或因久病入络,血瘀气滞,阻塞脉络而作痛。本方临床辨证运用,效果较好。

58. 蜈蚣芎龙汤

药物组成 蜈蚣2条(带头足),地龙、夜交藤各15g,川芎30g,白芷10g,柴胡、菊花各10g。

加减运用 血瘀者加桃仁、赤芍各12g,归尾15g;气虚者加党参12g,黄芪30g;心烦失眠者加天麻12g,炒枣仁15g。

用药方法 每日1剂,水煎至300ml,每日2次,每次服150ml。1周为1个疗程,3个疗程无效者则停药。

适用病证 偏头痛。

疗效观察 治病32例,痊愈26例,有效5例,无效1例,总有效率97.87%。

验方来源 路春福. 蜈蚣芎龙汤治疗偏头痛. 四川中医,1991,(11):14

临证阐释 方中蜈蚣、地龙有祛风止痉、通络止痛之功;川芎行气开郁,活血止痛;菊花清热祛风;白芷、夜交藤熄风止痉,安神宁心;柴胡理气解郁,为治疗偏头痛之引经药。诸药合用,则偏头痛可治。

59. 归芷芎辛汤

药物组成　当归 12～18g,白芷 12～18g,赤芍 18g,白芍 18g,川芎 10g,酒地 10g,红花 10g,细辛 4～5g,丹参 20g,三七 3g(冲)。

加减运用　失眠多梦加夜交藤、合欢皮;情绪不畅加香附、郁金。

用药方法　每日 1 剂,水煎至 200ml,每日 2 次,每次服 200ml。

适用病证　顽固性头痛。

疗效观察　治疗 40 例,治愈 28 例,好转 10 例,无效 2 例,总有效率 95%。

验方来源　李德杰. 补血活血法治疗头痛 40 例. 陕西中医,1991,12(4):151

临证阐释　头痛经久不愈,虚而滞者多见。方用丹红四物汤加三七,意在补血活血;白芷、细辛伍用引药归经,相得益彰。是补血与行血之中,散滞在活血之中,具有"标本兼顾"之效。

60. 芎蚕镇痛汤

药物组成　川芎 30g,僵蚕 10g,天麻 10g,细辛 1.5～3g,生白芍 15g,酸枣仁 15g,葛根 15g,白芥子 3g。

用药方法　每日 1 剂,水煎至 200ml,每日 2 次,每次服 200ml。

适用病证　左侧痛、右侧痛,双侧痛以一侧为主。

疗效观察　治疗 50 例,治愈 27 例,占 54%;显效 10 例,占 20%;好转 8 例,占 16%;无效 5 例,占 10%,总有效率 90%。

验方来源　刘德恒,等. 芎蚕镇痛汤治疗偏头痛 50 例临床观察. 天津中医,1988,(6):10

临证阐释　作者认为本病多为外邪自表侵于经络,上犯巅顶,清阳之气受阻,而至气血不畅,阻遏络道,水湿停聚不行而聚结成痰。故治以祛风散结,配以活血止痛。方中川芎味辛性温,但升散而不能下守;配以酸枣微苦寒的生白芍,以其养血柔肝,缓急止痛,以防川芎升散太过;僵蚕可熄风解痉;白芥子善搜皮里膜外经络筋骨之间痰结;细辛止痛效果甚佳;葛根可生津、升散,尚有扩张脑血管的作用;酸枣仁养心安神。诸药合用共具祛风化痰、活血镇痛之力。

61. 活血补肾汤

药物组成　川芎,红花,赤芍,白芍,丹参,旱莲草,枸杞子,仙灵脾,

肉苁蓉,生铁落,地龙,生南星,菖蒲。

用药方法 每日1剂,水煎至200ml,每日2次,每次服200ml,3个月结束疗程。

适用病证 育龄期偏头痛。

疗效观察 治疗54例,控制8例,显效28例,有效14例,无效4例,总有效率92.6%。

验方来源 李华.活血补肾法治疗育龄期偏头痛.四川中医,1991,(3):33

临证阐释 方中川芎、赤芍、红花、丹参活血化瘀;旱莲草、枸杞子、仙灵脾、肉苁蓉滋肾温阳;兼用生铁落、地龙、南星、菖蒲以熄风化痰。方药周密,故能获效。

62.蔡友敬芎芍镇痛汤

药物组成 川芎30g,白芍15g,白芷10g,羌活10g,柴胡10g,香附10g,钩藤15g,珍珠母30g,生甘草3g。

加减运用 疼痛剧者加全蝎4只,蜈蚣2条;偏热者加黄芩10g、菊花10g;偏湿者加薏苡仁30g、白扁豆30g;偏寒者加细辛3g;偏风者加僵蚕10g,夹瘀者加丹参15g,赤芍10g。用药方法:水煎服,每日1剂。

适用病证 血管性头痛证属肝阳偏亢,气机失调,升降不协。

验方来源 蔡光斗.蔡友临床经验集.厦门:厦门大学出版社,1983,112~113

临证阐释 本方由散偏汤加川芎茶调散加减而成,具有祛风镇痛、平肝潜阳的作用。方中川芎入肝为治疗头痛的要药。它具有祛风止痛,活血行气之功效,对于气血阻滞之痛有独特的疗效,但其量要大,一般以30g为宜,少则效差。白芍具有养血敛阳、平肝止痛的作用,对头痛及可以平抑肝阳,用于肝阳亢盛的头痛;又可以抑制川芎之辛燥,协同共奏镇痛的作用。白芷祛风胜湿,活血止痛,痛在阳明经者必用。羌活祛风镇痛,痛在太阳经者必用。柴胡疏肝解郁,升举阳气,痛在少阳经者宜之。

63.程门雪经验方

药物组成 生地12g,天、麦冬各9g,石斛9g,珍珠母18g(先煎),

煅龙齿 12g(先煎),茯神 9g,炒枣仁 9g,夜交藤 12g,夜合花 6g,炒杭菊 9g,钩藤 9g(后下),炒牡丹皮 4.5g。

用药方法 水煎服,每日 1 剂。

适应病证 偏头痛证属阴虚肝阳上亢。

病案举例 田某,男,54 岁,失眠多梦,头痛偏左,舌红中剥,脉细弦数,发当滋水济火,平肝潜阳。

验方来源 上海中医学院. 程门雪医案. 上海:上海科学技术出版社,1982,99

临证阐释 本方用生地、天冬滋肾阴,麦冬、石斛养肺胃之阴,均治其本;珍珠母、龙齿平肝潜阳;茯神、枣仁、夜交藤、夜合花安神,以治其标。滋阴与安神药相配,可以济阳;滋阴与平肝药相配,可以涵肝,则为标本同治之配合法。程老认为:肝阳之升扰于上者,投石类、介类以重镇、潜降,不能完全使之下降,常须加入辛凉清泻之品,如薄荷、钩藤、菊花、桑叶、蔓荆子之类,使之从上而散,具有在"上者因而越之"之意,是为"从治"之法,肝火既旺,重镇、降之外,常须加入清肝药如牡丹皮、栀子、苦丁茶、龙胆草、黄芩之类,清其气火,使之从下而泄,是为"逆治"之法。服药后或则头目清醒、痛胀减轻,或则烦热消失、炎上悉平,可见标本、主次之兼顾与配合,至为重要。

64. 黄文东经验方

药物组成 天麻 4.5g,石决明 30g,钩藤 15g,赤白芍各 9g,蔓荆子 12g,桑叶 9g,菊花 9g,桃仁 9g,全蝎粉 1.5g(吞服,另装胶囊);头痛剧烈时,另吞羚羊粉 1.5g。

用药方法 水煎服,每日 1 剂。

适应病证 偏头痛证属肝阳扰动,络有宿瘀。

病案举例 徐某,男,30 岁,头痛偏左已 1 年,发作时痛甚剧,兼有重压感。血压有时偏高,舌质红,苔薄黄,脉弦。平时多用脑力,夜寐较差,病久不愈,此连续作痛,已有月余。治以平肝潜阳,活血通络之法。上方服用 7 剂后,头痛大减,虽在原方基础上家用益气养阴之法以防复发。

验方来源 上海中医学院附属龙华医院. 黄文东医案. 上海:上海科学技术出版社,1977,93

临证阐释 本例属于烦劳过度引起肝阳上升,发生头痛。患者由

于工作较忙,以致影响睡眠,引起肝阳上升,故头痛时作,且病处不移,有重压感,日久不愈。黄医师认为"络有血瘀",故前方加入活血化瘀药,共服1月余,头痛基本痊愈,为了防止复发,嘱停药后常服菊花、麦冬、北沙参各9g,煎汤饮之,以巩固疗效。

65. 田乃庚经验方

药物组成 全蝎6g,蜈蚣3条g,僵蚕15g,白附子9g,防风9g,天麻9g,川芎9g,何首乌18g,当归12g,白芍9g,黄芩10g,石膏30g,大黄6g。

加减运用 属寒者加制川草乌各3g,细辛6g;属热者加黄芩12g,生石膏24g;阴血不足明显者重用何首乌、当归;阳亢脉弦者加白芍18g、石决明30g。

用药方法:水煎服,每日1剂。

适应病证 偏头痛证属肝火冲逆,风痰上扰。

病案举例 杨某,女,28岁。病起于产后,左侧头痛不欲食,动以及刷牙或触及面部而诱发,伴头晕耳鸣,烦躁易怒,溲黄便秘。舌红苔黄,脉弦而滑。治以柔肝熄风,化痰清热泻火。上方4剂大便已通,头痛发作次数减少,发作亦轻,其他症状好转。上方去大黄继服12剂,头面部疼痛基本控制,诸症缓解。改拟养血为主,稍佐风药以巩固。又服8剂,头痛止而停药。

验方来源 杜怀棠.中国当代名医验方大全.石家庄:河北科学技术出版社,1990,299

临证阐释 本方由三方化裁而来,一是主治口眼歪斜的牵正散;二是《兰室秘藏》"治眉骨病不可忍"的选奇汤;三是孟文瑞《春脚集》"治一切头痛,不拘正痛。或坐或右偏痛皆效"的立愈汤。三方化裁,诸药配合,标本兼顾,具有祛风化痰,养血止痛之功。

66. 施今墨经验方

药物组成 吴茱萸6g,蔓荆子6g,苦桔梗5g,清半夏6g,白僵蚕5g,白蒺藜12g,生姜渣10g,辛夷5g,北细辛3g,酒当归6g,酒川芎5g,生、熟地黄各10g。

用药方法 水煎服,每日1剂。

适应病证 头痛证属胃寒气郁。

病案举例 祝某,男,42岁。解放前经商,生活无保障,思虑焦急,日久则生胃病,最怕寒凉。继而头痛,自觉如带重盔之沉闷,屡经检查均为神经衰弱。服镇静剂,初则有效,后即失去作用。解放后生活无忧,夙疾未除,又添加左鼻孔阻塞不适。舌质淡,苔薄白,脉象沉缓。上方4剂,头痛变为隔日发作1次,鼻塞时通时阻,服药略觉舒服,睡眠好,食量增,前方加减化裁服用数周而愈。

验方来源 祝谌予. 施今墨临床经验集. 北京:人民卫生出版社, 1982, 150~151

临证阐释 思伤脾,脾胃相表里,胃为阳腑,最为寒冷,遇冷则发病,胃寒可知。寒气冲逆则头痛沉重,鼻塞亦为不通之象。故拟温散辛通开郁法治之。

67. 张伯臾经验方

药物组成 生地黄24g,玄参9g,麦冬9g,炒牡丹皮9g,生鳖甲18g,生龟甲18g,生白芍30g,炙甘草6g,牡蛎30g(先煎),细辛1.8g。

用药方法 水煎服,每日1剂。

加减运用 脾虚加怀山药,太子参。

适应病证 头痛证属阴虚肝风入络。

病案举例 王某,女,42岁,左面部疼痛连及太阳穴,入夜剧痛如锥刺,已经旬日,舌红中剥而干,脉弦细。头痛先分表里,再究寒热虚实,平脉察证,夜间属阴,思烦过度阴血受伤,肝脏失养,肝风上扰,治拟养阴而平肝风。上方7剂,左面部剧痛即止,有时稍感隐痛,大浪之后,余波未静。再拟养阴和中,肝脾同调,月余而愈。

验方来源 陈熠. 张伯臾医案. 上海:上海科学技术出版社, 1979, 109~110

临证阐释 本例辨证之关键在于头痛如锥刺,日轻夜剧,舌红少津脉细,此乃肾阴不足,水不涵木,肝经风阳上扰作祟,即阴虚肝风入络之患也。故方用三甲复脉汤养育肝肾之阴液,镇潜上扰之风阳,又入细辛补肝祛入络之风而止痛,标本兼治,而获卓效。

68. 颜德馨羌活桃红四物汤

药物组成 羌活9g,川芎9g,生地15g,赤芍9g,桃仁9g,当归9g,红花9g。

加减运用 若痰湿头痛且重者,配苍术、半夏、升麻,肝火头痛且胀者,配黄芩、夏枯草、石楠叶,阴虚头痛且晕者,佐以生地、枸杞子、白芍,头痛不已者则辅以全蝎、蜈蚣、蜂房等虫蚁搜剔之品。

用药方法 每日1剂,水煎服。

适应病证 血管神经性头痛。

病案举例 刘某,女,42岁。患偏头痛18年,每于气候变化或劳累时诱发,月经前后加剧,作脑电图、脑血流图、X线摄片等检查均正常。就诊时适值经期,头痛剧作,右侧颞部跳痛,痛连目眶,患者精神萎靡,面色黯滞,来经不畅,色暗夹块,伴有腹痛,舌紫苔薄白,脉沉涩。邪风久羁入络,血瘀阻于清窍,治宜祛风活血。药用,羌活桃红四物汤。5剂后经来见畅,色也较鲜,旋即腹痛减轻,头痛小安,惟脉沉涩未起,舌紫微退,宿瘀久伏之证,原方加石楠叶9g,蜂房9g,乌梢蛇9g,全蝎粉1.5g,蜈蚣粉1.5g,和匀另吞。在服1周头痛即止,脉沉涩已起,舌紫见淡,随访1年病未再发。

验方来源:米一鹗. 首批国家级名老中医效验秘方精选. 北京:今日中国出版社,1999,175

临证阐释 本方由桃红四物汤加羌活而成,用药简练,组方特点羌活与川芎配伍。羌活辛苦性温,气味雄烈,上升发散,能上巅顶长于搜风通络。配以川芎性温香窜,活血行气,上行头目,取"治风先治血血行风自灭"之意。两者相使药效之上脑络而奏祛风活血通络止痛之效,既治表征头痛亦治内伤头风。故《本草逢源》谓:羌活"与芎通用,治太阴厥阴头痛。"与桃红四物汤活血化瘀为治内伤头痛专用基本方。

69. 柴胡川芎饮

药物组成 柴胡15g,当归15g,白芷15g,僵蚕15g,葛根15g,白芍15g,川芎30g,细辛7.5g,吴茱萸10g,甘草10g。

用药方法 每日1剂,水煎服。

适应病证 偏头痛。

疗效观察 治疗56例,痊愈36例,显效15例,好转5例。

病案举例 刘某,女,27岁,1985年1月11日诊。左半侧头痛,间断发作12年。每次发作前双手麻木,眼冒金花,继之左半侧头部剧烈刺痛或跳痛,以颞部为重,牵连眼眶和左上齿疼痛,伴恶心,呕吐,四肢不温。20天左右发作1次,每次持续2~3天。本次发病1天,舌质黯淡,苔薄白,脉弦紧。诊断:偏头痛,乃肝经上犯清阳而致。方用柴胡川芎饮加半夏15g,生姜3片。水煎服。服药6剂,诸症消失。随访2年余,头痛未再发作。

验方来源 哈尔滨市解放军第211医院中医科陈治水.四川中医,1988,(5):31

70. 芎牛汤

药物组成 川芎30g,牛膝60g,茺蔚子15g,双钩藤15g(后下),制香附10g,滁菊花10g,桂枝6g,生甘草10g

用药方法 每日1剂,水煎服。

适应病证 偏头痛。

疗效观察 治疗31例,痊愈13例,好转16例,无效2例。典型偏头痛疗效较好,普通偏头痛者疗效较差。

验方来源 广西河池地区中医院姚意才.中医杂志,1985,(1):59

71. 头痛赛鼻散

药物组成 川芎50g,白芷50g,炙远志50g,冰片7g。

用药方法 共研极细末,装瓶密贮勿泄气。以绸布一小块,包少许药末,塞入鼻孔,右侧头痛塞左鼻,左侧头痛塞右鼻。

适应病证 偏头痛。

疗效观察 一般塞鼻3~5分钟后头痛逐渐消失,有的塞鼻窍得嚏后,自觉七窍畅通而痛止。复发时再用仍有效。

病案举例 顾某,女,43岁,工人。偏头痛年余,每月发作1~2次,每次持续3~4天,发作时不能坚持工作,因畏服煎药,单纯给予头痛赛鼻散一瓶,每次取少许以绢包裹塞鼻,塞后即可止痛,痛发时再塞亦取效,连塞2天即完全蠲止,半年余未再复发。

验方来源 江苏省南通市中医院吴震西.中医杂志,1982,(2):68

72. 曙光血管性头痛方

药物组成 生石决30g(先下),大川芎9g,香白芷4.5g,北细辛4.5g。

用药方法 每日1剂,水煎服。

适应病证 血管性头痛。

疗效观察 治疗100例,近期治愈53例,好转46例,无效1例。

病案举例 郁某,女,68岁。反复发作性头痛10余年。1977年,服本方7帖得瘥。1981年5月,头痛又发,有呕无吐,检查 N.S 阴性,眼底乳头边清,生理凹陷存在,诊断为普通血管性头痛。5月28日起服本方7帖后,头痛减轻,再服14帖,头痛消失。3月后随访未发。

验方来源 上海中医学院附属曙光医院马瑞寅. 上海中医药杂志,1983,(7):20

73. 头痛煎剂

药物组成 川芎15g,白芷15g,赤芍15g,羌活12g,元胡10g,三七粉6g(冲服)。

用药方法 每日1剂,水煎服。配合安定2.5g,每日2次。

适应病证 血管性头痛。

疗效观察 治疗51例,缓解12例,进步38例,无效1例。

验方来源 甘肃省人民医院徐启刚,等. 中医杂志,1986,(2):34

74. 头痛灵糖浆

药物组成 川芎10g,僵蚕15g,延胡索30g,姜半夏9g,生白芍12g,蜈蚣4条。

用药方法 按上述比例投药,分别经煎煮法和渗漉法提取制成糖浆剂100ml。每次口服50ml,每日2次,连续10天为1个疗程。

适应病证 血管神经性头痛。

疗效观察 治疗47例,显效24例,有效22例,无效1例。

病案举例 潘某,女,28岁,工人。发作性左颞侧头痛12年,为搏动性头痛,伴同侧眼眶痛,每月发作2～3次,最近5、6年发作伴呕吐,入夏更易发作。予头痛灵糖浆1000ml,依法照服,头痛愈,随访3个月未见复发。

验方来源 浙江省中医院陈梅,等. 浙江中医杂志,1986,(4):158

75. 颅痛饮

药物组成 川芎30g,白芍30g,钩藤30g,细辛15～18g,生石决明60g(先煎)。

用药方法 每天煎服1次,分2次服,头痛控制后再继服3～5剂以资巩固。

适应病证 血管神经性头痛。

疗效观察 治疗56例,痊愈42例,显效9例,无效1例。

病案举例 周某,女,32岁,1986年4月10日诊。曾患血管性头痛多年,每于经期或月经将至时发作。平素情志抑郁不畅,此次因月经过期3天未行,头痛突然发作。位于右侧,固定不移,剧烈难忍,伴有搏动感,舌红,苔薄白,脉弦细。遂予颅痛饮1剂。上午初啜头服,疼痛霍然而止,下午再服2煎,当夜即酣然入睡。翌日晨起,自觉脑清神爽,随访3个月未见复发。

验方来源 姚永年.浙江中医杂志,1986,(12):555

76. 加减半夏白术天麻汤

药物组成 法半夏、天麻、陈皮各10g,白术、蔓荆子各15g,茯苓20g,甘草5g,生姜3片,大枣2枚。

加减运用 头部有轻微麻木者,加石菖蒲、钩藤各15g;头痛重者、胸脘痞闷、恶心欲吐者,加瓜蒌皮15g,竹茹9g;头痛兼头晕、耳鸣、脉弦者,加钩藤15g,黄芩10g,柴胡12g;头痛而见面色少华、心悸不宁、脉细弱者,去法夏,加当归12g,川芎9g,鸡血藤、首乌藤各20g。

用药方法 1剂/d,水煎2次,分早、晚服。

适用病证 主治紧张性头痛,症见双侧或整个头部弥漫性压紧痛,胸脘痞闷,恶心呕吐,头晕耳鸣,舌淡、苔白腻,脉弦滑。证属痰浊上泛头痛者。

验方来源 赵玉刚.中医药学报,1999,3:27

疗效观察 本方治疗紧张性头痛68例,经服药5~28天(平均12天),治愈(头痛症状完全消失,随访1年未见复发)49例,好转(头痛症状消失,但有复发)18例,无效(头痛不缓解)1例。

77. 头风散

药物组成 白芷75g,川芎30g,炙川乌30g,生甘草30g,天麻30g。

加减运用 兼肝火盛者以龙胆泻肝汤加石决明30g煎汤送服;胃火盛者玉女煎送服;肾亏者六味地黄汤送服。

用药方法 诸药研细,每日2次,每次3g,以细茶1撮,薄荷1.5g泡水送服。

适用病证 肌肉紧张性头痛。

疗效观察 治疗 50 例,治愈 25 例,好转 19 例,无效 6 例,总有效率 88%。

验方来源 张家驹. 头风散为主治疗肌肉紧张性头痛 50 例. 中医杂志,1986,27(8):20

临证阐释 方中白芷、川芎、天麻入阳明、少阳、厥阴,祛头部潜伏之风邪,乌头、白芷、川芎祛风散寒,通络止痛,为各种风寒性头痛之要药;肝草和中益气解毒,更以细茶、薄荷清利头目者为引,共奏祛风镇痛,疏经和血之功。

78. 周超凡偏头痛Ⅰ、Ⅱ号

药物组成 Ⅰ号方:当归 10g,川芎 10g,白芍 10g,香附 10g。

Ⅱ号方:当归 10g,川芎 10g,白芷 10g,防风 10g。

加减运用 (1)辨证性:偏头痛一般病程较长,顽固难治。虽说疼痛固定在局部,但很多情况下会影响全身。而全身机能状况如何,又直接影响头痛的治疗。两者常互相影响,互为因果,互为致病因素。因此,治疗偏头痛时,必须着眼全身状况,结合个体差异,辨证分析。头痛头晕,烦躁易怒者加入钩藤,生石决明,大便干者加入决明子;头痛且胀,痛如针刺刀割,或头部有外伤史者,加入丹参,桃仁,红花;气血虚弱者,加入熟地,阿胶,党参;痰浊上犯者,加入清半夏,茯苓,陈皮;呕吐浊唾沫者,加入吴茱萸,干姜;精神抑郁者,加入合欢皮,炒酸枣仁,夜交藤;头部攻冲作痛者,加入杯牛膝,代赭石;面红目赤便干者,加入生石膏,牛蒡子;手足发凉,一身尽痛者,加入桂枝,细辛,延胡索,丹参;久痛入络者,加入全蝎,蜈蚣。

(2)辨部位:对于病程较长,发作频繁,头痛剧烈,部位固定的患者,还必须根据疼痛的部位和特点,使用引经药,引药直达病所而一举建功。头痛于两侧,加入柴胡、黄芩;头痛于巅顶,加入藁本,或重用防风;头痛于前额连眉棱骨处,加入或重用白芷;头痛于颞部连眼处,加入蔓荆子,重用川芎;头痛于后脑连颈处,加入葛根,羌活;痛连齿龈,甚则面部肌肉痉挛抽搐者,加入蝉蜕,生石膏;鼻渊头痛,痛连目系者,加入辛夷、细辛、鹅不食草。

用药方法 每日 1 剂,水煎 2 次,早、晚分服。Ⅰ号方用于女性患者；Ⅱ号方用于男性患者。

适用病证 偏头痛。Ⅰ号方：养血调经，柔肝缓急。Ⅱ号方：活血化瘀，祛风散寒。

病案举例 吕某，女，37岁。1994年3月6日初诊。右侧头部阵发性疼痛已近1年，近日加重，发作前眼睛发胀，头晕欲倒。刻下：右侧头痛剧烈，已持续1小时，头晕目眩，恶心欲吐。舌质红，苔薄黄，脉弦数。证数偏头痛。处方：当归10g，川芎10g，白芍10g，香附10g，生石决明18g(先煎)，清半夏10g，延胡索10g，4剂。服药后，头痛基本控制，但用脑过度后，仍有头晕，再服7剂，头痛消失。随访6个月，偏头痛未见复发。

验方来源 米一鹗．首批国家级名老中医效验秘方精选．北京：今日中国出版社，1999，178

临证阐释 偏头痛患者采用辨性别，辨部位，辨证性3个方面的辨证用药治疗，大多数症状都会得到缓解。本方逻辑性强，易于掌握，治疗显著。偏头痛女性多在月经潮前期发作，而于妊娠期，哺乳期几乎不发作，提示我们偏头痛的发作和女体内雌激素水平有关。故方选四物汤加减，其中，川芎是治疗各种头痛的要药。张元素称川芎"上行血海，能散肝经之风，治少阳，厥阴经头痛及血虚头痛之圣药也"。当归，白芍具有养血活血，柔肝缓急止痛等多种功效，还能敛阴和营，防诸药升散太过，制约川芎之辛散。香附能疏肝理气，又最善调经，专于止痛。防风功擅祛风，能缓解血管痉挛；白芷祛风止痛，不论风寒，风热，风湿均可使用，对年久头痛效果更佳。

79. 高光鉴养血祛风汤

药物组成 明天麻15g，大熟地15g，甘菊花15g，荆芥穗15g，青防风15g，川羌活15g，香白芷12g，川藁本12g，北细辛5g。

用药方法 每日1剂，水煎，2次分服。

适应病证 血虚，风寒头痛，症见头痛而晕，神疲乏力；或头痛时作。遇风加剧。

病案举例 张某，女，55岁。初诊：全头痛25年。因产后不久，就感到头痛，每遇风如同风往头里钻，故成天用毛巾包头，冬天遇风寒头痛如裂，致眼泪唰唰流出，屡治无效。舌质黯红，苔薄白，脉沉细而涩，

证属产后血虚,风寒邪外侮,停滞经络,日久致瘀。治以养血祛风散寒为法,方用养血祛风汤5帖水煎服。二诊:上药服完后,头痛基本痊愈,患者喜悦异常,仅有时头晕头胀,说明尚有余邪,原方加京赤芍12g,以起活血化瘀作用,继服5帖,诸症全除,未再复发。

验方来源 米一鹗.首批国家级名老中医效验秘方精选.北京:今日中国出版社,1999,168

临证阐释 明天麻,甘,微温。入肝经。平肝熄风,通络止痛。主要用于治风。大熟地甘、微温,入心、肝、胃经。补血滋阴而养肝益肾。炒白芍,酸微寒,如肝经。养血敛阴,柔肝止痛,平肝阳。《本草正义》说:"补血,益肝脾真阴,而收摄脾气之散乱,肝气之恣横,则白芍也……故益阴养血,滋润肝肾,皆用白芍……"甘菊花甘、苦、微寒,入肺、肝经。疏风散热,明目,清热解毒,平肝阳。用于肝阳上亢引起的头晕、目眩、头胀、头痛等症。《随息居饮食谱》曰:"清利头目,养血熄风,消疔肿。"荆芥穗辛温,入肺肝经,祛风力胜,偏入血分。青防风辛、甘、微温,入膀胱经、肝、脾经,是祛风止痛药物,既能祛风寒而解表,又能祛风湿而止痛。微温而不燥,药性较为缓和。川羌活辛、苦、温,入膀胱经、肾经,有发散风寒,祛风止痛等作用。香白芷辛温,入肺胃经,辛散祛风,温燥除湿,芳香通窍,苦能止痛,又可消肿排脓。川藁本辛、温,入膀胱经。祛风寒止痛。本品辛温升散,善达头之巅顶,止巅顶头痛,偏头痛常与白芷、防风配合,效果极佳。北细辛辛温,入心、肺、肝、肾经。外散风寒,内祛阴寒,用于头痛齿痛,风湿痹痛等症。诸药合用,可达到辛温散寒祛风止痛,养血活血之作用。本方侧重在祛风散寒。治疗因血虚感受风寒所致的头痛效果显著。

80. 赵金泽变通血瘀逐瘀汤

药物组成 柴胡6g,当归6g,川芎5g,生地12g,炒白芍9g,白芍9g,枳壳9g,红花6g,桔梗6g,丹皮9g,菊花9g,甘草5g。

加减运用 清肝熄风还可加用夏枯草、草决明等;若日久病重者可酌加全蝎粉3g冲服,以增强入络搜邪之力。

用药方法 每日1剂,适量清水浸泡药物30分钟,煮沸30分钟,共煎2次,取汁300ml,早、晚分服。

适应病证 瘀血阻络而致的头痛,具有病情缠绵,迁延日久的特点。

病案举例 鄢某,女,37岁。罹患阵发性头痛十数年,自述平素感到头内似有谁在晃动,每遇饥饿、劳倦、抑郁则头痛发作。痛重则心悸烦乱,胸满短气。头面畲热,口燥不欲饮,大便干,小便黄。脉弦细,舌质暗,苔薄白。血压110/70mmHg。观其脉证,知属气滞血瘀型头痛,拟用活血化瘀、平肝理气法,选用变通血瘀逐瘀汤,连服20余剂,头痛渐告痊愈。

验方来源 米一鹗.首批国家级名老中医效验秘方精选.北京:今日中国出版社,1999,170

临证阐释 本方由王清任《医林改错》中血府逐瘀汤加减而成。王氏云:"查患头痛者,无表证,无里证,无气虚、痰饮等症,忽犯忽好,百方不效,用此方一剂而愈。"本方在活血化瘀基础上加用平肝凉血之品,效果显著,方中当归、川芎、桃仁、红花、赤芍活血祛瘀;生地、白芍养血、凉血、柔肝,使气行则血行,桔梗载药上行;丹皮、菊花清肝凉血熄风,甘草调和诸药。

81. 赵金泽凉血清肝汤

药物组成 生地15g,丹皮9g,赤芍9g,白芍9g,元参12g,龙胆草6g,决明子30g,柴胡6g,菊花9g,酒军6g,枳壳9g,甘草5g。

用药方法 每日1剂,适量清水浸泡药物30分钟,煮沸30分钟,共煎2次,取汁300ml,早、晚分服。

适应病证 肝阳化风、血热上冲所致的头痛。

病案举例 金某,男,45岁。患者自述:突然全头胀痛,脑颅欲裂,不堪忍受,痛甚则一头触墙,缓解时则感头目瞀闷不聪,口苦咽干,时欲饮冷,食不甘味,卧不安席。曾于××医院诊断为"血管神经性头痛"。诊视患者面目红赤,如醉酒状,两太阳穴静脉怒张,舌红少苔。大便时干时稀,小便黄赤,两寸关脉弦数有力。观其脉证,知系肝火血热上干清灵之府,遂用凉血清肝汤原方3剂投之,药后头痛渐止,饮食增加,遂带本方返回工作岗位。后因工作紧张,停药未服,逾1月其病复作,再以原方6剂予服,病渐告痊愈。

验方来源 米一鹗.首批国家级名老中医效验秘方精选.北京:今日中国出版社,1999,171

临证阐释 方中生地、丹皮、玄参清热凉血;白芍柔肝缓急以制肝阳上亢;龙胆草、决明子、菊花清肝泻火,赤芍、酒军活血化瘀清热凉血;柴胡、枳壳舒肝理气;甘草调和诸药。

82. 韩殿良桂枝降逆汤

药物组成 桂枝 18~24g,白芍 12~18g,半夏 9g,瓜蒌 30g,尾连 30g,川芎 9g,白芷 9g,菖蒲 15g,远志 15g,茯苓 15g,赤芍 9g。

用药方法 每日 1 剂,水煎,2 次分服。

适应病证 血管神经性头痛,属阴证、寒证者。

病案举例 高某,女,50 岁。左颞部头痛史 30 年,月经期前或期间加重,约 20 天犯 1 次,持续 3~5 天。左眼抽痛,打哈欠,痛重时则坐卧不安,不能食睡。于 1978 年 5 月 16 日就诊。当时血压 108/70mmHg,痛苦表情,神经系统包括眼底检查无异常。舌质淡,舌苔薄白,脉沉细,诊为血管神经性头痛。服用本方 3 剂后头痛基本消失,能上班,于 1979 年 10 月 17 日因工作劳累,头痛复发,第二次就诊。病情如前,舌脉象同前。脑电图示广泛轻度异常,左颞前 θ 波较多。再给予本方 5 剂。1979 年 10 月 25 日第三次就诊,诉头痛明显减轻,继服原方 8 剂。于 1979 年 11 月 5 日第四次就诊,头痛基本消失。复查脑电图正常。1979 年 12 月中旬及下旬各电话随访 1 次,头痛未犯,能正常工作。

验方来源:米一鹗. 首批国家级名老中医效验秘方精选. 北京:今日中国出版社,1999,172

临证阐释 本方由桂枝加桂汤和小陷胸汤变化而成。主要功能为舒肝降逆、祛湿化痰、活血化瘀。肝疏泄正常,则机体气机畅通条达,各脏腑功能才能正常进行。桂枝性温,力善宣通。重用桂枝可抑肝木之盛,疏肝木之郁;其味甘,善和脾胃,解肝木对脾土之侮。白芍能养血柔肝,缓急止痛,其性凉可退热除烦,其味酸而苦,能滋阴敛阴,敛上焦浮越之热下行,善清肝胆之热。配合远志,常用于某些神经衰弱之头痛、头晕、失眠症。小陷胸汤清热涤痰,宽胸开结,能制约桂枝之温。川芎味辛性温,具搜风、破瘀血、镇痛之功,是血中气药,走而不守,性善疏通,对风寒入络引起的血瘀头痛有效。佐以白芷,使其辛窜走头,协助散邪止痛。茯苓能利水除湿,益脾安神。赤芍行血活血,性散而泻肝火,善治血瘀疼痛。菖蒲、远志能祛痰开窍、醒脑安神。本方通过有效调整肝的疏泄失调,恢复促进各脏腑的正常功能活动,以利祛湿化痰、活血化瘀,发挥治疗作用。

83. 陆芷青清肝偏头痛方

药物组成 珍珠母 30g(先煎),龙胆草 2~3g,滁菊花 9~12g,防风 3~5g,当归 6~9g,白芍 9g,生地 12~18g,川芎 5g,全蝎 2~4 只,䗪虫 5~9g,地龙 9g,牛膝 9g。

用药方法 上药(除珍珠母)用水浸泡 30 分钟,先将珍珠母煎 20 分钟,再与余药同煎 30 分钟,每剂煎 2 次。将所得药液混合,每日 1 剂,2 次分服。

适应病证 血管神经性头痛。

病案举例 杨某,女,28 岁。患者病起于产后,左侧头痛,不欲饮食。诊见苔白腻,脉细。拟上方加减,服药 7 剂,头痛已止,后反复因吹风致头痛再发,苔白舌胖,脉涩。原方再以加减,服用 7 剂后头痛明显减轻,再进服 7 剂,头痛消失,随访半年未见复发。

验方来源 米一鹗. 首批国家级名老中医效验秘方精选. 北京:今日中国出版社,1999,174

临证阐释 本方用龙胆草降肝胆火热。珍珠母平肝潜阳,菊花疏风清热,平降肝阳。白芍生地滋阴柔肝,平肝清热,滋补肝体。防风散风止痛。当归、川芎、地龙养血活血,通络止痛。牛膝补肝肾筋骨,活血通脉,配以䗪虫活血祛瘀。全方共奏清肝潜阳,活血通络之效。

加减 如苔薄口甜者,加佩兰 5~9g。食欲不振者,加焦六曲或谷麦芽各 12g。舌胖嫩,神疲乏力,加太子参 18g。两目干涩者,加枸杞子 12g。恶心者加法半夏 9g,陈皮 5g,胆星 9g。舌边有瘀斑、瘀点者,易白芍为赤芍。服用本方时,忌食辛辣。

84. 关幼波头痛验方

药物组成 旋覆花 10g(包),生赭石 10g(捣),生石膏 30g,当归 10g,川芎 10g,杭芍 15g,生地 10g,木瓜 10g,香附 10g,甘草 10g。

用药方法 每日 1 剂,水煎服。

适应病证 血管神经性头痛。

病案举例 吴某,男,30 岁。1988 年 8 月初诊。患者于 1981 年突

发全头胀痛,当时诊为神经性头痛,服去痛片可稍缓解,近年发作频繁程度加重,服去痛片不能缓解,曾又到某医院被诊为脑动脉血管扩张性头痛,服用麦角胺咖啡因,但终也因效差停药。现症:头痛且胀,时左时右,同时伴眩晕、肢软、便溏、舌质淡、苔白微腻,脉弦滑。辨证属血虚肝旺,脾虚痰阻,兼受风邪。与养血平肝,健脾化痰,祛风止痛法。药用本方加减。服12剂后头痛发作次数减少,程度亦轻,又服6剂,余症消失。随访2年未复发。

验方来源 米一鹗.首批国家级名老中医效验秘方精选.北京:今日中国出版社,1999,176

临证阐释 顽固性头痛的病因病机多为血虚肝旺,兼受风邪,据此立"养、清、镇、通"基本法则。一为养:久病必虚,虚则补之乃治本之正法。方中取四物为主,养其阴血,是阴血的养肝气得和。方中加用木瓜,调和肝胃缓急而止痛,和肝而不伤正,调胃而不伤脾,与芍药甘草和用,酸甘化阴而止痛;二为清:除虚寒者外都可配合清热药使用,如白苔或黄苔则是使用生石膏的一个重要依据;三为镇:方中旋覆花、生赭石可平降冲气,同时配合珍珠母、生石决明潜镇之,或佐以川牛膝以下引之;四为通:"不通则痛",脉络的阻塞,气血的壅滞,是引起疼痛症的主要原因之一。方中当归,川芎辛温走窜,养中有通;旋覆花,菊花等宣散外邪,清中有散。旋覆花又能化经络中顽痰,如瘀血刺痛者加藕节,红花以通脉消瘀。方中还用香附,配四物汤取其芳香走窜以调气和血。

第十七章 眩晕

眩晕是对自身平衡觉和空间位置觉的自我感知错误,感受自身或外界物体的运动性幻觉,如旋转、升降和倾斜等。它是一种主观感觉障碍,通常无意识障碍。患者有周围景物式或自身旋转感,称为旋转性眩晕或真性眩晕;若患者只有头昏、头重脚轻、摇晃浮沉感,而无旋转感,则称为假性眩晕。正常人体经常处于运动之中,保持有机的平衡需要健全的神经调控。处界的感觉刺激传入小脑和皮质下中枢,产生不自主的协调反射;感觉刺激还可由皮层下中枢上传至大脑皮层,使人体能有意识地保持平衡。视觉感受系统、肌肉关节的本位感受系统和前庭感受系统是人体平衡调控反射的三个主要传入路径,合称为"平衡三联"。无论是平衡三联的反射路径障碍,还是小脑及皮层下中枢病变,以及大脑皮层的机能紊乱,都可引起人体平衡失调及产生眩晕,而内耳前庭系统病变则是产生眩晕的主要原因。由于平衡三联还通过网状结构与脑干中的内脏运动中枢有联系,因而在眩晕时常伴有恶心、呕吐、面色苍白、心动过缓和血压降低等一系列内脏神经反应的症状。由于内耳前庭系统疾病是产生眩晕的主要原因,所以眩晕在分类上分为前庭系统眩晕和非前庭系统眩晕两大类;前者更进一步分为周围性前庭眩晕和中枢性前庭眩晕。非系统性眩晕是前庭系统以外的全身系统性疾病引起,如眼部疾病、贫血或血液病、心功能不全、感染、中毒及神经功能失调等。特点是头晕眼花或轻度站立不稳,无眩晕感和眼震,通常不伴恶心、呕吐。

常见的各种眩晕特点如下:

(1)耳源性眩晕:系指前庭迷路感受异常引起的眩晕。当发生迷路

第十七章 眩晕

积水(梅尼埃综合征)、晕动病(晕舟车病)、迷路炎、迷路出血或中毒、前庭神经炎或损害,中耳感染等都可引起体位平衡障碍,发生眩晕。由于前庭核通过内侧束与动眼神经核之间有密切联系,因此,当前庭器受到病理性刺激时,常发生眼球震颤。耳源性眩晕的主要表现为发作性眩晕、听力减退及耳鸣,重症常伴有恶心、呕吐、面色苍白、出汗等迷走神经刺激现象,可发生水平性或水平兼旋转性眼球震颤。一次发作的时间较短,患者常感物体旋转或自身旋转,行走中可出现偏斜或倾倒,发作中神志清醒。

(2)中毒性眩晕:常见耳毒性药物有链霉素、卡那霉素、新霉素、异烟肼、奎宁、水杨酸类药、有机磷、汞、铝、酒精、烟草等中毒。主要损害内耳听神经末梢,前庭器官中毒引起眩晕,如耳蜗神经亦受损则发生双侧感音性耳鸣。

(3)颈性眩晕(椎动脉压迫综合征):大多由于颈椎肥大性骨质增生引起,造成脑基底动脉供血不足。眩晕发作常与头颈转动有关。固定患者头部,使其身体左、右转动,可立即诱发眩晕,常伴有复视、火花或暂时性视野短缺。如进行X射线检查,则显示颈椎有骨质增生。

(4)小脑疾病:可见于蚓部下端及小叶小结部肿瘤和小脑后下动脉血栓形成。多表现为平衡失调,轻度眩晕、醉汉样步态,眼球震颤常不明显。小脑后下动脉血栓形成常骤然发生严重的眩晕,上、下肢共济失调,多无神志昏迷,可有眼球震颤、言语不清及吞咽困难。

(5)大脑疾病:如癫痫发作的眩晕先兆、偏头痛发作、脑血管硬化和脑瘤的颅内高压等。此类眩晕常根据其原发病进行诊断。

(6)眼源性眩晕:如眼肌麻痹产生复视,注意飞快行车或站立于悬崖等,引起头晕眼花及眩晕。

(7)自主神经官能症:头晕、眼花、耳鸣、恶心、心慌、失眠、多梦等各式各样的神经衰弱症状,头昏、头晕不是真正的眩晕。

本病属中医学"眩晕"范畴。

辨证论治

中医学认为,眩晕的发生可以归纳为以下几个方面。①由于素为阳盛之体,或因情志不舒,气郁化火,灼伤肝阴,肝阳上扰清空,发为眩晕；②或肾阴亏虚，不能养肝，以致肝阴不足，肝阳上亢，发为眩晕；③或者由于平素进食甘肥，伤及脾胃，健运失司，聚湿成痰，痰湿交阻，使清阳不升，浊阴不降，而发眩晕；④或日久痰郁化火，火扰清窍，亦可发生眩晕；⑤由于先天不足或劳累过度，导致肾精亏损，不能上充于脑，造成髓海不足而发生眩晕；⑥由于久病耗伤气血，或失血使气血两虚，以及脾胃虚弱，不能健运水谷以生化气血，气虚则清阳不展，血虚则脑失所养，皆能发生眩晕。

1. 肝阳上亢

症见眩晕耳鸣，头胀头痛，每因烦劳或恼怒而头晕、头痛加剧，面时潮红，急躁易怒，少寐多梦，口干口苦，舌质红，苔黄，脉弦。治以平肝潜阳，清火熄风。常用天麻钩藤饮（《杂病证治新义》）加减。由天麻、钩藤、石决明、川牛膝、益母草、黄芩、栀子、杜仲、桑寄生、夜交藤、茯神药物组成。

2. 痰浊中阻

症见头眩不爽，头重如蒙，胸闷恶心而时吐痰涎，食少多寐，舌胖苔浊腻或白腻厚而润，脉滑或弦滑，或濡缓。治以燥湿祛痰，健脾和胃。常用半夏白术天麻汤（《医学心悟》）加减。由半夏、白术、天麻、橘红、茯苓、甘草、生姜、大枣药物组成。

3. 瘀血阻窍

症见眩晕时作，反复不愈，头痛，唇甲紫黯，舌边及舌背有瘀点、瘀斑或瘀丝，伴有善忘、夜寐不安、心悸、精神不振及肌肤甲错等，脉弦涩或细涩。治以祛瘀生新，活血通络。常用血府逐瘀汤（《医林改错》）加减。由当归、川芎、桃仁、红花、赤芍、水蛭、川牛膝、柴胡、桔梗、枳壳、生地黄、甘草药物组成。

4. 气血亏虚

症见头晕目眩，劳累则甚，气短声低，神疲懒言，面色㿠白，唇甲不华，发色不泽。心悸少寐，饮食减少，舌淡胖嫩，且边有齿印，苔少或薄白，脉细弱。治以补益气血，健运脾胃。常用十全大补汤（《和剂局方》）加减。由熟地黄、白芍、当归、川芎、人参、白术、茯苓、甘草、黄芪、肉桂药物组成。

5. 肾精不足

症见头晕而空,精神萎靡,少寐多梦,健忘耳鸣,腰酸遗精,齿摇发脱;偏于阴虚者,颧红咽干,烦热形瘦,舌嫩红,苔少或光剥,脉细数;偏于阳虚者,四肢不温,形寒怯冷,舌质淡,脉沉细无力。治以补肾养精,充养脑髓。常用左归丸(《景岳全书》)加减。由熟地黄、山药、山茱萸、菟丝子、枸杞子、川牛膝、鹿角胶、龟板胶药物组成。

◆ 验方妙用

1. 加味血府逐瘀汤

药物组成 桃仁10g,红花10g,川芎10g,熟地15g,赤芍10g,柴胡5g,桔梗10g,牛膝15g,当归15g,枳壳10g,全蝎尾5g,蜈蚣3条,僵蚕10g,黄芪15g。

加减运用 若脾胃虚弱,加茯苓、薏苡仁、泽泻、砂仁、六曲;若中气不足,清阳不升,时时眩晕,面白少神,便溏下坠,脉象无力者,重用黄芪,酌加白术、陈皮、升麻、柴胡以补中益气,升清降浊。

用药方法 水煎服,每日1剂,每日2次口服。

适用病证 内耳眩晕病(气虚血瘀)。发作眩晕、恶心、呕吐频频、耳鸣,面色晦黯,舌质黯,有瘀斑,脉涩。

病案举例 王某,女,44岁。眩晕反复发作5年余,诊断美尼尔综合征。刻症:眩晕、恶心,呕吐频繁,耳鸣,左侧偏头痛,面色晦黯,眼球水平震颤(+),舌质黯,有瘀斑,脉涩。投此方6剂后,眩晕明显减轻,再服6剂痊愈。随访2年未再复发。

验方来源 辽宁中医杂志,1989,(1)

临证阐释 本方多由气虚血瘀所致。方中当归、川芎、赤芍、桃仁、红花活血化瘀,黄芪补气,熟地滋阴补血,牛膝祛瘀血,通血脉,引瘀血下行。柴胡疏肝解郁,升达清阳,桔梗开宣肺气,枳壳宽胸利气,全蝎尾、蜈蚣、僵蚕祛风通络。

2. 镇肝化痰渗湿汤

药物组成 白芍15g,钩藤12g,白蒺藜12g,制半夏9g,陈皮9g,姜竹茹9g,茯苓15g。

加减运用 耳胀、耳闷或听力减退者加石菖蒲、枸杞子;耳鸣、腰酸者加枸杞子、女贞子、制何首乌;眼花目糊者加青葙子、石决明;头顶不能转动或有筋扳住感者加忍冬藤、络石藤、牡丹皮、丹参等;外感风邪者加荆芥、防风、炙僵蚕等;大便干结者加火麻仁、郁李仁等;食欲不振者加焦三仙等;盗汗者加糯稻根须、淮小麦、大枣等;心悸、失眠者加合欢皮、远志肉;腹胀、胸闷者加广郁金;神疲无力、面色无华者加党参、当归、黄芪等。

用药方法 水煎服,每日1剂,早、晚各服1次。

适用病证 内耳眩晕症(肝阳上亢型和痰饮中阻型)。发作时如立船上,摇动不已,耳鸣,胸闷,头重如裹,恶心呕吐,舌苔薄腻,脉细弦。

病案举例 王某,女,36岁。突发眩晕4天,发作时如立船上,摇动不已,伴头痛如裹,恶心呕吐,耳鸣,胸闷,在头部转动时即觉眩晕,发作时意识清楚。拟诊内耳眩晕症。证属痰湿内阻,风阳上扰,治以镇肝熄风,化痰渗湿。白芍15g,钩藤12g,白蒺藜12g,制半夏9g,陈皮9g,姜竹茹9g,茯苓15g,牡丹皮9g,泽泻12g,广郁金12g。服药3剂后症状好转,头部可以转动,多动时仍觉眩晕,有耳鸣明显,左耳鸣已减轻,夜寐多梦,盗汗,胸闷,全身无力,脉细弦,苔薄腻。上方去陈皮,加糯稻根须18g,合欢皮9g,5剂。服药后眩晕耳鸣消失。至今无复发。

验方来源 山东中医杂志,1995,(3)

临证阐释 本方证属素体阳盛,肝阳上亢,诸风掉眩皆属于肝。同时无痰不作弦,痰浊中阻,则清阳不升,浊阴不降所致眩晕。治宜镇肝熄风,化痰渗湿。方中白芍、钩藤、白蒺藜滋阴镇肝熄风,半夏、陈皮、竹茹化痰理气,降逆和胃止呕,气顺则痰降,气化则痰化。湿从痰生,脾运健则湿自化,湿祛则痰消,茯苓健脾渗湿。

3. 复方泽泻汤

药物组成 泽泻50g,白术20g,茯苓20g,丹参20g,半夏15g,天麻15g,葛根12g,仙鹤草60g。

加减运用 恶心、呕吐甚者加旋覆花20g,竹茹12g;舌淡,苔滑者加苍术、桂枝各10g;脘闷不食者加白蔻仁、砂仁各10g;耳鸣、耳聋者加石菖蒲、郁金各12g;头胀痛,脉弦硬者加代赭石20g,钩藤15g。

用药方法 水煎服,每日1剂。

适用病证 内耳眩晕病(痰饮中阻)。头目眩晕,旋转不定,脘腹满

闷,泛泛呕恶,舌苔薄白或白滑或白厚腻,脉弦滑或濡滑。

病案举例 患者,女,49岁,患美尼尔病3年,反复发作,服西药无效。1992年12月20日初诊。做早饭时,突然头晕目眩自觉旋转,摇晃不定,头胀痛,耳鸣如蝉鸣,频繁恶心,呕吐,面色苍白,微汗出,不能站立。体检:血压22/12kPa,神志清晰,闭目仰卧,睁眼或转动头部时眩晕,恶心呕吐剧烈,眼球水平震颤,舌质淡红舌苔白滑腻,脉弦滑。诊断为美尼尔病。辨证为痰饮内阻,肝阳挟浊阴上犯。用此方加代赭石20g,钩藤15g,旋覆花15g,菖蒲15g,3剂,每日1剂,早饭煎服。1剂后症状即明显减轻,给予2剂服用,症状完全消失,续服3剂,巩固疗效。

验方来源 中医研究,1995,(4)

临证阐释 本方证乃饮食不节,损伤脾胃,健运失司,水湿内停,变生痰饮,痰湿中阻使清阳不升,浊阴上泛,壅涩窍道而致。治宜利水化痰,健脾燥湿。方中泽泻利水渗湿,本味药用量大。白术健脾燥湿,半夏、茯苓燥湿化痰,降逆止呕,半夏为治湿痰之要药。全方共奏利水化痰,健脾燥湿之功效。

4. 仙鹤宁眩灵

药物组成 仙鹤草30~60g,生地黄15g,天麻15g,白术30g,代赭石30g,白芍30g,生龙骨30g,生牡蛎30g,泽泻20~30g,菊花12g,生姜6g。

加减运用 肝阳上亢者加钩藤、龙胆草;呕吐剧烈者加清半夏;心烦失眠者加炒枣仁、朱砂(冲服);气血虚者加党参、黄芪;耳鸣、耳聋重者加石菖蒲;肾阴不足者加女贞子、枸杞子。

用药方法 每日1剂,水煎2次,分3次饭前服。10天为1个疗程。

适用病证 内耳性眩晕(肝肾阴虚)。症见头晕目眩,如坐舟车,伴恶心呕吐,耳鸣如蝉,听力减退,心烦易怒,失眠多梦,眼球水平样震颤,舌质红,苔少,脉弦细。

病案举例 张某,男,38岁。患者5天前发病,突然头晕目眩,恶心呕吐,遂即诊断为内耳性眩晕,刻下:头晕目眩,闭目伏床,如坐舟车,伴恶心呕吐,耳鸣如蝉,听力减退,心烦易怒,失眠多梦,眼球水平样震颤。舌红苔薄白,脉左弦细,右弦。血压19/11kPa。四诊合参辨为眩晕,乃肾阴不足,肝风内动,上扰清空而致。随即给予此方。处方:仙鹤草30g,生地黄15g,天麻15g,白术30g,白芍30g,生龙骨30g,生牡蛎30g,泽泻20g,菊花12g,生姜6g,炒枣仁30,枸杞子12g,石菖蒲5g。水煎服,每日1剂。服药3剂,眩晕、耳鸣、呕吐即止,能起床活动,血压16/10kPa。效不更方,再进5剂,听力恢复,安如常人。随访至今已10余载,坚持全日工作,从未见复发。

验方来源 新中医,1994,(6)

临证阐释 本方证乃肾阴不足,肝阳上亢所致眩晕。方中生地滋阴清热,仙鹤草补虚,天麻平肝熄风,泽泻、白术二药健脾燥湿,利水除饮,代赭石、生龙骨、生牡蛎平肝定眩;生地合白芍滋阴养血;菊花清利头目,清虚热。全方共奏滋阴平肝,健脾燥湿,化痰行水之效。

5. 定眩汤

药物组成 明天麻、桃仁、赤芍、法半夏各10g,生龙骨、生牡蛎各20g,川芎6g,葛根12g。

加减运用 偏于风火上扰者,加用钩藤、白蒺藜各10g;偏于痰湿内阻者,加用泽泻12g,南星10g;偏于气血亏虚者,加用黄芪20g,当归10g;呕吐严重者加用竹茹10g,代赭石20g。

用药方法 每日1剂,水煎服,15天为1个疗程。

适用病证 熄风化痰、活血化瘀。主治椎基底动脉供血不足。

疗效观察 本组32例患者,经治疗2个疗程后,治愈(眩晕及伴随症状全部消失、脑彩超复查椎基底动脉供血正常,随访1年未复发)8例;无效(服药2个疗程以上,症状无明显改善)3例。

验方来源 邢瑞林.定眩汤治疗椎基底动脉供血不足型眩晕32例.浙江中医杂志,1998,(2):62

临证阐释 眩晕的发生,前人都认为与风、痰密切相关。由于痰性重著黏腻,既可影响气机通畅,又阻碍气血运行,日久则可导致血瘀,痰瘀互阻,壅滞脉道,致清阳不升,脑府失养,则眩晕加重。针对以上病机,在传统熄风化痰的基础上加用活血化瘀药物。方中天麻、半夏熄风化痰;川芎、桃仁、赤芍活血化瘀;葛根升举清阳;龙骨、牡蛎潜阳安神。诸药合用,风平痰除,气血畅行,清阳得升,浊阴自降,眩晕乃定。

6. 益气化瘀汤

药物组成 黄芪、桑寄生、丹参各15g,赤芍、当归、川芎、桃仁、葛根、天麻各10g。

加减运用 气虚者加党参、黄精各15g,白术10g;血虚者加熟地、首乌、阿胶各15g;阴虚者加枸杞、女贞子、墨旱莲各15g;痰浊者加半夏、陈皮各10g;肝阳上亢者加钩藤、白菊花各10g,石决明30g。

用药方法 每日1剂,2次煎服,14天为1个疗程。结合西医应用低分子右旋糖酐及丹参注射液静滴,口服尼莫地平,14天为1个疗程。

适用病证 活血化瘀,熄风化痰。主治椎基底动脉供血不足。

疗效观察 本组82例患者,均经颅脑彩超、脑血流图检测确诊为椎基底动脉供血不足。随机分为2组,治疗组(采用中西医结合治疗)44例,对照组(仅有西药治疗)38例。经治疗后,治疗组痊愈(症状、体征消失,经颅脑彩超检测恢复正常)5例,占11.36%;显效(症状部分缓解,无眼震,经颅脑彩超检测椎基底动脉中至少有1条血管流速增加15%以上)33例,占75.00%;好转(症状部分缓解,有或无眼震,经颅脑彩超检测至少有1条血管流速增加10%~15%)5例,占11.36%;无效(症状及体征仍存在,各血管流速增加均不足10%)1例,占2.27%。治疗组痊愈1例,占2.63%;显效6例,占15.57%;好转28例,占73.68%;无效3例,占7.89%。治疗组总有效率97.73%,对照组92.11%。虽然两组总有效率相比无显著意义($P>0.05$),但治疗组痊愈及显效合计人数显著多于对照组($P<0.01$)。

验方来源 毛琳,蒋小玲等.中医药结合治疗椎基底动脉供血不足44例疗效分析.福建中医药,1998,(5):4

临证阐释 方中黄芪补中益气,健脾生血。赤芍凉血活血,行滞通络。当归养血活血。川芎、桃仁活血化瘀祛痰。葛根通阳解肌,生津止渴。寄生补益肝肾,养血通络。天麻平肝熄风,通利血脉。丹参凉血活血,养血祛瘀。治疗组治疗1个疗程后无论颅脑彩超检查结果、眩晕缓解时间及痊愈和显效合计人数等指标均优于对照组,取效满意,值得推广使用。

7. 夏术天麻汤

药物组成 半夏、白术、天麻、陈皮各10g,柴胡、川芎、茯苓各15g,

甘草6g,葛根30～60g,丹参、赤芍各30g。

加减运用 肝阳上亢者,加石决明、珍珠母各30g,菊花10g;肝肾阴虚者,加枸杞子、生地、熟地各10g;肾气虚者,加桑寄生30g,杜仲、巴戟天各10g;气虚者,加党参、黄芪各30g;痰湿重者,加天南星、水菖蒲各10g;伴肢体麻木、疼痛者,加威灵仙15g,片姜黄10g,蜈蚣2条。

用药方法 水煎服,每日1剂,10天为1个疗程,连服1～2个疗程。

适用病证 化痰瘀、升清阳、定眩晕。主治椎基底动脉供血不足。

疗效观察 本组42例椎基底动脉供血不足患者,明确诊断为颈椎病22例,动脉硬化29例(9例患者两者并存);合并高血压19例,高脂血症12例,糖尿病4例。治疗后,显效(眩晕及其他症状、体征消失,停药后3个月内无复发者)28例;有效(眩晕及其他症状、体征明显减轻,能进行日常活动;或眩晕及其他症状、体征消失,3个月内又复发)13例;无效(眩晕及其他症状、体征无明显好转或恶化者)1例。

验方来源 康广山,等.夏术天麻汤加味治疗椎基底动脉供血不足42例.上海中医药杂志,1998,(2):25

临证阐释 本组42例患者中,34例中医辨证为痰浊内阻;29例出现了舌质黯红、有瘀斑,或舌下脉络瘀黯等瘀血内阻之证。因此,认为痰瘀内阻、清阳不升,脑失所养为本病的基本病机,用半夏白术天麻汤原方以化瘀熄风,健脾祛湿;加赤芍、丹参、川芎活血化瘀;葛根、柴胡升举清阳,使脑有所养,并引药上行以达病所。诸药合用,共奏化痰瘀、升清阳、定眩晕之效。

8. 镇眩汤

药物组成 川芎、白芍各10～16g,当归、生地、桂枝各10～12g,白茯苓12～18g,白术、甘草各10g,生龙牡各30～60g。

用药方法 每日1剂,水煎至200ml,每日2次,每次服200ml,15日1个疗程。

适用病证 各类眩晕。

疗效观察 150例中,治愈49例,显效58例,有效38例,无效5例,总有效率96.7%。

验方来源 吕志平,等.镇眩汤治疗眩晕症150例.新中医,1991,23(3):34

临证阐释 镇眩汤根据眩晕病发病机制,以四物汤合苓桂术甘汤加生龙牡而成。取四物汤补血调血,补而不滞,一则固眩晕虚之本,再则畅调气血,防瘀之至,瘀已成可助祛瘀;取苓桂术甘汤健脾渗湿之功,使脾胃健,精血生化方源,痰湿聚集无本,又助肝调达,防肝横克;再以苓桂术甘汤温化痰饮,龙牡熄风潜阳、安神,治病之标。诸药合用,相得益彰,共奏调补气血,健脾养肝,化痰祛湿,熄风潜阳之功。

9. 清眩汤

药物组成 泽泻、焦白术各30g,白芍60g,云苓、枣仁、五味子、女贞子、牛膝各15g。

用药方法 每日1剂,水煎至200ml,每日2次,每次服200ml。

适用病证 眩晕。

疗效观察 治疗94例,痊愈65例,显效21例,无效8例,总有效率91.5%。

验方来源 郭汉林. 清眩汤治疗眩晕94例. 陕西中医,1989,10(1):13

临证阐释 本方熔活血化瘀、淡渗利湿、养心安神为一炉,而达到改善微循环,疏通血液运行,清除局部代谢产物,调节神经的作用。方中白芍、川芎、牛膝活血化瘀,扩张血管,改善微循环;白术、云苓、泽泻淡渗利湿利尿,减轻前庭系统炎症反应,清除炎症产物,改善病灶部血运;枣仁、五味子、女贞子调节中枢及自主神经功能紊乱。全方合用,符合中西医对眩晕症的认识。

10. 补阳敛风汤

药物组成 白术15g,茯苓、附片(头煎)、淫羊藿各20g,京半夏15g,荆芥10g,炙甘草5g,川芎12g,龙骨24g,牡蛎24g。

用药方法 每日1剂,水煎至200ml,每日2次,每次服200ml。

适用病证 阳虚眩晕。

疗效观察 治疗15例,痊愈10例,好转5例,服药均10剂。

验方来源 聂天义. 补阳敛风汤治疗阳虚眩晕. 四川中医,1985,3(11):34

11. 加减补中益气汤

药物组成 黄芪30g,党参30g,白术10g,陈皮6g,归身10g,柴胡

3g,升麻 3g,炙甘草 6g。

加减运用 呕吐重者加半夏 10g,生姜 10g,赭石 25g;若眩晕严重者党参改用红参 10g 或高丽参 6g,加用天麻 10g;若心悸、恐惧者加枣仁 12g,柏子仁 10g;若头痛者加川芎、蔓荆子各 10g。

用药方法 每日 1 剂,水煎至 200ml,每日 2 次,每次服 200ml。呕吐频繁分多次服。

适用病证 美尼尔综合征。

疗效观察 治疗 102 例,均治愈。

验方来源 张希,等. 补中益气汤加减治疗美尼尔综合征 102 例. 云南中医杂志,1986,9(1):1~3

临证阐释 本病属"眩晕"范畴,古有"虚者居八九"、"无虚不作眩"之说。故在治疗上以治虚为大法。方中黄芪是主药,升麻、柴胡升清为使药。病重者党参改为红参或高丽参,以增强补气之功,再加天麻熄风定惊,潜镇虚眩,从而加强了升清降浊之功,使方药中的,而获得痊愈。

12. 清泄肝胆方

药物组成 柴胡 9g,黄芩 15g,半夏 12g,青皮 9g,枳壳 9g,龙胆草 9g,蔓荆子 12g,栀子 9g,泽泻 15g,葛根 15g。

用药方法 每日 1 剂,水煎至 200ml,每日 2 次,每次服 200ml。

适用病证 眩晕发作期。

疗效观察 治疗 35 例,临床近期治愈 27 例,占 77%,有效 8 例,占 23%。

验方来源 杨宏斌. 清泄肝胆方治疗内耳眩晕症 35 例. 山西中医,1991,7(6)

临证阐释 作者认为本病病机综合为本虚标实,其虚者多及肝脾肾,其实者为风、火、痰。本病发作时的临床表现,主要为肝胆郁热,痰火攻胃。故本方用柴胡、黄芩、龙胆草、栀子清泄肝胆之郁热;半夏、竹茹清痰热而和胃;青皮、枳壳下气降火而除痰热;泽泻利尿以减轻迷路水肿及降低内淋巴系压力;葛根扩张血管,增加血流灌注量,促进体液循环。本方清肝胆、除痰热,药证相吻,症状迅即缓解。

13. 化痰通窍汤

药物组成 半夏 20g,白术 12g,生南星 11.2g,石菖蒲 20g,桂枝

10g,菊花 15g。

加减运用 头痛甚者加蔓荆子；肝火甚者加龙胆草、丹皮；气虚者加黄芪、党参；呕吐甚者加生姜、赭石；耳鸣重听者加郁金、葱白；胸闷不食者加砂仁。

用药方法 每日 1 剂,水煎至 200ml,每日 2 次,每次服 200ml。

适用病证 耳源性眩晕。

疗效观察 治疗 14 例,痊愈 3 例,有效 11 例,总有效率 100%。

验方来源 刘志军.化痰通窍汤治疗耳源性眩晕.湖南中医杂志,1989,5(5):36

临证阐释 刘氏认为耳源性眩晕属祖国医学眩晕范畴,多因正气虚弱,风火痰浊壅遏,蒙蔽清阳,使清阳不升,浊阴不降,气机不利,脑失所养而成本病。根据本病的病因病机和症候,治宜燥湿化痰为主,佐以开窍醒神。方中半夏、南星、石菖蒲、陈皮燥湿化痰,开窍醒脾,桂枝通阳化气,茯苓、泽泻、白术利水渗湿健脾,以祛生痰之源；天麻、菊花平肝熄风。药症相符,故收良效。

14. 钩藤竹茹汤

药物组成 钩藤 40g(后下),姜竹茹 30g,制半夏 12g,泽泻 30g。

加减运用 热甚者加龙胆草、栀子；痰湿壅盛者加苍术、白术、白茯苓；耳鸣严重者加生葱白、石菖蒲；气虚者加党参、黄芪。

用药方法 每日 1 剂,水煎至 200ml,每日 2 次,每次服 200ml。

适用病证 美尼尔综合征。

疗效观察 治疗 20 例,临床治愈(服药 1～2 剂眩晕消失,随访半年无复发)13 例,有效(服药 3～5 剂眩晕消失,随访 3 个月无复发)7 例。

验方来源 罗凌介.钩藤竹茹汤治疗美尼尔综合征 20 例.中医杂志,1985,26(2):8

临证阐释 美尼尔综合征属中医"眩晕",其病因主要为风、火、痰、湿,病机多为痰湿久郁化火为患,临床以本虚标实者居多,发作期多数病例可见苔微腻可说明多属痰湿为患,且多偏实,可选用熄风潜阳、清热、祛痰之品,缓解期间多偏虚症,故应以补气血、滋养肝肾、健脾养胃为主的钩藤竹茹汤,方用钩藤清热平肝,竹茹化痰止呕,半夏燥湿降逆,泽泻淡水渗湿,四药同用,可收清热降火,化痰止呕之效,加之量大力专,故用治本病发作有较好疗效。

15. 泽泻半夏止晕汤

药物组成 泽泻60～120g,法半夏18～30g,白术10g,钩藤10g。

用药方法 每日1剂,水煎2次约400ml,每日服3次。

适用病证 以眩晕、耳鸣、恶心呕吐为主症的美尼尔综合征。

疗效观察 治疗8例,治愈3例,好转4例,无效1例。

验方来源 何秀彬.重用泽泻半夏汤治疗美尼尔综合征28例.贵阳中医学院学报,1989,(4):4

临证阐释 美尼尔综合征是由于内耳膜迷路水肿引起的以自身或周围景物旋转性平衡感觉失常为主要突出症状的疾病,属于中医"眩晕"范围,本病的发病机制主要是痰饮内停,上蒙清窍所致。故方中重用泽泻,伍以白术以去除水饮之邪,而减轻内耳膜迷路水肿;重用法半夏降逆止呕,镇静安神,加入钩藤平肝。

16. 泽泻丹参汤

药物组成 泽泻30g,茯苓30g,丹参20g,葛根20g,白芍15g,柴胡15g。

加减运用 恶心呕吐加竹茹、代赭石;头痛加菊花、川芎;听力下降加菖蒲、枸杞。

用药方法 每日1剂,水煎分2～3次温服,10天为1个疗程。

适用病证 内耳眩晕病。

疗效观察 治疗24例,痊愈18例,显效4例,好转2例,总有效率90%以上。

验方来源 吴岗.泽泻丹参汤治疗内耳眩晕病.四川中医,1984,2(1):52

临证阐释 祖国医学认为内耳眩晕主要是"水湿停滞"所致,这与现代医学认为是内耳迷路水肿相一致。故方中以泽泻、茯苓利水渗湿为主,兼有健脾胃、化痰饮作用。现代又认为本症是自主神经功能紊乱、内耳动脉痉挛、缺血缺氧所致,这与中医气滞血瘀学说相似。方中丹参、葛根以活血化瘀,缓解血管痉挛,改善血液循环,消除迷路水肿。加用柴胡疏肝解郁,用白芍以养血柔肝,自主神经功能紊乱得以调节,

各药配伍，相辅相成，从而达到治疗目的。

17. 益气豁痰汤

药物组成 太子参、炙甘草、茯苓各20g,麦门冬、白术、陈皮各15g,五味子、石菖蒲、天竺黄、胆南星、川芎各10g,细辛5g。

用药方法 每日1剂,水煎至200ml,每日2次,每次服200ml。

适用病证 美尼尔综合征。

疗效观察 治疗50例,治愈25例,好转17例,有效5例,无效3例,总有效率94%。

验方来源 孙永安,等.益气豁痰汤治疗美尼尔综合征.四川中医,1992,10(11):49

临证阐释 作者认为本病病机在于痰饮内停,上蒙清窍。病例中多数患者体虚肥胖,过劳或七情所伤眩晕发作。本方为生脉散加茯苓、炙甘草以益心气,养心神;胆星、石菖蒲、天竺黄、细辛以豁痰开窍;太子参、白术、陈皮健脾理气,促进水湿运化,断生痰之源。标本兼顾,疗效满意。

18. 加味五苓散

药物组成 茯苓10g,桂枝10g,白术10g,泽泻10g,车前子15g,陈皮10g,清夏10g,钩藤30g,菊花12g,竹茹10g,菖蒲10g。

加减运用 眩晕甚者加天麻10g;失眠者加酸枣仁15g,夜交藤15g;苔厚腻者加厚朴12g;苔黄有热者加黄芩12g;若呕吐、耳鸣消失原方可去竹茹、菖蒲。

用药方法 每日1剂,水煎2次至约300ml,每日服3次。诸症减轻后方可隔日1剂,而后停药。

适用病证 美尼尔综合征。

疗效观察 治疗16例,治愈14例,好转2例。

验方来源 王彩丽.五苓散加味治疗美尼尔综合征16例.山东中医杂志,1985,4(2):25

临证阐释 王氏认为美尼尔综合征属于中医内伤眩晕范畴,本病多由于痰湿内阻,蒙蔽清阳,古有"无痰不作眩"之说。用五苓散之义就是取其桂枝温通阳气,助膀胱之气使水津上承而止渴,水津得以布输而小便通利,4种利水药能祛除水饮之邪减轻迷路积水。合用二陈汤就是针对因痰湿引起的全身症状而设。方中加入钩藤、菊花以平肝清利头目,竹茹祛痰止呕,菖蒲祛痰除浊通耳窍。诸药合用收祛湿化痰,温阳降浊之效。

19. 晕得宁汤

药物组成 代赭石30g(先煎),夏枯草12g,姜半夏12g,猪苓12g,钩藤12g(后入)。

用药方法 每日1剂,水煎至200ml,每日2次,每次服200ml。

适用病证 内耳眩晕症。

疗效观察 治疗28例,症状控制后,超过既往发作间隔时间而未复发者23例;症状基本控制,或虽有复发,但较治疗前轻者5例。

验方来源 毛如宝.晕得宁汤治疗内耳眩晕症的临床观察.上海中医杂志,1981,10:44

临证阐释 内耳眩晕其病机是肝风夹痰浊,上扰清空。本方以代赭石、夏枯草、钩藤平肝熄风,姜半夏化痰止呕,猪苓利水,代赭石合姜半夏加强降逆止呕作用。从肝从痰论治,是治本病之关键。

20. 邓铁涛自拟石决牡蛎汤

药物组成 石决明、生牡蛎、白芍、牛膝、钩藤、莲子心、莲须。

加减运用 肝火偏盛,加用龙胆草、菊花、黄芩、牡丹皮、木贼等;兼阳明实便秘者加大黄;兼肝肾亏虚者加鳖甲、龟甲、何首乌、生地黄、熟地黄等;肝阳亢极化风,宜加羚羊角或羚羊角骨、代赭石、生龙骨、珍珠母等。

用药方法 水煎服,每日1剂。

适用病证 眩晕属痰瘀相关、虚实夹杂。

验方来源 邱仕君.邓铁涛医案与研究.北京:人民卫生出版社,2005,336~338

21. 孔伯华经验方

药物组成 生石决明18g(先煎),旋覆花9g(包煎),代赭石9g,清半夏6g,知母9g,黄柏9g,白蒺藜9g(去刺),莲子心6g,陈皮9g,瓜蒌18g,菊花9g,青竹茹18g,龙胆草6g,川牛膝9g,广藿梗9g,鲜藕30g,鲜荷叶1个,紫雪丹1.5g(分冲)。

用药方法 水煎服,每日1剂。

适用病证 眩晕证属肝家热盛。

病案举例 于某,男,肝火热盛,气逆于上,以致头晕,呕吐,大便秘,舌苔白腻,脉弦滑而数。上方服用后诸症好转。

验方来源 单书健,陈子华. 古今名医临证金鉴. 头痛眩晕卷. 北京:中国中医药出版社,1999,389~390

临证阐释 以石决明、代赭石、旋覆花镇肝降逆;龙胆草、知母、黄柏清肝泻热;半夏、陈皮、竹茹降逆和中;牛膝、紫雪丹泻实引火下行。

22. 高辉远经验方

药物组成 生黄芪12g,太子参10g,法半夏10g,枳实10g,竹茹10g,荷叶10g,白蒺藜10g,白术10g,陈皮10g,炙枇杷叶10g,赤芍15g,炙甘草5g,大枣5枚。

用药方法 水煎服,每日1剂。

适用病证 眩晕属痰饮内阻,浊阴不降证。

病案举例 田某,女,69岁,发作性眩晕10余年,近2个月来反复发作,伴乏力、消瘦,证见面色少华,伴恶心呕吐,头痛,胸脘痞闷,乏力足冷,多汗。西医诊断:高血压,椎-基底动脉供血不足,颈椎病。舌质略淡,苔白中腻,脉沉细滑。上方6剂,眩晕发作减轻,精神好转,呕吐消失,能纳食,仍觉轻度恶心、乏力。守上方又服18剂,眩晕一直再未发作,精神恢复,食欲增进,面色见红润,体重增加4kg,血压平稳,诸症皆除。

验方来源 唐先平. 眩晕古今名家验案全析. 北京:科学技术文献出版社,2004,309~310

23. 董建华经验方

药物组成 礞石10g(先煎),沉香1.5g,木香5g,半夏10g,天麻6g,白术10g,钩藤10g,石决明20g(先煎),茯苓15g,佩兰10g,陈皮10g。

加减运用 肝阳亢盛加琥珀、朱砂;肝风动加羚羊角粉。

用药方法 水煎服,每日1剂。

适用病证 头晕属肝阳痰热证。

病案举例 耿某,女,46岁,头晕,两手麻木,每日数发,发则跌倒,已有月余,素来胃肠不和,缓解时头脑不清,记忆力下降。苔腻中黄,脉细弦滑,西医多种检查未见异常。证为肝阳夹痰热上涌,清阳不展。治拟清泻痰热,平肝潜阳。上方服用6剂后头晕大有缓解,苔以化薄。原方化裁调理月余而愈。

验方来源 王永炎,董建华医学文集.北京:人民军医出版社,2001,763

临证阐释 本例眩晕,每日数发,属于重证。"无痰不作眩",故治以平肝潜阳,清热化痰。因考虑到患者素有胃肠不和,故选礞石滚痰丸合办半夏白术天麻汤,加用钩藤、石决明、羚羊角粉平肝熄风。盖肝阳上亢,可以化风,眩晕重证,即属风象,所以又加琥珀、朱砂入心安神,故药后效果显著。

24. 熊继柏经验方

药物组成 左归丸加减:熟地黄15g,淮山药15g,山茱萸15g,枸杞子15g,当归10g,杜仲10g,川牛膝15g,炙龟甲20g,天麻10g,菊花10g。

用药方法 水煎服,每日1剂。

适用病证 头晕证属肾虚精亏。

病案举例 刘某,男,72岁,眩晕耳鸣,腰膝酸软3年余,证见眩晕耳鸣,腰膝酸软,神疲乏力,少寐健忘,心烦口干,舌红苔薄,脉细。辨证属肾虚精亏之证。上方连服2个月,诸证告愈,随诊未见其复发。

验方来源 张争艳.熊继柏教授治疗眩晕病经验.湖南中医药导报,2004,10(10),1

临证阐释 此证属典型肾虚之眩晕,因其年事已高,体质减弱,故病程较长。方中熟地黄滋肾益精;淮山药补脾益阴,滋肾固精;山茱萸养肝滋肾;枸杞补肾益精;当归补血;川牛膝、杜仲益肝肾,强腰膝,健筋骨;龟甲益肾健骨;天麻止眩;菊花养肝明目。肝肾得以滋,眩晕自瘥。

25. 颜德馨经验方

药物组成 加味益气聪明汤:黄芪12g,当归12g,炒升麻4.5g,葛根9g,蔓荆子9g,白芍9g,炙甘草2.4g,通天草9g,细辛4.5g,橘红4.5g,水蛭粉1.5g(吞)。

用药方法 水煎服,每日1剂。

适用病证 眩晕属清阳不升,气血瘀阻。

第十七章 眩 晕

病案举例 俞某,女,54岁,头目眩晕半年,甚则昏厥,伴肢体抖动,心悸惕惕,查心电图及脑电图均正常,X线摄片提示第5颈椎肥大性改变,诊断为颈性眩晕。患者面色萎黄少华,脉细软,舌淡苔薄白,证属脾虚清阳不升,气血瘀血阻滞,治拟益气升阳,活血化瘀。上方4剂后,眩晕减轻,昏厥未作,上方去橘红续服10剂余治愈,随访未再复发。

验方来源 单书健,陈子华.古今名医临证金鉴.头痛眩晕卷.北京:中国古籍出版社,1999,373~374

临证阐释 脾胃为一身气机之枢纽,敷布精微于全身,脾升则健,胃降则和,若中气不足,脾胃功能失常,升降之机紊乱,清阳之气不能上荣,则"上气不足,脑为之不满,头为之苦倾,目为之眩"症见眩晕绵绵,遇劳更甚,少气懒言,脉细,舌淡苔薄等。治当补中升阳,《政治准绳》益气聪明汤最为合拍,药用黄芪、党参、升麻、葛根、蔓荆子、细辛等,或用补中益气汤加减而获良效。

第十八章 神经症

神经症旧称神经官能症,又称精神神经症。是一组精神障碍的总称,包括神经衰弱、强迫症、焦虑症、恐怖症、躯体形式障碍等。《中国精神障碍分类与诊断标准第 3 版》(CCMD-Ⅲ)中神经症的描述性定义:"神经症是一组主要表现为焦虑、抑郁、恐惧、强迫、疑病症状,或神经衰弱症状的精神障碍。本障碍有一定人格基础,起病常受心理社会(环境)因素影响。症状没有可证实的器质性病变作基础,与患者的现实处境不相称,但患者对存在的症状感到痛苦和无能为力,自知力完整或基本完整,病程多迁延。各种神经症性症状或其组合可见于感染、中毒、内脏、内分泌或代谢和脑器质性疾病,称神经症样综合征。"CCMD-Ⅲ中将神经症分为 6 个亚型:焦虑症、恐怖症、神经衰弱、躯体形式障碍、强迫症、其他或待分类的神经症。其共同点是:①起病常与素质和心理社会因素有关;②存在一定的人格基础,常常自感难以控制本应可以控制的意识或行为;③症状没有无相应的器质性基础;④社会功能相对完好,一般意识清楚,与现实接触良好,人格完整,无严重的行为紊乱;⑤一般没有明显或较长的精神症状;⑥病程较长,自知力完整,要求治疗。

神经症是常见病,患病率相当高。WHO 根据各国和调查资料推算:人口中的 5%～8%有神经症或人格障碍,是重性精神病的 5 倍。西方国家的患病率 100‰～200‰,我国为 13‰～22‰。神经症也是门诊中最常见疾病之一。

辨证论治

神经症的发病原理尚不清楚,一般认为,个体神经系统功能减弱与

第十八章 神经症

不健全的性格特征有关。中医学中在"郁证"、"梅核气"、"脏躁"、"百合病"、"奔豚气"、"不寐"等病中有类似神经症的描述。中医学认为,本病乃七情过用所致,患者素体心胆不足,七情悖逆,内伤脏气,产生风、火、痰、气、瘀等病理因素而变生诸症。病位在脑,与心、脾、肝、胆有关。

1. 肝郁脾虚

症见情绪低落,烦闷,失眠,多疑,注意力不集中,强迫思虑。眩晕,食欲不振,便溏,胸胁满懑腹胀,月经不调。舌质黯淡,苔厚,白腻,脉弦细。治以疏肝解郁。方用逍遥散(《和剂局方》),由柴胡、白术、白芍、当归、茯苓、炙甘草、薄荷、煨姜药物组成。

2. 肝肾阴虚

症见情绪不稳,烦躁易怒,虚烦不眠,多梦、健忘、多疑,肢体抖动或强迫行为。五心烦热,盗汗、心悸、耳鸣、腰酸腿软、遗精或月经不调,舌质红,少苔,脉细或沉细。治以滋补肝肾之阴。方用滋水清肝饮(肝肾阴虚,精血不足)(《医宗己任篇》)或黄连阿胶汤(肝肾阴虚,烦躁不眠)(《伤寒论》)。滋水清肝饮由生地黄、山茱萸、茯苓、当归身、山药、丹皮、泽泻、白芍、柴胡、山栀、酸枣仁药物组成;黄连阿胶汤由黄连、阿胶、鸡子黄、黄芩、芍药药物组成。

3. 心脾两虚

症见精神不振,多虑,失眠或多寐,健忘,惊恐不安,心悸,乏力,纳差,腹胀或便溏。舌质淡,舌边有齿痕,脉沉细弱。治以益气补血,健脾养心。方用归脾汤(《济生房》)。由党参、黄芪、白术、茯神、酸枣仁、龙眼、木香、炙甘草、当归、远志、生姜、大枣药物组成。

4. 脾肾阳虚

症见精神萎靡,倦怠少动,或多卧少眠,胆怯,恐惧,健忘,形寒,肢冷或纳差,腹泻,性欲减退,阳痿或月经不调。舌质淡白,舌体胖大,苔滑,脉沉迟弱。治以温补脾肾之阳。方用金匮肾气丸(《金匮要略》)。由桂枝、附子、熟地黄、山萸肉、山药、茯苓、丹皮、泽泻药物组成。

验方妙用

1. 百合宁神汤

药物组成 炙百合30~60g,炒枣仁、合欢花、夜交藤各30g,当归

10g,丹参15～30g,炙甘草3～6g。

加减运用 肝郁气滞加柴胡、白芍、枳实;气滞血瘀加桃仁、红花、香附、青皮;肝郁化火,加柴胡、白芍、山栀子、龙胆草;火热扰心加犀角、生地、山栀子、连翘、竹叶、莲子心;思虑伤脾、痰湿内蕴加陈皮、半夏、云茯苓、白蔻仁、石菖蒲、郁金、远志;郁犯脾肺、痰气互结加杏仁、川朴、法半夏、木香、枳实;久郁伤神,心脾两虚加党参、白术、淮山药、桂圆肉、远志、木香;因郁伤正,精血亏耗,心肾两虚加熟地、首乌、黄精、五味子、菟丝子、鹿角、磁石;郁热伤阴、阴虚火旺、心肾不交加生地、熟地、龟板、五味子、龙骨、牡蛎、黄连、肉桂。

用药方法 每日1剂,水煎至200ml,每日2次,每次服200ml。

适用病证 郁证。

验方来源 陈光思.百合宁神汤治郁证的临床运用.新中医.1986,18(12):17

临证阐释 作者认为诸郁皆伤神,治郁当宁心,在治则上更应适用宁神解郁法,使心主自明,五脏六腑得安,气血畅然,自然滞散郁解。这与理气解郁法可起到相辅相成的作用。且通过长期临床观察,宁神解郁法及百合宁神汤确为治疗郁证的有效方法,与理气解郁法相比,更有概括性,使用更易执简驭繁,灵活变通,疗效迅速。方中百合益气清心,宁神定魄是为主药;炒枣仁养心安神,夜交藤安神益肾;合欢花解郁安神,3药共辅百合安神定志;当归、丹参养血和血,佐主辅药宁心解郁;甘草强心气,和诸药,共奏养心宁神解郁之功。

2. 解郁清心汤

药物组成 柴胡、香附各10g,龙骨、牡蛎各20g,郁金15g,石菖蒲20g,生地15g,黄连8g,羚羊角1～2g(先煎),竹叶6g,朱砂2g(研细冲服)。

加减运用 痰热加天竺黄、胆星;血瘀加丹参;气虚加参、芪;气滞胸胁加瓜蒌、枳壳;失眠、心悸加酸枣仁。

用药方法 每日1剂,水煎至200ml,每日2次,每次服200ml。

适用病证 悲伤而哭,哭笑无常,神志恍惚。兼见欠伸、胁胀、胸闷、抽搐、妄言、眩晕、心悸、失眠、烦躁等症状。

疗效观察 治疗50例,治愈36例,显效6例,有效4例,总有效

率92%。

验方来源 陈耀章.解郁清心汤治疗脏躁病.河北中医,1986,(4):27

临证阐释 本病概由七情所伤、肝郁气滞所致。方中柴胡过用则劫肝阴;竹叶意在清心宣窍,轻拨灵机,过用则恐损心阴;龙骨、牡蛎皆当合用为宜。本病配合精神治疗,以一种情志制约另一种情志的以情胜情法,以"告之以其败,语之以其善"的说理开导法以及叶天士之"移情性"等措施,对脏躁病治疗均有补益。

3. 梅核噙化片

药物组成 冰片、安息香各3g,沉香10g,川贝母、桔梗各30g,陈皮、白蔻仁各20g。

用药方法 先将5味药煎煮、浓缩、干燥,再兑入冰片、安息香细粉及适量蔗糖。制粒、轧为异形片,每片重0.5g。噙化,每日含化4～6片。

适用病证 梅核气。

疗效观察 治疗33中,痊愈22例,好转7例,无效4例。

验方来源 赵建琪.梅核噙化片调养治疗梅核气32例.新中医,1986,18(5):34

临证阐释 本病主要病机为痰气互结,日久化热,伤及阴血及气分,常表现为虚实夹杂,治疗常难或得速效。噙化片可使药力直接作用于咽喉,既行气开郁散结又不耗伤正气。梅核噙化片是在半夏厚朴汤的基础上结合作者治疗该病经验而拟就,方中用冰片、安息香以芳香散结;用生半夏、厚朴、桔梗以舒气除痰;痰气得减,则咽中梗咽之感可减。

4. 平心忘忧汤

药物组成 磁石30g,礞石30g(另包先煎30分钟),枳实12g,黄柏12g,半夏12g,厚朴12g,朱茯苓12g,神曲12g,肉桂6g,苏叶6g,石菖蒲6g,生姜9g。

加减运用 伴湿盛痰多,恶心呕吐者加藿香6g,川羌活10g;失眠多噩梦者加酸枣仁15g,远志12g;血压偏高,大便干结者将黄柏改大黄10g。

用药方法 水煎,于早饭、中午饭后和临睡前3次内服。

适用病证 抑郁症(肝郁痰盛)。症见多愁善虑,悲观厌世,情绪不稳,失眠多梦,腹胀,身倦纳呆,神志恍惚,反应迟钝,大便干结,舌红苔黄腻,脉弦滑。

病案举例 李某,男,39 岁。患者本人及家属诉:半年前,患者因其女病逝而悲伤过度发病。始见失眠多噩梦,渐至彻夜不眠,胆小害怕,以至于不敢出家门。时而神志恍惚,脑子里一片空白,有时竟不知道自己是谁,喜欢突发奇想。就诊诊为:神经症,给予安定、谷维素、多虑平、氨基酸等治疗,病情加重,伴心烦易怒,咽中如有物阻塞,吞咽困难,全身肌肉呈游走性痉挛跳动,纳差呃逆,周身疲乏无力,大便干结,生活不能自理。此次就诊,体检:面容憔悴,精神萎靡不振,神志恍惚,反应迟钝,舌红苔黄腻,脉弦滑,血压 17/12kPa。诊断:神经症。先以心理治疗进行交谈,而后给予此方内服。4 天后,患者自觉诸证大减,病情开始好转。8 天后心烦失眠、多噩梦、呃逆、全身肌肉跳动等临床症状基本消失,心绪平静下来,精神、饮食及睡眠转佳,可以自己来就诊。36 天后自觉头脑清醒,一如常人。

验方来源 湖北中医杂志,1996,(2)

临证阐释 本方证乃肝气郁结,横逆侮脾可致脾失健运,生湿聚痰所致诸症。治宜疏肝利胆,解郁化痰,豁痰开窍。方中半夏甘辛温燥化痰散结,降逆和胃;厚朴苦辛温,行气开郁下气除满,助半夏散结降逆;茯苓甘淡渗湿健脾,生姜辛散温行;苏叶芳香疏散,宣肺疏肝助厚朴行气宽胸,宣通郁结之气;礞石性味甘咸,长于下气清痰,专治顽痰老痰,胶固不化之痰;枳实,苦泄辛散,长于除胸胁痰癖,二药合用行气泻痰,豁痰开窍;黄柏清下痰火,佐菖蒲芳香化湿和胃,宁神开窍。12 味药合用清肝利胆,解郁化痰之妙方。有助于患者忘却忧愁与烦恼,解除因脏腑机能紊乱而应起的一系列症状。

5. 加味甘草小麦大枣汤

药物组成 炙甘草 5~10g,淮小麦 30g,大枣 5 枚,炙远志 10g,酸枣仁 15g,制香附 10g,柴胡 10g,广郁金 10g,香橼皮 10g

加减运用 若见心烦不寐,口苦便艰,舌红苔黄糙,加龙胆草、川连、枳壳等;心虚胆怯,夜难入寐,舌淡胖等,加党参、黄芪、当归、茯神等;若兼胸闷纳差、痰多,舌苔白腻,加茯苓、炒白术、菖蒲、竹茹等。因

其他疾病引起的抑郁症者当积极治疗原发病。

用药方法　水煎服,每日1剂。

适用病证　抑郁症(心肝两虚型)。症见失眠健忘,兴趣缺乏,心悸易惊,善悲易哭,倦怠乏力,面色淡白或萎黄,食少,腹胀便溏,舌质淡,苔白,脉细弱。

病案举例　屈某,男,61岁。患者因家庭琐事心烦易怒,胸胁胀闷,夜间失眠,少言懒动,对所有事情失去兴趣,纳少便干。诊为:抑郁症。症见:面色无华,愁眉苦脸,反应迟钝,双目有红丝,口苦口干,便艰尿赤,整夜难寐。脉弦小数,舌红,苔黄腻而糙。证属肝郁气滞,气郁化火,痰火蕴结,心神失宁。治拟清肝泻火,理气解郁,养心安神。方选甘麦大枣汤加龙胆泻肝汤加减:淮小麦30g,大红枣7枚,甘草5g,龙胆草5g,生栀子、姜竹茹、枳壳、枳实、广郁金、石菖蒲、佛手片各10g,玫瑰花5g(后下),瓜蒌仁30g(打)。服药5剂,诸症悉减,精神渐振,能与人交谈。再服5剂,肝气郁结症状均除,苔黄腻渐化,惟夜难入眠。再用甘麦大枣汤合归脾汤调理,抑郁症状均消失,病愈出院。随访3年未再复发。

验方来源　江苏中医,1994,(4)

临证阐释　本方证乃肝气郁结,横逆侮脾,可致脾失健运,纳呆食少,导致气血生化乏源,所致心脾两虚。治宜健脾养心,益气补血。方中炙甘草补养心气,和中缓急,淮小麦甘凉养脾补心,除烦安神,大枣甘温质润益气和中,润燥缓急,酸枣仁甘平入心肝经,养血补肝,宁心安神,炙远志性温安神镇心,香附、柴胡、广郁金、香橼皮疏肝理气。全方共奏补益心肝,疏肝理气安身之效。

6. 安神定悸汤

药物组成　太子参(或党参)12g,当归9～12g,黄芪9～12g,炒酸枣仁15～20g,丹参15～30g,五味子9～12g,苦参12～20g,桂枝9～12g,麦冬9～12g。

加减运用　以失眠为主者,酌加合欢花15g,夜交藤15g,龙齿24g(先煎),牡蛎24g(先煎);五心烦热、盗汗者,加知母12g(盐炒),黄柏12g(盐炒);眩晕头痛者,加天麻9g(先煎),龙、牡各24g(先煎),或加枸杞子12g,菊花12g;胸闷胸痛,舌暗或有瘀点瘀斑者,加瓜蒌15g,桃仁

12g,红花12g,川芎12g,枳实12g,丹参可用至30～60g;心慌甚,脉数或心电图显示阵发性心动过速者,苦参用至20g,加生地12～15g;心动悸,脉结代,加桂枝12g,炙甘草12～30g;兼肝气郁结或胃脘不适者,加香附12g(醋炒),麦芽15g(炒);兼痰湿证者,法半夏12g,云茯苓12g,白术12g;兼血热或虚证出血,月经过多,经期延长,崩中漏下者,加阿胶9g(烊化),茜草炭15g,地榆炭15g;兼肝郁化热,口干、口苦、口臭者,加龙胆草6～9g。

用药方法 水煎,每日1剂,早、晚空腹服;失眠者,睡前服。10剂为1个疗程。

适用病证 神经衰弱之气虚阴亏血少所致的心悸虚烦失眠,胸闷胸痛,眩晕神疲,面㿠无华,舌淡苔薄白或少苔,脉细弱数。

病案举例 姜某,男,43岁。主诉:顽固性失眠12年,夜间经常失眠,每晚入寐仅2～3小时左右,且梦多纷纭,晨起上班,头目眩晕,精神不振,记忆力减退。近2～3年出现梦呓、梦游,醒后自感胸闷、心悸,出汗。特别是劳神过度更是高声喧扰,几乎夜夜梦游。就诊时见形体消瘦,萎惫无华,舌淡黯,苔少乏津,脉细弱,并有腰痛病史。中医诊断:失眠、梦呓、梦游。西医诊断:神经衰弱。其病机为久病气阴亏损,心肝失养,水火不交,神魂出舍。治宜补气养阴,宁心定志;引神入宅,益肝安魂。处方:太子参12g,当归12g,黄芪12g,炒柏子仁、酸枣仁各20g,丹参15g,五味子20g,苦参12～20g,桂枝9g,麦冬9～12g,夜交藤15g,合欢花15g,珍珠母30g(先煎),茯苓12g,麦冬9g,知母9g(盐炒),琥珀9g(研末冲服),淫羊霍12g。水煎服,每日1剂,分2次服。复诊:自述经服9剂后,夜寐6时许,仍梦多,梦呓现象大为减少,两三晚上出现1次,仅可听到低微的一二声梦语,后又间断服药6剂,2个月后患者告知,夜寐7时许,梦少,两三日来未再现梦游现象。因罹患病日久,嘱其继服原方10剂。半年后随访,未再发病。

验方来源 新疆中医药,1991,(2)

临证阐释 方中党参或太子参、黄芪补气强心,当归滋养阴血,3药并用,扶正求本,补虚为主;柏子仁、炒枣仁、五味子养心益肝,定魂安魄,益智宁神,3药伍用,相得益彰。丹参合当归,活血通脉以助心主,与黄芪并伍有补有散,补中有散,散寓于补中,异曲同工。苦参药理研

究具有降低心肌收缩力,减慢心搏,延缓房性传导以及降低自律性等作用;桂枝入心走血分,甘温又能助心阳,与苦参佐用,寒温平调,定悸复脉最佳。心居上属阳,罹病最易阴亏火旺,故用麦冬益阴降火,宁心安神。诸药合用,益气养阴补血,定悸安神复脉,是心气强健,心血充盈,血脉通利,神志安定,故对气血阴亏型或气虚血瘀型心悸失眠证每每易效。

7. 加味防己地黄汤

药物组成 防己 10g,桂枝 10g,独活 10g,珍珠母 30g,生地 30g,白芍 30g,合欢花 30g,炙百合 30g,钩藤 15g,紫石英 15g,夜交藤 15g,香附 15g,甘草 6g。

加减运用 肝失条达,气郁化火者,加龙胆草、黄芩、栀子清肝泻火;加柴胡舒畅肝胆之气。

用药方法 水煎服,每日 1 剂,每日 3 次口服。

适用病证 精神性神经衰弱(肝阳上扰)。寐差多梦,或梦中惊醒,或彻夜不寐,头晕头痛,周身酸痛,精神萎靡,表情淡漠或心烦欲悲,或哭笑无常,舌淡红,苔薄少,脉弦细。

病案举例 刘某,女,28 岁。患有精神衰弱病史 5 年余,病情时轻时重,近月来因工作繁忙,精神紧张,致旧疾加重,曾多方治疗无效。刻下:精神不振,头晕头痛,周身酸痛,夜间仅睡 2 个小时,有时通宵不眠,难以坚持工作,舌嫩红苔少,脉弦细。证属久病心血被耗,肝阴不足,肝阳上扰心神不宁,用基本方加生龙牡各 30g,朱茯神 15g,3 剂后,夜已能睡 4～5 个小时,余症皆轻,效不更方,继投 5 剂,诸症悉除,随访半年,工作学习正常。

验方来源 浙江中医杂志,1992,(2)

临证阐释 本方证乃因思虑抑郁伤及心肝,日久心血被耗,肝阴不足,肝阳上扰,阴阳失调,神不守舍而诸症丛生。方中防己、生地滋阴清热,白芍滋阴养血;紫石英、珍珠母、百合、钩藤、夜交藤等以潜阳安神;香附、合欢花以调气解郁。全方共奏滋阴清热,养血安神,祛风达邪之功。

8. 健脑汤

药物组成 红参须 9g,蜜制黄芪、淡水龟板(打碎先煎)、麦冬、益

智仁、石菖蒲(后下)、知母各 12g,北五味子 10g,甘松 10g,远志 6g,当归 8g。

加减运用 心血不足,可加熟地、白芍、阿胶以养心血;脾失健运,加木香行气舒脾,使之补而不滞;如兼见脘闷纳呆,苔滑腻者,加半夏、陈皮、茯苓、厚朴以健脾理气化痰。

用药方法 每日 1 剂,水煎服,1 个月为 1 疗程,连续服用 2 个疗程。

适用病证 神经衰弱(心脾两虚型)。症见精神疲倦,工作或学习效率下降,稍用脑力即感头晕、头痛,不寐健忘,食少心悸,腰酸乏力,舌淡、少苔,脉细弱。

病案举例 毕某,女,44 岁。主诉:精神疲乏,梦多,善忘 3 年余。患者自述近 3 年多来常感精神疲乏,食少心悸,稍用脑即感头晕痛,以眉棱骨为甚,注意力不集中,不能阅读业务书籍,只能翻阅一般的书刊、杂志,但过目即忘,入睡困难,梦多,常因精力不足而焦虑,苦恼。血压不稳定。曾服用多种中西药,初见疗效,继则无效。刻诊:症如上述,望其面色㿠白,口唇色淡,舌淡、无苔,脉细弱无力。中医辨证:健忘(心脾不足,精血虚弱)。西医诊断:神经衰弱症候群。治法:补气养血填精,宁心健脑安神。处方:此方 12 剂,水煎服,每日 1 剂,分早晨空腹及晚睡前 2 次服。二诊,精神转佳,睡眠较好,头晕心悸略减。效不更方,继守原方,前后共服 50 余剂,症状消失,精力充沛,工作如常。

验方来源 新中医,1994,(1)

临证阐释 本方证乃心脾不足,精血虚弱所致。

9. 麦仁五味汤

药物组成 淮小麦 30~45g,柏子仁 10g,五味子 10g,石菖蒲 3~10g,大生地 10~24g。

加减运用 心火盛加莲子心、黄连;痰火甚加天竺黄、胆星、黄芩;肝郁加炒柴胡、香附;肝火旺加胆草、栀子;血虚加当归、白芍、阿胶、熟地;气虚加党参、黄芪、白术;阴虚加生地、熟地、山茱萸;肾阳虚加淫羊藿、仙茅。

用药方法 水煎服,每日 1 剂,每日 2 次口服。

适用病证 神经衰弱(心肾阴虚)。失眠,易醒多梦,头晕头痛,惊

悸健忘,心烦胸闷,白痰多,舌暗,苔白腻,脉弦细。

病案举例 陈某,女,55 岁。失眠宿恙 30 载,夜眠 1~4 小时,易醒多梦,头晕头痛,惊悸健忘,心烦胸闷,白痰多,舌暗,苔白腻,脉弦滑。治疗给予此方加竹茹 10g,结合心理治疗。服第一煎药后,当晚睡眠安稳,彻夜不醒,3 个疗程后,诸症悉减,恢复工作。

验方来源 北京中医杂志,1990,(5)

临证阐释 本方证乃精气损伤,肾水枯竭,心失所养所致。治宜补心益肾,安神。方中淮小麦养心和肝,宁神除烦;柏子仁、五味子、生地养心肝肾阴血,安神镇静止汗;菖蒲理心气,畅脾气,豁痰,解郁醒脑。5 药共奏调和心气,养心神,和肝悦脾,滋补心肝肾阴血、化痰清热、调阴阳、安神志的作用。

10. 活血化瘀汤

药物组成 丹参 20~45g,三棱 20~45g,香附 10~25g,木香 10~25g,当归 10~25g,栀子 10~20g,合欢皮 10~20g,夜交藤 10~20g,珍珠母 25~40g。

加减运用 头痛重者加川芎 10~20g,柴胡 10~15g,阴阳气血虚弱者加党参、黄芪补益气血。

用药方法 每日 1 剂,水煎服,每日 2 次口服,20 天为 1 个疗程。

适用病证 神经衰弱(瘀血内阻)。症见烦扰不安,头痛如刺,心慌心跳,夜不成寐,神情紧张,痛苦不堪,舌多紫暗,脉多弦细而涩。

疗效观察 用此方治疗神经衰弱 120 例,症状消失,能正常工作和学习者 48 例,占 40%;症状改善,基本上能工作学习和料理家务,仍需定期服此方者 42 例,占 35%,持续服药 1 个疗程后症状无改善及服药后未见复诊,疗效不明显 30 例,占 25%,总有效率 75%。

验方来源 中医杂志,1986,(3)

临证阐释 本方证乃情志抑郁,肝失条达,气滞血瘀,内阻窍络,血瘀于脑。治宜理气化瘀,养血安神。方中木香、香附理气行气,气行血亦行;丹参、三棱活血化瘀;当归养血活血;栀子清热泻火;合欢皮、夜交藤养心安神解郁;珍珠母平肝镇惊,安神定志。全方共奏理气养血化瘀安神定惊之效。

11. 百合安神汤

药物组成 百合30g,牡蛎30g,代赭石30g,夜交藤30g,生地15g,酸枣仁15g,知母12g,白芍12g。

加减运用 心胆阴虚加玄参、远志各12g;伴肝郁加柴胡、郁金各12g,合欢花15g;伴胃热加栀子、牡丹皮各9g;伴肾虚加黄柏9g,熟地15g。

用药方法 每日1剂,水煎服早、晚服,10天为1个疗程。

适用病证 焦虑症(阴虚内热)。症见精神、饮食、行动有异于常人,厌食不纳,或时而自觉饮食甘美,或意欲进食,一旦食至,却又不能食;常沉默寡言,甚或不通回答;或欲卧而不能卧,或欲行而不能步;或自觉发冷或发热,实则无寒无热;口苦,舌红,小便短赤,脉微数。

病案举例 崔某,女,36岁。失眠,坐卧不安2年,加重4个月。1987年11月人流后实行绝育手术,后觉下腹不适,失眠多梦,心烦,间断服安定可缓解。4个月前因月经量稍多,失眠加重,易惊不安,口苦,尿频,胸闷加重时心率110~130次/min,持续1小时至1天。继服多虑平200mg/d,症状减轻,但嗜睡健忘,行动迟缓。查体:舌红,苔薄黄,脉细数。精神检查:神识清,仪表整,接触良好。焦虑貌,交谈中痛哭流涕,怀疑术后产生后遗症。诊断:广泛性焦虑,心胆阴虚型。处理,配合心理治疗;服此方加玄参、远志各12g,栀子9g,滑石15g,10剂;2诊时情绪较安定,尿路症状消失,余症尚存,上方加当归12g,去滑石,10剂。3诊时睡眠基本正常,诸症均减轻,但觉乏力,纳差,上方加白术15g,人参4g,去栀子、玄参,再服7剂。4诊时诸症悉平,给予天王补心丹,9g/次,1天2次,服2周善后。随访半年无复发。

验方来源 陕西中医,1993,(10)

临证阐释 本方证乃热病之后,余邪不解,或情志不遂,神思过用,不能自释,以致阴血暗耗,虚热内生,神气失于依附。治宜养阴清热,宁心平肝。方中百合、生地养阴清热,壮水以制火,知母、白芍清胆平肝,酸枣仁、夜交藤宁心养肝,牡蛎、代赭石镇惊安神。诸药配伍以静摄肝胆、镇定心神,共奏安神定志之效。

12. 加味逍遥散

药物组成 柴胡12g,白芍12g,白术10g,当归10g,茯苓20g,炙甘草6g,薄荷6g,牛膝15g,木瓜15g,合欢皮15g。

第十八章 神经症

加减运用 口苦,五心烦热,急躁易怒,舌红,脉弦数为肝郁化热,加牡丹皮 10g,栀子 10g,清热除烦;心烦失眠,舌红少苔,脉弦细数,为郁热伤阴,再加小麦 30g,大枣 5 枚,百合 30g,柏子仁 15g,养心安神;若舌质紫暗或有瘀斑,为气血郁滞,于逍遥散中加桃仁 12g,红花 12g,苏木 10g,以活血化瘀。

用药方法 每日 1 剂,水煎服早、晚服,10 天为 1 个疗程。

适用病证 癔症性瘫痪(肝气郁结型)。精神抑郁,孤僻寡欢,悲伤欲哭,目光呆滞,少气懒言,下肢瘫痪不用,舌质淡红,苔薄白,脉弦。

病案举例 张某,女,36 岁。有情志抑郁史 1 年余,1 个月前因情志过激而出现双下肢瘫痪,伴闷闷不乐,孤僻寡欢,表情淡漠,舌质淡红,苔薄白,脉弦。辨证为肝气郁结,治以疏肝解郁,方选逍遥散加减;配合暗示疗法及精神开导。服药 12 剂后,双下肢功能已部分恢复,能将双足抬高,服到 20 剂后病愈。

验方来源 新疆中医药,1991,(3)

临证阐释 柴胡疏肝解郁,当归、白芍养血补肝,3 药合用,补肝体而助肝。养血健脾为法,故配伍入脾之茯苓、白术为辅,以达补中理脾之用,加入薄荷、生姜为佐以疏散条达,合欢皮利人心志,养心安神解郁,木瓜强筋骨,牛膝活血通络,强筋骨。

13. 醒脾化痰祛瘀开窍汤

药物组成 苍术 15g,陈皮 15g,石菖蒲 20g,茯苓 20g,郁金 20g,砂仁 10g,清半夏 10g,枳壳 10g,当归 10g,川芎 10g,竹茹 9g,薏苡仁 30g,甘草 6g。

加减运用 偏阳虚者加淫羊藿 12g,杜仲、制附子各 10g;偏气虚者加黄芪 10~30g,党参 10~20g;痰热者加浙贝 15g,鲜竹沥 20ml;无大便酌加大黄 9~20g,以通腑泄浊开窍。

用药方法 水煎服,每日 1 剂,早、晚各服 1 次。

适用病证 癔症性木僵。昏睡,有时意识朦胧,不吃、不语,表情呆板,仅眼睑颤动,口留白黏痰,舌黯,苔白厚腻,脉缓。

病案举例 刘某,男,33 岁。患者有癔病 5 年余,常因劳累、郁怒而发作。症见:昏睡,有时意识朦胧,不吃、不语,表情呆板,仅眼睑颤动,口留白黏痰,舌黯,苔白厚腻,脉缓。辨证为痰浊蒙闭心窍。治以醒脾化痰,祛痰开窍。此方每日1剂,水煎分3次温服,服药2剂后,无昏睡,神清,稍能饮食,能对答,不吐黏痰。继服5剂,诸症消失。守上方加减共服15剂,病获痊愈,2年未复发。

验方来源　四川中医,1996,(2)

临证阐释　癔病性木僵大多因精神过度紧张,情志内伤,脏腑功能失调所致的痰浊郁结,蒙蔽心窍。方中苍术、石菖蒲、砂仁为醒脾化痰湿之要药;半夏、陈皮、茯苓、甘草为燥湿化痰健脾之功;薏苡仁更助健脾之功,竹茹清热化痰止呕最佳,郁金为解郁之金药,配枳壳理气疏肝之功更著。当归、川芎为活血化瘀之圣药。全方共奏痰浊得祛,痰阻得化,脾醒心清的作用。

14. 破瘀醒神汤

药物组成　水蛭6~15g,石菖蒲6~20g,大黄6~20g,郁金10~20g,丹参15g,茯苓15g,白芍10g,远志10g,甘草6g。

加减运用　初发且体健者加细辛6g,枳实10~15g,并加大方中水蛭、大黄剂量;常发体弱者去大黄加龙骨、牡蛎各15g,太子参30g;兼牙关紧闭,呼吸气粗,四肢颤抖者加钩藤、石决明各20g,沉香6g。

用药方法　水煎服,每日1剂,每日3次口服。

适用病证　癔症(气逆血瘀型)。昏厥,牙关紧闭,两手握拳,时或颤抖,面色潮红,脉沉弦而涩。

病案举例　李某,女,21岁。其父代诉:患者因婚姻不遂,致心下痞塞,纳呆,渐至坐卧不宁,彻夜不眠,急躁易怒,不时捶胸哭骂。诊为癔症。刻下:患者已昏厥约4~5小时,现牙关紧闭两手握拳,时或颤抖,面色潮红。发病后月经不至,常感有血冲头顶而急躁昏扰。脉沉弦而涩。证属气逆血瘀,上蔽神明而致昏厥。治宜破瘀降逆、醒脑调神。药用:水蛭、菖蒲、大黄、郁金、丹参、茯苓、赤芍各15g,石决明20g,钩藤10g,沉香6g,甘草6g。急煎待凉鼻饲,约30分钟后患者张目而视,并问陪人为何来医院。当天尽剂,翌日晨入厕解腥臭黑粪甚多,便后顿觉清醒。继服上药2剂,第3天月经来潮,血紫黑有块。仍予原方出入:水蛭6g,石菖蒲6g,大黄6g,郁金10g,柴胡10g,酸枣仁10g,丹参10g,当归10g,茯苓10g,川芎10g,白芍10g,甘草6g。连服10剂后,诸症悉除,随访3年未见复发。

第十八章 神经症

验方来源 湖南中医杂志,1994,(3)

临证阐释 本方证乃情志不遂,气机逆乱,肝气郁结,瘀阻经脉,神明蔽塞所致急躁昏扰。方中水蛭、石菖蒲为君药,取其水蛭性迟缓,破血逐瘀又不伤正;石菖蒲味芳香,开窍醒神还能健脑之功。重用大黄以助破瘀之力,使瘀滞从二便排出。郁金疏肝解郁、丹参、白芍疏肝行气、活血化瘀,茯苓、远志补益心肾,安神定志,甘草调和诸药,全方共奏破瘀降逆,醒脑调神。

15. 旋覆代赭汤

药物组成 旋覆花10g,党参10g,法半夏10g,炙甘草10g,酸枣仁10g,柏子仁10g,代赭石30g,大枣30g,生姜3片。

加减运用 气上冲者加苏梗、厚朴各5g,胸痛者加桃仁、延胡索各10g,有阴虚征象者加生地、麦冬各15g,服后仍觉咽部异物感存在者,加马兜铃。

用药方法 每日1剂,水煎服。好转后改为隔日1剂。

适用病证 癔症(气滞痰郁型)。症见不同程度的喉部梗死感,疑虑抑郁,志忑不安,手足无措,失眠纳差,胸闷嗳气,善叹息,舌淡苔白滑,脉弦虚。

病案举例 宋某,女,35岁。患者因其父食道癌病故,自觉喉部有梗死感,吞之不入,吐之不出,失眠噩梦,沉默寡言,胸闷嗳气,频频叹息,自觉胸部有气上冲,舌苔薄白,脉弦。基本方加苏梗、厚朴,5剂,每日服1剂。二诊时喉部梗死感显著减轻,余症亦好转,前方继服5剂而愈。至今2年余,正常工作。

验方来源 上海中医药杂志,1984,(4)

临证阐释 本方证乃思则气结,气滞痰凝,气机升降失常所致梅核气。治宜行气开郁,降逆化痰,宁心安神,扶正养胃。方中旋覆花辛苦温,下气化痰,降逆除噫,代赭石甘寒质重,降逆下气,助君药降逆化痰而止呕噫,半夏辛温,燥湿化痰,降逆和胃,生姜辛温,祛痰散结,降逆止呕,党参、大枣、甘草益气补中以疗胃虚,并防金石药伤胃,酸枣仁、柏子仁宁心安神。全方共奏降逆化痰,益气和胃,宁心安神之效。

16. 焦树德抿神汤

药物组成 生石决明20~45g(生煎),生牡蛎15~30g(先煎),生龙骨15～30g,生地12～18g,生白芍10～15g,炒黄芩10g,茯苓15g,香附10g,远志9～12g,炒枣仁12～20g,白蒺藜9～12g,合欢花6g,夜交藤15g。

加减运用 肝血虚者可加当归6～9g,阿胶6～9g。急躁易怒者可加生石20～30g(先煎),灵磁石20～30g(先煎),白蒺藜10g。头晕明显者可加泽泻30g,钩藤20～30g。悒悒不乐、精神不振者,可加厚朴花10g,玫瑰花5g,佛手片6g,加重合欢花之量。肝火旺,口苦口渴,舌红,目赤,多怒,大便干结者,可加龙胆草6g,芦荟1～2g,青黛6g(布包),木通5g,并加重生地、黄芩的用量。肝肾阴虚,梦遗失精者,可加山萸肉6～9g,天门冬10g,玄参15g,泽泻12g,金樱子10g。心火旺而失眠多梦者,加川连6g,竹叶3g,莲心3g,小草10g。心血不足而心悸不宁者,加麦冬10g,丹参12～15g,柏子仁10g。心脾不足,消化不良,四肢倦怠,大便溏软者,可加溏泄者,去生地,加肉豆蔻10g,车前子12～15g(布包)。心肾不交者,可加灵磁石20～30g(先煎),磁朱丸(布包煎)6g,交泰丸(川黄连、肉桂)6g同煎。心肝血虚,神魂不宁而失眠严重者,可加生石膏15～35g(先煎),改炒枣仁30g(先煎),白芍为15g,加重生牡蛎用量。

用药方法 将指定先煎的药物先煎煮20分钟,然后加凉水,放入其他药物同煮,二煎共取汁300ml,每日1剂,早、晚分服。

适用病证 神经衰弱。证属肝肾阴虚,肝阳亢旺所致的头痛、头晕,急躁易怒,失眠健忘,心悸不宁,阵阵轰热,心烦出汗,情绪不振,悒悒不乐,遗精滑精,腰酸腿软,不耐作劳,舌苔薄白,脉象细弦等症。

病案举例 吴某某,女,28岁。平素多思,精神易激动,近1年来多善优易怒,有时自己独在室中苦笑,有时悲观不乐,精神忧郁,失眠健忘,性情似变孤僻,食纳尚可,二便正常,月经略错后,脉象沉弦细数。曾在西医院诊断为严重的神经衰弱,也曾去精神病院就诊1次,可疑为精神分裂症,建议连续治疗,但因无效而求治于中医。据此脉症,诊断为肝阴虚肝阳旺之症。治以养阴柔肝,潜阳安神。用挹神汤随症加减。处方:生石决明30g,生牡蛎30g,生龙骨30g(先煎),灵磁石30g(先煎),生地15g,生白芍12g,制香附10g,合欢花6g,合欢皮10g,远志12g,生石25g(先煎),炒枣仁30g(先煎)水煎服,另投礞石滚痰丸每次

6g,每日2次,随汤服药。加大便溏稀时,可改为每日1次,临卧前随汤药服。药后诸症减轻,共进34剂而愈。

验方来源 米一鹗.首批国家级名老中医效验秘方精选.北京:今日中国出版社,1999,200

临证阐释 本方以生石决明、生牡蛎咸凉清热,益肝阴,潜肝阳,收浮越之正气,为主药;生地、白芍补益真阴,滋水涵木,凉血生血,柔肝安脾,为辅药;首乌藤滋益肝肾,交合阴阳,合欢花解郁安神,酸枣仁养肝助阴,宁心敛汗而安神,远志肉交通心肾,白蒺藜散肝郁,祛肝风,共为佐药;香附为阴中快气药,引血至气分,增强诸药活力,兼能理气解郁,黄芩泻肝胆火,益阴退阳,共为使药,诸药和合,共达养阴柔肝、潜阳安神、交通心肾之功。

17. 谢海州柴胡枣仁汤

药物组成 柴胡10g,黄芩10g,白芍10g,百合20g,酸枣仁20g,五味子15g,知母10g,川芎10g,茯苓15g,党参10g,大枣5枚,甘草3g。

加减运用 凡诊为神经衰弱者,以柴胡枣仁汤为主,再辨证加药。如心情急躁者加黄连、栀子;失眠较甚者加生龙骨、生牡蛎、合欢皮、菖蒲、远志、琥珀粉;神疲乏力者加白术、仙鹤草、五加皮;大便干结者加大黄;纳呆乏味者加乌梅、焦三仙、焦山楂;两胁胀满者加香附、枳壳;月经不调者加当归、益母草等。

用药方法 每日1剂,水煎2次混匀,中午、晚上临睡前2次口服。1周为1个疗程。

适用病证 神经衰弱。

病案举例 刘某某,男,17岁,学生,与1992年5月9日初诊。患者因去年中考,学习紧张,思想负担重,引起失眠多梦,每晚约睡眠3小时,次日精神乏力,上课精力不集中,记忆力减退,伴心情烦躁,大便偏干,舌淡红苔薄黄,脉弦数,曾服枣仁安神液有效。谢老认为该患者肾气未充,肝常有余,不耐疲劳,又因学习紧张,劳累过极,罢极伤肝,肝阴劳损,致肝气不舒,魂不守舍。治以养阴清肝,安神定志,方用柴胡枣仁汤加生龙牡、栀子、琥珀粉,7剂。5月16日二诊,自述服3剂后,已能睡眠5小时,心情烦躁转佳,大便正常,精神好转,舌淡红苔薄黄,脉弦,用原方治疗4个疗程,症状全部消失,学习成绩提高。

验方来源 米一鹗.首批国家级名老中医效验秘方精选.北京:今日中国出版社,1999,202

临证阐释 本方调肝安神为基本大法。以张仲景柴胡枣仁桂枝龙骨牡蛎汤、酸枣仁汤、黄连阿胶汤、百合地黄汤等化裁,药物组成柴胡枣仁汤为基本方,方中生地、白芍、知母、百合为甘寒之品,崇阴以制火,滋阴以清热,使肝木行养,肝体柔润,热情神安,阴阳平衡;以酸枣仁、五味子酸以收之,敛其太过,以酸补肝;肝急欲缓,以甘草、党参、大枣之干,以缓其急;肝胆有热,以柴胡疏肝清热,条达肝气。综观全方,具有养血柔肝,清热安神之功。

18. 杨白箖和中安神汤

药物组成 茯苓15g,法夏10g,陈皮10g,郁金10g,胆星10g,石菖蒲10g,枣仁10g,女贞子10g,旱莲草10g,白蔻仁6g。

加减运用 (功效)化痰渗湿,开窍安神。

用药方法 每日1剂,水煎服。

适用病证 老年五脏具损,痰湿较盛而致的失眠,脑鸣,痴呆,眩晕等症。

病案举例 宗某,女,64岁,1992年3月27日初诊。不寐1年,伴耳鸣。病因去年骨折后,疼动不能安眠,而致长期不寐。通宵达旦不交睫,屡服西药、中成药无效。脑中轰鸣不休,每至夜半,欲得大便2～3次不等,汗出沾衣。腰酸腿肿,脘腹胀气,不思饮食。舌黯红,苔黄腻,脉滑数。诊断为不寐,脑鸣。症属心脾两虚,痰湿内扰,兼有肝肾不足之象。治宜化痰开窍,和中安神。处方:茯苓15g,陈皮10g,法夏10g,竹茹10g,枳实10g,胆星10g,石菖蒲10g,女贞子10g,旱莲草10g,枣仁10g,佛手10g,白蔻仁6g。药进10剂,诸症大减,夜能安眠2～4小时,随症加减治疗2个月余,渐获痊愈。

验方来源 米一鹗.首批国家级名老中医效验秘方精选.北京:今日中国出版社,1999,203

临证阐释 临床常见痼疾顽症,病情复杂,杨白箖教授常遵循治病求本和辨证论治的原则,运用偏治之法,偏治其病之所在。本方的设定就是以老年人五脏俱虚,病邪以痰湿郁滞为患,抓住痰湿中阻,"胃不和

则寐不安"的主要病机,偏祛中焦热痰湿,临床常获得想不到的治疗效果。本方在二陈汤和二至丸的基础上化裁而成,方中以茯苓、法夏、陈皮为君。辅以白蔻仁健脾渗湿,理气化痰,清化生痰之源,湿无所聚而痰无由生。女贞子、旱莲草滋养肝肾;郁金、胆星、石菖蒲化痰醒脑,开窍安神;枣仁养心安神。诸药合用脾邪祛正安,脾胃健运则中气复立,四旁得溉,五脏有禀,气血阴阳皆和矣。

19. 祝伯权甘麦龙胆解郁汤

药物组成 龙胆草10g,柴胡10g,黄芩10g,生地10g,清夏片10g,茯苓10g,川厚朴10g,苏梗10g,小麦15g,生草6g,炒枣仁10g,木香6g。

用药方法 每日1剂,水煎2次,早、晚分服。

适用病证 癔病,表现为精神不振,胸胁痞满,气出不畅,烦躁多怒,哭笑无常,多言乱语,或默不作声,不知食欲,二便不调,夜不安眠,不分昼夜,出门行走等症。

病案举例 陈某某,女,34岁。因纠纷被殴打,精神失常,苦笑不止,自语谩骂,两目直视,不食不眠,出门游走,二便不调,症已10余日。在当地卫生院服镇静安眠药,开始有效,以后无效,反而前症加剧,有时打其爱人。舌苔白厚。诊其脉沉状不定,乃以甘麦龙胆解郁汤治之,服药8剂,诸症消除痊愈。

验方来源 米一鹗.首批国家级名老中医效验秘方精选.北京:今日中国出版社,1999,204

临证阐释 癔病多有情志不舒,过度气怒而起,五脏之间相互影响,引起多种异常病状,多见于妇女。治疗除予舒郁和肝,调气清热,镇纳安神之品外,还可藉以精神安慰,心理疏导。癔病中医称之为脏燥,多因气郁伤肝,肝气失调,肝木乘脾,脾为生化气血之本,脾伤则气血不足,心失所养,情志失常,故发则为哭笑无常,不能自主。故方中用柴胡、木香梳理肝气;胆草、黄芩清足厥阴肝经之热;生地滋肾阴,养心清热;半夏、厚朴降逆散结,开郁除满;茯苓去饮消痰而能安神;苏梗散气开郁;小麦和肝阴,养气血;甘草泻火补虚,生津缓急;炒枣仁养心安神。诸药合用,肝气调,肝热清,脾得补得缓,气血则养,则脏气和而哭笑等症自除。

第十九章 睡眠障碍

睡眠障碍是睡眠量不正常以及睡眠中出现异常行为的表现，也是睡眠和觉醒正常节律性交替紊乱的表现。可由多种因素引起，常与躯体疾病有关。睡眠障碍表现为：

(1)睡眠量的不正常：可包括两类：一类是睡眠量过度增多，如因各种脑病、内分泌障碍、代谢异常引起的嗜睡状态或昏睡，以及因脑病变所引起的发作性睡病，这种睡病表现为经常出现短时间(一般不到15分钟)不可抗拒性的睡眠发作，往往伴有摔倒、睡眠瘫痪和入睡前幻觉等症状；二类是睡眠量不足的失眠，整夜睡眠时间少于5小时，表现为入睡困难、浅睡、易醒或早醒等，失眠可由外界环境因素(室内光线过强、周围过多嘈音、值夜班、坐车船、刚到陌生的地方)、躯体因素(疼痛、瘙痒、剧烈咳嗽、睡前饮浓茶或咖啡、夜尿频繁或腹泻等)或心理因素(焦虑、恐惧、过度思念或兴奋)引起。一些疾病也常伴有失眠，如神经衰弱、焦虑、抑郁症等。

(2)睡眠中的发作性异常：指在睡眠中出现一些异常行为，如梦游症、梦呓(说梦话)、夜惊(在睡眠中突然骚动、惊叫、心跳加快、呼吸急促、全身出汗、定向错乱或出现幻觉)、梦魇(做恶梦)、磨牙、不自主笑、肌肉或肢体不自主跳动等。这些发作性异常行为不是出现在整夜睡眠中，而多是发生在一定的睡眠时期。例如，梦游和夜惊，多发生在正相睡眠的后期；而梦呓则多见于正相睡眠的中期，甚至是前期；磨牙、不自主笑、肌肉或肢体跳动等多见于正相睡眠的前期；梦魇多在异相睡眠期出现。

第十九章 睡眠障碍

辨证论治

中医学将睡眠量过度增多的睡眠障碍称为"多寐",也称"嗜眠"或"嗜卧"。其病因为阳虚阴盛。阳主动,阴主静,阴盛则多寐。正如《灵枢·寒热病篇》所说:"阳气盛则瞋目,阴气盛则瞑目"。李东垣:"脾气虚则怠惰嗜卧"。朱丹溪指出:"脾胃受湿,沉困乏力,怠惰嗜卧"。说明多寐主要是由于脾虚湿盛所引起。此外,亦可见于病后或高龄阳气虚弱,营血不足,困倦无力者,其病理变化总属阴盛阳虚所致。

而睡眠不足的睡眠障碍中医称为"不寐"、"不得卧"、"不得眠"。其病因归纳起来有以下几点:①思虑过度及劳倦,伤及心脾,心伤则阴血暗耗,神不守舍;脾伤则无以生化营血,不能上奉于心,致心神不安,而成不寐;②禀赋不足,房劳过度,或久病之人,肾阴耗伤,不能上乘于心,水不济火,则心火独亢而神志不宁,因而失眠;③饮食不节,宿食停滞,脾胃受伤,运化失职,聚湿成痰,郁久化热,痰热壅遏中宫,致胃气不和而不得眠;④心胆虚怯,遇事易惊,神魂不安,亦能导致不寐。引起心胆虚怯的原因有二:一是体质虚弱,心胆素虚,善惊易恐,夜寐不安。二是暴受惊骇,情绪紧张,终日惕惕,逐渐形成胆怯心虚而不寐。以上可见,引起不寐的原因虽然很多,总与心脾肝肾诸脏有关。固血之来源,由于水谷精微所化生,上奉于心,则心得所养,肝藏血,脾统血,肾藏精,肾精上承于心,心气下移于肾,则神安志宁。若思虑过度、忧郁、劳倦等,伤及诸脏,精血内耗,互相影响,每多引起失眠。

一、多寐

1. 痰湿困脾

多见于肥胖之人,胸闷纳少,身重嗜睡,夜寐多梦,情绪激动时可出现全身筋脉弛缓,不能动弹,睡眠时亦可出现短暂性瘫痪,患者神志清楚,但不能动作出声,痰多泛恶,舌苔白腻,脉多濡缓治以燥湿健脾。常用平胃散(《和剂局方》)加减。由苍术、厚朴、橘皮、甘草、生姜、大枣组成。

2. 脾气不足

症见食后困倦嗜睡,神疲懒言,食纳减少,易汗出,由于喜怒等七情所致,可出现全身筋脉弛缓,患者倾跌,不能动弹,且部分患者睡眠时出现短暂的瘫痪,患者神志清楚,但不能动作或出声,舌苔白或薄白,脉缓。治以益气健脾。常用六君子汤(《校注妇人良方》)加味。由人参、炙甘草、茯苓、白术、陈皮、制半夏、生姜、大枣组成。

3. 肾阳虚

症见发作性睡病表现为警醒程度减退和发作性不可抗拒的睡眠,下午为明显,可伴有猝倒症,睡眠幻觉,原发性睡眠增多症,表现24小时内睡眠时间明显增加,畏寒肢冷,腰膝酸软,夜尿频,舌质淡,苔薄白,脉细弱。治以温补肾阳,醒神。常用右归丸(《景岳全书》)加减。由熟地黄、山药、山茱萸、枸杞子、杜仲、菟丝子、附子、肉桂、当归、鹿角胶组成。

4. 中气不足

症见神疲倦怠,食欲减少,懒言多汗,胸闷气短,畏寒肢冷,睡眠明显增多或警醒程度减退,睡眠不可抗拒,单调的环境容易发作,可伴有淬猝倒症和睡瘫症及睡眠幻觉,大便溏样,舌质淡,苔薄白,脉细弱。治以补益中气。常用补中益气汤(《内外伤辨惑论》)加减。由黄芪、甘草、人参、升麻、柴胡、橘皮、当归身、白术组成。

二、不寐

1. 心脾两虚

症见失眠多梦,心悸健忘,神疲体倦,饮食无味,面色少华,舌淡苔薄,脉象细弱。治以补养心脾,益气养血。常用归脾汤(《济生方》)加减。由白术、茯神、黄芪、龙眼肉、酸枣仁、人参、木香、甘草、当归、远志、生姜、大枣组成。

2. 阴虚火旺

症见心烦不寐或多梦易醒,头晕耳鸣,口干咽燥,无心烦热,心悸汗出,健忘,或有腰腿酸软,遗精,月经不调,舌质红,脉细数。治以滋阴降火,宁心安神。常用黄连阿胶汤(《伤寒论》)加减。由黄连、黄芩、阿胶、白芍、鸡子黄组成。

3. 心血不足

症见失眠多梦,心悸健忘,心烦焦虑,精神疲倦,头晕,手足心热。

口苦咽干,口舌生疮,舌红,苔薄黄,脉细数。治以滋阴清热,养心安神。常用天王补心丹(《校注妇人良方》)加减。由生地黄、人参、丹参、玄参、白茯苓、远志、桔梗、五味子、当归身、天冬、麦冬、柏子仁、酸枣仁组成。

4. 肝胆火盛

症见失眠多寐,心烦头痛,急躁易怒,面红目赤耳鸣,怕热出汗,溲黄,舌红苔黄或黄腻,脉弦或弦数。治以泻肝胆热。常用龙胆泻肝汤(《医方集解》)加减。由龙胆草、黄芩、栀子、泽泻、木通、车前子、当归、生地黄、柴胡、甘草组成。

5. 肝郁不舒(肝气郁滞)

症见失眠多梦,心烦委曲,悲伤欲哭,焦虑不安,胸闷憋气,喜太息,胸胁胀满,食欲不振,情绪低沉或急躁易怒,坐卧不安或不爱讲话,对周围事物、生活缺乏兴趣,舌红苔薄黄,脉弦细。治以解郁除烦,养心安神。常用逍遥散(《和剂局方》)合甘麦大枣汤(《金匮要略》)。逍遥散由柴胡、当归、茯苓、白芍、白术、甘草、生姜、薄荷组成;甘麦大枣汤由甘草、淮小麦、大枣组成。

6. 心胆气虚

症见心悸多梦,时易惊醒,胆怯怕声,胸闷气短,舌质淡,苔薄白,脉细弱或弦细。治以益气镇静,安神定志。常用安神定志丸(《医学心悟》)加减。由人参、茯苓、茯神、菖蒲、姜远志、龙齿组成。

7. 痰热内扰

症见睡眠不实,心烦懊侬,胸脘痞闷,痰多,头晕目眩,口苦,苔黄腻,脉滑数。治以化痰清热,安神定志。常用温胆汤(《备急千金要方》)加减。由枳实、竹茹、半夏、陈皮、茯苓、甘草、生姜、大枣组成。

8. 胃中不和

症见失眠多梦,脘闷嗳气,腹中不适,大便不畅,脘腹胀痛,舌苔黄腻,脉滑。治以消导和胃,清热利湿。常用保和汤(《丹溪心法》)加减。由山楂、六曲、半夏、茯苓、陈皮、连翘、莱菔子组成。

◆ 验方妙用

1. 何任经验方

药物组成 炙甘草9g,淮小麦30g,苍术4.5g,炒枳实9g,薏苡仁

12g,栀子 9g,姜竹茹 9g,姜半夏 6g,陈皮 4.5g,沉香曲 12g,瓜蒌仁 12g,大枣 4 枚。

用药方法 水煎服,每日 1 剂。

适用病证 失眠证属湿滞脾胃不寐。

病案举例 徐某,男,43 岁,消瘦,夜寐欠安,便欠调,腹胀滞,溲黄,疲乏,苔白滑,脉濡。以和脾疏气治之。上方服用 5 剂后寐见安,溲已清,上方加减巩固疗效。

验方来源 浙江中医学院《何任医案选》整理组. 何任医案选. 杭州:浙江科技出版社,1981,54

临证阐释 本例病机是湿滞脾胃。脾运失健则壅郁,症见腹胀便难,胃不合则卧不安。苔白脉濡,是其明证。处方以温胆汤合甘麦大枣汤加薏苡仁、苍术以健脾化湿;沉香以理气和胃;蒌仁以润肠;栀子以利尿。药证相投,5 剂而效,再 7 剂而愈。

2. 董建华经验方

药物组成 丹参 15g,酸枣仁 10g,当归 10g,生龙牡各 15g(先煎),黄连 3g,栀子 10g,柏子仁 10g,夜交藤 15g,合欢皮 15g,石菖蒲 6g,远志 6g。

适用病证 失眠证属虚瘀夹火。

用药方法 水煎服,每日 1 剂。

病案举例 徐某,男,60 岁,失眠经久不愈,服用十几年安眠药,近月来每晚服用地西泮 8 片,仅能勉强入睡 4 小时,醒后辄头痛头晕,耳鸣,心烦急躁,体倦神疲,面色少华,舌质黯红,苔中微腻。脉弦细小数。久病入络,虚瘀夹火。当从化瘀养血,清热安神。上方 6 剂后即可入睡,停用安眠药,诸症随减。继服 30 剂,睡眠正常。

验方来源 麻仲学. 董建华老年病医案. 北京:世界图书出版社,1994,121~122

临证阐释 本患者头痛、头晕、耳鸣、心烦、舌红、脉弦数,乃心肝火盛;体倦乏力、面色少华、脉细,乃气血不足;苔中微腻,乃夹痰浊;舌黯,为有瘀血。故"火"、"瘀"、"痰"、"虚"四者相互影响,扰动心神,以致失眠难愈。方中设丹参、当归、合欢皮又能活血、夜交藤又能通络;黄连治心火,栀子清三焦之火,生龙牡平肝潜阳、重镇安神;石菖蒲、远志化痰

开窍,二者又多具宁心作用。药中病机,故能速效。

3. 杜雨茂经验方

药物组成 生地黄12g,山茱萸9g,山药12g,茯苓15g,泽泻9g,牡丹皮9g,附片6g,桂枝6g,怀牛膝12g,桑寄生15g,钩藤9g,石菖蒲9g,橘红9g,生酸枣仁24g。

用药方法 水煎服,每日1剂。

适用病证 多寐证属肾阴阳两虚。

病案举例 陈某,女,60岁,思睡眠多2年余,患者素有高血压,一直未愈。2年前突患嗜睡,整日头脑不清,混混入睡,行走、说话、中途即睡,更有甚者,常在吃饭之时,因昏昏入睡而手松碗落,曾在当地就诊,服药不效。现症:思睡眠多,整日昏昏,呼之可醒,醒后旋即入睡,头昏耳鸣,颜面烘热。腰痛,膝胫发凉,口中痰涎较多,舌淡红苔薄白,脉弦尺弱。证属阴阳两虚,肝阳上亢,治宜滋肾温阳,稍佐平肝醒神。上方服用6剂后,睡眠较前减少,头晕耳鸣显减,仍膝胫发凉,上方附片改为9g,继进8剂,诸症平复,睡眠正常,血压稳定而停药。

验方来源 杜雨茂.奇难病临证指南.济南:山东科学技术出版社,1993,38～41

临证阐释 患者年事已高,素有高血压病史,发病之后,症状繁杂,仔细分析,病机亦易明。患者头晕耳鸣,颜面烘热,具阴虚阳亢之征;然患者又有腰痛,膝胫发凉,备阳虚之象,实属肾阴阳两虚所为。唯口中痰涎较多一症,结合嗜睡,易误认为痰湿上蒙为主机,细析此证之后,得知为肾阳不足,火不暖土,阳不化气,聚湿生痰所为。肾阳为人体之真阳,此阳一虚则诸脏腑之阳亦随而弱。昼日为阳气所主,若阳气不虚,则必多寤少寐,以利劳作,今阳气已虚弱,昼日难以主宰,故寝多而寐少。治用金匮肾气丸改汤为主,以温补肾气而壮真阳,兼益肾阴,稍佐怀牛膝引虚阳归位,用桑寄生、钩藤以平肝,生酸枣仁以醒神消寐,药物各司其职,恰合病机,故进10余剂,斯病即除。

4. 吴少怀经验方

药物组成 炙黄芪9g,茯苓9g,沙参9g,生白术9g,制远志4.5g,当归9g,龙眼肉6g,炒酸枣仁9g,丹参9g,炒谷芽6g,合欢花6g,炙甘草4.5g。

用药方法 水煎服,每日1剂。

适用病证 失眠证属心脾两虚。

病案举例 张某,男,28岁,久患失眠,时有腹泻。现少寐多梦,气短清瘦,饮食欠佳,四肢酸软,体倦乏力,面色少华,大便稀薄,每日2~3次,小便清。舌苔薄白,舌淡红,脉沉细缓,两寸细弱,辨证为心脾两虚,气血不足。治养心脾,以生气血。拟归脾汤加减。上方连服7剂,诸症减轻,改服归脾丸。

验方来源 济南市卫生局.吴少怀医案.济南:山东人民出版社,1978,43

临证阐释 本型失眠乃思虑劳倦太过,损伤心脾,心伤则心血暗耗,神不守舍,脾伤则无以生化精微,营血亏虚不能奉养于心。心脾两虚,生血无源,运血无力,血不养心则失眠多梦,脾不健运,气机不畅故见饮食欠佳,大便稀薄,次数增多;气血亏虚,四肢失养,血虚不能上奉于面,故见气短消瘦,四肢酸软,体倦乏力,面色少华,舌质淡,脉细弱。治疗当补益心脾,养心安神为法。方用归脾汤去木香以防耗气伤津,加丹参、合欢花、炒谷芽以养心脾、升胃气;黄芪、当归、茯苓、白术益气养血,健脾和胃;远志、龙眼肉、枣仁养心安神。

5. 施今墨经验方

药物组成 炒枳壳4.5g,紫厚朴4.5g,佩兰叶10g,青皮炭4.5g,薤白头10g,车前草10g,墨旱莲10g,全瓜蒌18g,炙甘草梢3g,莱菔子6g,广陈皮炭4.5g,旋覆花6g,代赭石12g,半夏曲6g。

用药方法 水煎服,每日1剂。

适用病证 失眠证属食积不化,肠胃不和。

病案举例 某男,62岁,10日前饮食过饱,旋即睡卧,醒来即感胸胁胀痛不适,未作医治。胀满不减,头晕而不痛,二遍均不通畅。近1周来,晚间辗转反侧,难于入寐,目合即梦,因之精神困倦,体乏无力,毫无食欲,恶心欲吐。舌苔垢腻,脉象沉滞,两关均盛。患者年逾六旬,生理功能自较壮年为弱,今又暴饮暴食,积滞难消,肠胃壅阻,遂生胀满。治宜调气机,利二便。上方服用3剂,大小便较前通畅,胸胁胀满大减,睡眠已如常时,但梦稍多而已,头晕头痛尚未见效,视物模糊。前方加入青头目之品。

验方来源 祝谌予,翟济生,施如瑜,等. 施今墨临床经验集. 北京:人民卫生出版社,1982,170~171

临证阐释 本案由于食积不化,肠胃不和,因而胀满不舒,影响睡眠。宗《内经》"胃不和则卧不安"之旨,以调气机、和肠胃为法,概年事已高,不能滥用承气之类荡涤积滞,防其邪祛正衰,只用消导缓通之品,使其二便通利。宿食得下,气机顺调,胃和睡安。若年老体衰,补其中气,则必气滞更增胀满。本案照顾周到,用药得当。

图书在版编目(CIP)数据

神经系统疾病验方妙用/毛丽军,宁侠,鲁昷主编.-北京:科学技术文献出版社,2010.4
(中医专病专科临床实用技术丛书)
ISBN 978-7-5023-6549-3

Ⅰ.①神… Ⅱ.①毛… ②宁… ③鲁… Ⅲ.①神经系统疾病-验方 Ⅳ.①R289.5

中国版本图书馆 CIP 数据核字(2009)第 232713 号

出 版 者	科学技术文献出版社
地 址	北京市复兴路 15 号(中央电视台西侧)/100038
图书编务部电话	(010)58882938,58882087(传真)
图书发行部电话	(010)58882866(传真)
邮购部电话	(010)58882873
网 址	http://www.stdph.com
E-mail	stdph@istic.ac.cn
策 划 编 辑	薛士滨
责 任 编 辑	陈家显
责 任 校 对	唐 炜
责 任 出 版	王杰馨
发 行 者	科学技术文献出版社发行 全国各地新华书店经销
印 刷 者	北京高迪印刷有限公司
版(印)次	2010 年 4 月第 1 版第 1 次印刷
开 本	650×950 16 开
字 数	284 千
印 张	19.5
印 数	1～6000 册
定 价	28.00 元

ⓒ 版权所有　违法必究

购买本社图书,凡字迹不清、缺页、倒页、脱页者,本社发行部负责调换。